Anja Damm
Dirk Zinsen

VetSkills

Anja Damm
Dirk Zinsen

VetSkills
Arbeitstechniken in der Kleintierpraxis

Mit 136 Abbildungen
und 9 Tabellen

Schattauer Stuttgart New York

Anja Damm
Tierärztin
Kartäuserstraße 124
79104 Freiburg

Dirk Zinsen
Tierarzt
Roermonder Straße 260
52072 Aachen

Bibliografische Information der Deutschen Nationalbibliothek
Die Deutsche Nationalbibliothek verzeichnet diese Publikation in der Deutschen Nationalbibliografie; detaillierte bibliografische Daten sind im Internet über http://dnb.d-nb.de abrufbar.

Besonderer Hinweis:
Die Medizin unterliegt einem fortwährenden Entwicklungsprozess, sodass alle Angaben, insbesondere zu diagnostischen und therapeutischen Verfahren, immer nur dem Wissensstand zum Zeitpunkt der Drucklegung des Buches entsprechen können. Hinsichtlich der angegebenen Empfehlungen zur Therapie und der Auswahl sowie Dosierung von Medikamenten wurde die größtmögliche Sorgfalt beachtet. Gleichwohl werden die Benutzer aufgefordert, die Beipackzettel und Fachinformationen der Hersteller zur Kontrolle heranzuziehen und im Zweifelsfall einen Spezialisten zu konsultieren. Fragliche Unstimmigkeiten sollten bitte im allgemeinen Interesse dem Verlag mitgeteilt werden. Der Benutzer selbst bleibt verantwortlich für jede diagnostische oder therapeutische Applikation, Medikation und Dosierung.
In diesem Buch sind eingetragene Warenzeichen (geschützte Warennamen) nicht besonders kenntlich gemacht. Es kann also aus dem Fehlen eines entsprechenden Hinweises nicht geschlossen werden, dass es sich um einen freien Warennamen handelt.
Das Werk mit allen seinen Teilen ist urheberrechtlich geschützt. Jede Verwertung außerhalb der Bestimmungen des Urheberrechtsgesetzes ist ohne schriftliche Zustimmung des Verlages unzulässig und strafbar. Kein Teil des Werkes darf in irgendeiner Form ohne schriftliche Genehmigung des Verlages reproduziert werden.

© 2006 by Schattauer GmbH, Hölderlinstraße 3, 70174 Stuttgart, Germany
E-Mail: info@schattauer.de
Internet: http://www.schattauer.de
Printed in Germany

Projektleitung und Redaktion: Markus Vieten, Arzt und Autor, Aachen
http://www.markusvieten.de
Abbildungen (wenn nicht anders angegeben): Eckhard Weimer, Aachen
Englisch-Übersetzung: Daniela Magnus, Hauset, Belgien
Französisch-Übersetzung: Anne Zachariae, Hauset, Belgien
Satz: SchrödersAgentur, Berlin
Druck und Einband: AZ Druck und Datentechnik GmbH, Kempten/Allgäu

ISBN-10: 3-7945-2417-9
ISBN-13: 978-3-7945-2417-4

Vorwort

Die meisten Studenten und Berufsanfänger sind darauf angewiesen, durch Versuch und Irrtum tierärztliche Fertigkeiten zu erlernen. Wer keinen motivierten und erfahrenen Tierarzt für seine praktische Ausbildung findet, steht oftmals völlig unerfahren vor den neuartigen Anforderungen, die der Praxisbetrieb plötzlich an einen stellt.

In diesem Buch sind die wichtigsten Tätigkeiten, die ein Student und Berufsanfänger im Hinblick auf die Kleintierpraxis zu erlernen hat, detailliert beschrieben, reich bebildert und mit etlichen praktischen Hinweisen auf spezielle Fallstricke und deren Vermeidung versehen. Dies alles getreu dem Motto: Praktiker schreiben für Praktiker. Bei der Themenauswahl kam es nur darauf an, was der angehende Tierarzt wirklich tut, wie z. B. eine Punktion durchführen, Proben nehmen oder ein Tier kastrieren. Auch zum Gespräch mit Tierbesitzern, den Kollegen oder Helferinnen gibt es einige Kapitel, die anstelle von Abbildungen zahlreiche Formulierungshilfen aufweisen, denn auch das Gespräch ist eine zu erlernende, tierärztliche „Tätigkeit". Es ist der Kern von Diagnose und Therapie, denn die reibungslose Kommunikation ist oft wichtig, um die wichtigste Informationsquelle des Tierarztes, nämlich den Patientenbesitzer, optimal zu nutzen.

Unser Dank gilt den Mitarbeitern, die ihre große Berufserfahrung in dieses Buch eingebracht haben, um es mit Tipps und Tricks aus der Praxis zu bereichern, die in dieser Weise in anderen Büchern nicht zu finden sind: Vivian Fröhlich-Kleinschmidt, Aurich, Dr. Edda Hoffmann, Düsseldorf, Cornelia Rossmanith, Frankfurt.

Bei der Erstellung der Abbildungen haben uns u. a. die Tierarzthelferin Petra Ummels und ihr Hund „Robin" und Stefanie Heutz und ihr Hase „Sunny" geholfen.

Alle Leserinnen und Leser seien hiermit aufgefordert, ihre Tipps und Tricks dem Verlag oder uns selbst mitzuteilen, damit das Buch auch in Zukunft weiter wachsen kann.

Freiburg und Aachen, September 2006 **Anja Damm und Dirk Zinsen**

Inhalt

1 Arbeitsablauf ... 1
1.1 Arbeitsorganisation ... 1
1.2 Umgang mit Kollegen ... 3
1.3 Umgang mit Patientenbesitzern ... 5
1.4 Gesprächsführung und Anamnese ... 10
1.5 Handling der Tiere ... 12
1.6 Rezepte ausstellen ... 29
1.7 Pflichten des Tierarztes ... 31

2 Untersuchungsgänge ... 33
2.1 Allgemein-internistische Untersuchung ... 33
2.2 Orthopädie/Lahmheitsuntersuchung ... 41
2.3 Neurologische Untersuchung ... 44
2.4 Untersuchung von Neugeborenen ... 47

3 Probenentnahme und Versand ... 50
3.1 Hautproben ... 50
3.2 Urinprobe ... 59
3.3 Kotprobe ... 62
3.4 Feinnadelaspiration ... 63
3.5 Kropfabstrich beim Vogel ... 66
3.6 Proben zur mikrobiologischen Untersuchung ... 66
3.7 Versand von Proben ... 67

4 Diagnostische Verfahren ... 68
4.1 Urinuntersuchung ... 68
4.2 Kotuntersuchung ... 72
4.3 EKG-Ableitung ... 74
4.4 Ultraschalluntersuchung ... 79
4.5 Anfertigung von Röntgenaufnahmen ... 84

5 Behandlung und Beratung ... 95
5.1 Impfungen ... 95
5.2 Ektoparasitenbekämpfung ... 105

5.3	Endoparasitenbekämpfung	116
5.4	Zahnkorrektur beim Heimtier	123
5.5	Analbeutel ausdrücken	125
5.6	Krallen schneiden	126
5.7	Ernährungsberatung	128
5.8	Erziehungsberatung	132
5.9	Euthanasie	138

6 Blutentnahme, Injektion und Infusion ... 141

6.1	Subkutane Injektion	141
6.2	Intramuskuläre Injektion	143
6.3	Intravenöse Injektion	145
6.4	Venöse Blutentnahme	147
6.5	Venöser Zugang und Infusion	156

7 Rund um den OP ... 164

7.1	Aufklärung des Tierbesitzers	164
7.2	Präanästhetische Untersuchung des Tieres	167
7.3	OP-Planung	168
7.4	OP-Vorbereitung des Tieres	169
7.5	Intubation	172
7.6	Narkosemittel und Narkoseüberwachung	180
7.7	Eigene OP-Vorbereitung	188
7.8	Verhalten im OP und Assistenz	193
7.9	Nahtmaterialien und Nahttechniken	196
7.10	Verbände	203
7.11	Postoperative Versorgung	223
7.12	Kastration einer Katze	226
7.13	Kastration von Kater und männlichen Heimtieren	236

8 Notfälle und Geburtshilfe ... 244

8.1	Umgang mit Notfällen	244
8.2	Schock	245
8.3	Reanimation bei Atem- und Herzstillstand	246
8.4	Offene Fraktur	247
8.5	Versorgung einer Bissverletzung	247
8.6	Verletzungen am Auge	248

8.7	Fremdkörper- oder Giftaufnahme	249
8.8	Obstruktion der Harnwege	250
8.9	Magendrehung	251
8.10	Akutes Abdomen beim Kleinsäuger	253
8.11	Pneumothorax	254
8.12	Fehlbedeckung	255
8.13	Geburtshilfe	256

9 Formalien zum Berufsstart ... 258

9.1	Unterlagen	258
9.2	Stellensuche	260
9.3	Bewerbungsgespräch	262
9.4	Arbeitsvertrag	263
9.5	Freie Mitarbeit	265
9.6	Wichtige Versicherungen	266
9.7	Fortbildung und Weiterbildung	267

Anhang ... 269
Kleines Fremdsprachenlexikon für den Praxisalltag ... 269

Index ... 273

1 Arbeitsablauf

1.1 Arbeitsorganisation

Der Einstieg in den Berufsalltag bedeutet meistens eine große Umstellung. Vielleicht haben Sie sich ja während des Studiums ein breites theoretisches Wissen angeeignet, mit dem Sie sich jetzt bereit fühlen, die Tierwelt zu heilen. Vielleicht haben Sie auch bereits so viel praktische Erfahrungen gesammelt, dass sie auch der Behandlung der Tiere gelassen gegenüberstehen. Dann drohen jedoch immer noch Probleme von der organisatorischen Seite, und wenn Sie noch nie verantwortlich in einer Praxis gearbeitet haben, kann es davon einige geben. Wir haben hier für Sie eine Reihe von Hinweisen und Tipps gesammelt, die Ihnen helfen können, häufigen Fallstricken gleich von Beginn an aus dem Wege zu gehen.

- Arbeiten Sie stets mit Notizen, Notizblöcken, Diktiergeräten und Listen, damit Sie nichts vergessen. In der Hektik der Sprechstunde können sonst wichtige Informationen unwiederbringlich verloren gehen.
- Um sich während der Sprechstunde die Suche nach den benötigten Instrumenten und Medikamenten zu ersparen, sollten Sie vor Beginn einen kurzen Check durchführen, ob alles an seinem gewohnten Platz und in ausreichender Menge vorhanden ist. Dies ist besonders wichtig, wenn Räume von verschiedenen Tierärzten genutzt werden.
- Eine kurze Kontrolle vorab wirkt sich auch gut auf das Betriebsklima aus, denn wenn Sie schon vor der Sprechstunde gemerkt haben, dass sich der Kollege mal wieder das Otoskop aus Ihrem Raum entliehen und nicht wieder zurückgebracht hat, werden Sie weniger verärgert sein, als wenn Sie es erst später feststellten.
- Wenn Sie einem Kunden versprechen, ihn wegen eines Problems zurückzurufen, sollten Sie das auf jeden Fall tun. Notieren Sie oder die Helferin, die das Gespräch entgegen genommen hat, am besten sofort die Nummer des Anrufers, damit Sie keine Zeit mit der Suche danach verlieren. Bestimmen Sie für den Kunden auch den Zeitrahmen, in dem Sie zurückrufen wollen.
- Delegieren Sie, was möglich ist (in Anlehnung an die Gepflogenheiten der Praxis). Eine Ernährungsberatung kann vielleicht auch die Helferin kompetent durchführen. In dieser Zeit können Sie dann schon den nächsten Patienten untersuchen.

1 Arbeitsablauf

- Erledigen Sie Einträge in der Karteikarte oder in der Patientensoftware immer zeitnah, damit sie nichts vergessen.
- Versuchen Sie, Aufgaben zu bündeln, die sich ähneln (Anrufe auf einer Liste abarbeiten, Verpackung von Blutproben grundsätzlich am Ende der Sprechstunde usw.).
- Wenn Sie mit einem widersetzlichen Tier nicht weiter kommen, holen Sie frühzeitig eine Helferin oder Kollegen zur Unterstützung hinzu, anstatt unnötig viel Zeit mit „Kämpfen" zu verlieren und dabei nur das Tier und den Besitzer weiter aufzuregen.
- Versprechen Sie nichts, was Sie nicht halten können. Sagen Sie nicht am Telefon: „Ich werde Sie sofort drannehmen, wenn Sie kommen", wenn sich das nicht verwirklichen lässt.
- Notieren Sie sich die Telefonnummer von Kunden, die auf die Lieferung eines bestimmten Medikamentes oder Futtermittels warten, damit sie angerufen werden können, wenn die Waren zur Abholung bereit stehen. Anderenfalls kommen sie sonst möglicherweise vergeblich zu Ihnen in die Praxis.
- Bereiten Sie alle Eingriffe gut vor. Überlegen Sie, welche Hilfsmittel oder Instrumente Sie benötigen und legen Sie alles griffbereit. So müssen Sie die Untersuchung nicht abbrechen, um in Schubladen nach einem Instrument zu wühlen. Das würde auf den Kunden keinen guten Eindruck machen.
- Nehmen Sie sich auch in der Sprechstunde ab und zu ein paar Minuten Pause, um den Behandlungsraum zu lüften, etwas zu trinken und sich wieder zu sammeln. Das kommt nicht nur Ihnen, sondern auch den Patienten zugute.
- Ist es in Ihrer Praxis üblich, dass Sie selbst das Geld für die Behandlungen kassieren, zählen Sie vor Beginn der Sprechstunde auch das Geld in der Kasse und vergleichen Sie ihr Ergebnis mit dem zuletzt eingetragenen Kassenstand. Vermerken Sie die Bezahlung einer Behandlung, gleich nachdem sie erfolgt ist. Es wäre sehr ärgerlich, wenn einem Kunden eine bereits bezahlte Behandlung nochmals in Rechnung gestellt würde.
- Notieren Sie sich auch immer sofort, welche Medikamente zu Ende gehen. Auf den gleichen Zettel gehören auch Instrumente, die nicht mehr einwandfrei funktionieren oder aufgeladen werden müssen usw. Solche Dinge werden gerne bis zum Abend wieder vergessen.

1.2 Umgang mit Kollegen

Die Teamarbeit ist das A und O in einer funktionierenden Tierarztpraxis. Wenn alle Beteiligten eng und gut zusammenarbeiten, erhöht sich nicht nur die Effizenz der Versorgung, sondern es steigt auch die Zufriedenheit der Patientenbesitzer. Sie werden außerdem erleben, dass in solchen Fällen auch Ihre persönliche Zufriedenheit und der Spaß an der Arbeit größer wird. Auch wenn ein solcher Erfolg nicht wenig mit den Persönlichkeiten der Beteiligten zu tun hat, gibt es doch einige Dinge zu berücksichtigen, die mögliche Unterschiede ausgleichen und die Zusammenarbeit verbessern können.

Hinweise zum Umgang mit Kollegen

- Wenn Sie neu in der Praxis sind, beobachten Sie aufmerksam die üblichen Verhaltensweisen. Ob man sich duzt oder siezt, ist meist schon entschieden. Im Zweifelsfall bleiben Sie lieber erst einmal beim Sie, um etwas Distanz zu wahren.
- Dem Kunden gegenüber sollte Ihr Vorgesetzter Sie statt „meine Assistentin" besser „meine Kollegin" nennen. Das kommt besser an und wirkt kompetenter. Auch Sie sollten, wenn Sie einen Rat einholen möchten, lieber sagen:
  „Ich bespreche das noch mal mit meinem Kollegen (bzw. Chef)."
- Hüten Sie sich davor, schon in den ersten Tagen permanent mit Verbesserungsvorschlägen zu kommen („Auf meiner letzten Stelle haben wir das ganz anders gemacht"). Warten Sie in der ersten Zeit einfach ab. Die Gelegenheit, konstruktive Vorschläge zu machen, wird sich noch bieten.
- Versuchen Sie, möglichst genaue Beschreibungen von Abläufen und Tätigkeiten zu bekommen und halten Sie sich daran. Erkundigen Sie sich bei Ihren Kollegen, wie in dieser Praxis z. B. eine Otitisbehandlung standardmäßig durchgeführt wird.
  – Wie werden die Ohren gereinigt?
  – Wird routinemäßig ein Abstrich untersucht?
  – Welche Medikamente werden abgegeben?
  – Welche Ratschläge bekommt der Besitzer mit nach Hause?
  – Wann wird zur Kontrolle einbestellt?

  Ähnliche „Standards" können Sie für viele Untersuchungen und Behandlungen erfragen.

1 Arbeitsablauf

- Denken Sie an das Impfmanagement oder an die Einstellung gegenüber dem richtigen Kastrationszeitpunkt für eine Hündin – all dies wird in einzelnen Praxen verschieden gehandhabt. Es wirkt auf den Tierbesitzer verunsichernd, wenn stark abweichende Auskünfte erteilt werden, und es schwächt Ihre Glaubwürdigkeit, wenn Ihre Auskunft von einem alteingesessenen Praxismitarbeiter revidiert wird. Eventuell kann die Erstellung von Checklisten helfen, die Abläufe zu standardisieren.
- Es ist nicht immer leicht, das richtige Maß zu finden – auf der einen Seite müssen Sie sehr viel wissen, weil Sie die Abläufe noch nicht kennen, auf der anderen Seite wollen Sie Ihren Kollegen nicht mit ständigen Fragen auf die Nerven gehen. Versuchen Sie, ein Gespür zu entwickeln, in welcher Situation Sie Ihr Gegenüber „löchern" können. Notieren Sie Stichpunkte zu den erhaltenen Informationen und halten Sie sich zunächst ohne große Diskussionen daran. Es kann allerdings nicht schaden, manchmal auch nachzufragen, warum etwas auf eine bestimmte Weise gemacht werden soll, Sie können diese Meinung auch vor dem Tierbesitzer besser vertreten, wenn Sie selbst dahinter stehen.
- Bitten Sie hin und wieder um ein Feedback Ihrer Arbeit.
- Zum Praxisalltag können Ihnen die Helferinnen viele Tipps geben. Nehmen Sie diese Ratschläge an. Sie sind aufgrund Ihres Studiums nichts „Besseres" und eine erfahrene Tierarzthelferin kann Ihnen nur dann eine wertvolle Hilfe sein, wenn Sie sich Ihr gegenüber kollegial verhalten. Wenn eine Helferin mit einem schwierigen Kunden telefoniert, während sich an der Anmeldung bereits eine Schlange bildet und sie daran denkt, dass in zwei Minuten das Röntgenbild aus dem Entwicklerbad muss, werden Sie ihren Behandlungstisch selbst aufräumen müssen.
- Wenn ein unkooperatives Tier fixiert werden muss, sollten Sie die Hilfe einer Helferin ruhig in Anspruch nehmen. Wenn sie zuvor andere Dinge erledigen muss, lassen Sie den Tierbesitzer noch einmal im Wartezimmer Platz nehmen oder bieten ihm einen Stuhl an, bis jemand zur Unterstützung kommen kann. Fragen Sie, ob man Zeit hat, Ihnen zu helfen oder bitten Sie um Hilfe, aber schreien Sie nicht danach. Vergessen Sie in der Hektik des Praxisalltags nicht, auch mal Danke zu sagen oder die Helferin nach einem z.B. besonders schwierig festzuhaltenden Patienten auch mal zu loben. Ein positives Feedback motiviert.
- Wenn Probleme auftauchen, besprechen Sie diese möglichst zeitnah, aber nicht vor dem Kunden. Falls jemand Sie in Anwesenheit des Kunden

kritisiert, schlagen Sie vor, das Gespräch zu vertagen oder kurz in den Nebenraum zu gehen. Eine Diskussion in Gegenwart des Tierbesitzers wirkt ausgesprochen unprofessionell. Das gilt natürlich auch bei einer Diskussion mit Tierbesitzern vor anderen Tierbesitzern.
- Es sollte selbstverständlich sein, gemeinsam genutzte Räume nach dem Ende der Sprechstunde aufgeräumt und sauber für die Kollegen zu hinterlassen.
- Versuchen Sie immer, sich als Teil eines Praxisteams mit gemeinsamen Zielen zu betrachten. So lassen sich manche Probleme leichter lösen.

1.3 Umgang mit Patientenbesitzern

Wie immer im menschlichen Zusammenleben ist Kommunikation auch in der Tierarztpraxis äußerst wichtig. Sie ist die Basis für die tiermedizinische Arbeit. Wenn man ein paar grundsätzliche Dinge bei der Kommunikation beachtet, wird die Arbeit wesentlich erleichtert.
- Versuchen Sie stets, Ihr Handeln aus der Perspektive des Tierhalters zu sehen. Was für Sie alltäglich ist, kann für den Tierbesitzer oft mit Stress, Angst um sein Tier und der Mühe verbunden sein, die vielen Informationen zu verarbeiten.
- Begrüßen Sie jeden Kunden. Am besten geben Sie ihm die Hand. Stellen Sie sich, wenn Sie neu im Team sind, mit Ihrem Namen vor.
- Tragen auch Sie ein Namensschild, wenn das in der Praxis üblich ist.
- Versuchen Sie, eine „offene" Körpersprache zu zeigen, und verschränken Sie nicht die Arme, während Sie mit dem Kunden reden.
- Reden Sie auch nicht besonders laut. Das bedeutet nämlich nicht, dass Sie der Patientenbesitzer besser verstehen wird, eher im Gegenteil. Eine ganz normale bis dezent leisere Lautstärke führt dazu, dass Ihnen aufmerksamer zugehört wird. (Dies gilt natürlich nicht bei Menschen, die nicht gut hören können).
- Halten Sie möglichst viel Blickkontakt, nicht nur mit dem Kunden sondern auch mit eventuellen Begleitpersonen.
- Versuchen Sie, den Kunden einzuschätzen: Wie viel Information möchte er? Ein Besitzer mit medizinischer Vorbildung oder langer Erfahrung als Tierhalter oder Züchter möchte wahrscheinlich mehr Details zu einer Erkrankung oder einer geplanten Therapie erfahren als ein medizini-

scher Laie oder ein unerfahrener Kunde. Eine kleiner Zusatz „Humanmedizinerin", „Krankenpfleger", „Apotheker" usw. in der Kartei hilft Ihnen in Zukunft, das geeignete Informationsniveau zu finden. Generell sollten Sie „Fachchinesisch" möglichst vermeiden und versuchen, auch für Laien verständliche Informationen zu vermitteln. Beantworten Sie Fragen kurz, und fassen Sie das Gesagte am Ende einer Behandlung noch einmal zusammen:

„Gut, damit ist Rex für heute versorgt. Die Tabletten, die Sie an der Rezeption noch von Frau Müller bekommen, müssen Sie erst ab morgen Vormittag geben. Am Freitag sehen wir uns dann wieder zur Kontrolle. Wenn Ihnen zuhause noch etwas einfällt, was Sie fragen möchten, rufen Sie uns ruhig zum Ende der Sprechstunde an."

- Wenn Sie nach einer bisherigen Selbstmedikation fragen, erhalten Sie die ehrlichste Antwort, wenn aus Ihrer Frage hervorgeht, dass Sie einen solchen Versuch für selbstverständlich halten:
  „Was haben Sie Bello denn bisher alles gegeben?"
- Erklären Sie auch während der Behandlung, was Sie tun, denn der Tierhalter möchte verstehen, was mit seinem Tier aus welchem Grunde geschieht:
  „Ich taste jetzt den Bauch ab. Wenn Rex das unangenehm ist, werden wir wahrscheinlich noch ein Röntgenbild anfertigen müssen, um die Ursache seiner Beschwerden herauszufinden."
- Geben Sie die Angaben des Tierhalters mit Ihren eigenen Worten wieder, damit für ihn erkennbar ist, dass Sie alles richtig verstanden haben:
  „Bobby trinkt also seit letzter Woche mehr als einen Liter pro Tag?"
- Ermutigen Sie den Besitzer, Ihnen weitere Fragen zu stellen, wenn ihm etwas unklar ist. Versuchen Sie, auf den Besitzer einzugehen – ein ängstlicher Typ möchte etwas mehr Zuspruch, ein kritischer mehr Information.
- Wenn Sie den Eindruck haben, dass der Kunde mit dem, was Sie ihm sagen, nicht zufrieden ist, äußern Sie das ruhig:
  „Ich habe den Eindruck, dass Sie noch nicht ganz überzeugt sind. Was möchten Sie noch wissen? Was sind Ihre Bedenken?"
  Bieten Sie dem Besitzer an, eine zweite Meinung einzuholen, entweder durch einen Kollegen in Ihrer Praxis oder durch die Überweisung zum Spezialisten.
- Geben Sie möglichst schriftliche Anweisungen mit, z. B. Infobroschüren der Pharmaindustrie oder hauseigenes Material. Notieren Sie auf der

Verpackung von Abgabemedikamenten *immer* die Art und Anzahl der Applikation und demonstrieren Sie falls nötig Dinge wie die Tabletteneingabe oder die Instillation eines Ohrreinigers.
- Benutzen Sie für Erklärungen Abbildungen, Modelle oder Zeichnungen, um dem Besitzer durch Visualisierung besser verständlich zu machen, was Sie meinen.
- Greifen Sie die Meinung des Besitzer nach Möglichkeit positiv auf, auch wenn Sie ganz anderer Meinung sind. Oft lassen sie sich leichter überzeugen, wenn Sie ihre Meinung erst einmal miteinbeziehen:
„Ja, Susi ist sehr nervös und sensibel, und Durchfall kann von Aufregung kommen. Weil Sie gleichzeitig Fieber hat, kommt wahrscheinlich eine Infektion hinzu, weshalb ich ein Antibiotikum einsetzen will".

Tipps zur Verbesserung der Zahlungsmoral

- Wenn Sie eine teure Maßnahme zur Diagnostik oder Therapie für notwendig halten, sollten Sie dem Tierhalter begründen, warum Sie das tun: „Wir haben nun schon eine Woche Medikamente gegeben, die normalerweise sehr gut anschlagen. Da Mieze sich immer noch nicht wieder gut fühlt, sollten wir unbedingt eine Blutuntersuchung durchführen. Das kostet etwa 50 €, dafür wissen wir dann aber wahrscheinlich auch, warum die Medikamente nicht anschlagen".
- Ein Kostenvoranschlag, etwa vor einer Operation, sollte realistisch bemessen sein. Halten Sie bei Unklarheiten Rücksprache mit Teamkollegen. Geben Sie dem Tierhalter zu verstehen, dass es sich um einen Zirkapreis handelt, der nicht auf den Cent genau ausfallen kann, und halten Sie diesen Preis in der Kartei fest. Wenn Sie diese Schätzung stets ein wenig zu hoch ansetzen, wird sich der Kunde freuen, wenn die Rechnung am Ende geringer ausfällt. Umgekehrt entsteht eher ein schales Gefühl und der Kunde kommt eventuell nicht wieder in die Praxis.
- Bei Kunden, die bereits Zahlungsschwierigkeiten hatten, sollten Sie bei diesem Vorgehen möglichst einen Zeugen im Raum haben und in der Kartei aufführen („Kostenvoranschlag für Tumor-OP ca. 300 €, TÄ Karin Platz und Helferin Heike Sitz"). Wenn Sie sich auf eine Ratenzahlung einigen, sollte die erste Rate auf jeden Fall bereits am Tag der OP gezahlt werden.
- Oft haben die Tierhalter keine Vorstellung davon, wie ein Preis zu Stande kommt. Schlüsseln Sie die Kosten deshalb nachvollziehbar für den Tierhalter auf und nehmen Sie dabei ruhig auch die GOT zur Hand:

„Das sind dann 25 € für die Narkose, für die Überwachung mit EKG und Atemmonitor kommen noch einmal …€ dazu. Die OP selbst kostet…€, der Verband…€ und der Histologe, der die Gewebeuntersuchung macht, bekommt…€."

- Wenn der Tierhalter eine Behandlung als zu teuer ablehnt, sollten Sie dies auch nach Aufklärung bzw. Umstimmungsversuch in der Kartei festhalten. Wenn möglich, bieten Sie eine Alternative an:
„Wenn Ihnen dieses Medikament zu teuer ist, obwohl es wahrscheinlich die beste Wirkung haben wird, können wir auch dieses Medikament versuchen. Damit können wir vielleicht eine Linderung der Beschwerden erreichen."
- Erklären Sie dem Tierhalter ggf. Ihre Befürchtung, dass eine Folgebehandlung nötig werden könnte, die unter Umständen teurer ist als die abgelehnte:
„Wenn wir jetzt den Tumor entfernen und einschicken, ist es eine relativ kleine Sache. Wenn der Knoten weiter wächst, müssen wir eine viel aufwendigere OP durchführen und vielleicht die Lymphknoten mit entfernen".
- Fragen Sie nach, welche Bedenken der Tierhalter hat und aus welchen Gründen er eine bestimmte Therapie ablehnt. Vielleicht können Sie seine Bedenken entkräften.
- Seien Sie verständnisvoll, wenn die finanzielle Situation eines Kunden eine optimale Behandlung nicht zulässt. Ein arbeitsloser Kunde kann sich vielleicht die Osteosynthese für seinen Liebling einfach nicht leisten. Dies ist oft sehr belastend für den Kunden, also „bohren" Sie nicht lange, sondern zeigen Sie Verständnis, wenn die finanzielle Situation eines Kunden eine optimale Behandlung nicht zulässt. Suchen Sie dann eventuell Rat im Team. Vielleicht ist eine Ratenzahlung möglich. Ansonsten überlegen Sie Alternativen.
- Wenn Sie den Besitzer nicht überzeugen können, verärgern Sie ihn nicht mit langen Debatten. Akzeptieren Sie seine Entscheidung und notieren Sie diese in der Kartei.
- Bereits als zahlungsunwillig aufgefallenen Kunden sollten Sie die Medikamente erst nach der Bezahlung aushändigen und hier auch mit der Durchführung von Untersuchungen, die nicht unbedingt essenziell sind, zurückhaltend sein.

Umgang mit Reklamationen

- Versuchen Sie, Reklamationen möglichst nicht am Telefon zu bearbeiten. Ein unzufriedener Kunde sollte zum persönlichen Gespräch in die Praxis gebeten werden. So lässt sich vieles besser klären.
- Grundsätzlich sollten Sie erst einmal dem Kunden zuhören, möglichst ohne ihn für die Darstellung Ihrer Sicht der Dinge zu unterbrechen. Fangen Sie nicht an, sich zu verteidigen. Stellen Sie Fragen, nachdem der Kunde „Dampf abgelassen" hat:
„Sie hatten also am Telefon schon gesagt, dass Sie nicht warten können?" Versuchen Sie herauszufinden, was der wahre Grund für die Verärgerung des Kunden ist (etwas hat zum wiederholten Mal nicht funktioniert, er hatte eine andere Vorstellung, wie etwas ablaufen würde, der Preis erscheint ihm zu hoch usw.) und bemühen Sie sich, eine Lösung zu finden. Halten Sie diesen Lösungsvorschlag dann aber auch unbedingt ein! Wenn Sie versprechen, dass ein Kunde beim nächsten Mal nicht mehr zu warten braucht, müssen Sie dieses Versprechen halten, sonst haben Sie ihn wohl endgültig verloren. Wenn die Praxis aber grundsätzlich keine Termine vergibt, können Sie auch keinen Termin versprechen. Fragen Sie, was Sie tun können, um eine Lösung anzubieten – im beschriebenen Fall vielleicht ein Praxisbesuch vor Beginn der Sprechzeiten oder ein Hausbesuch (gegen Gebühr!).
- Einen Kunden, der sich im Anschluss an eine Behandlung über den Preis beschwert, sollten Sie fragen, was genau ihn dazu veranlasst. Vielleicht hat er gar nicht bemerkt, wie Fieber gemessen und der Puls gefühlt wurde und ist schon zufrieden, wenn Sie ihm die einzelnen Leistungen aufschlüsseln und erklären, wie sich der Preis z. B. für eine allgemeine Untersuchung zusammensetzt. Auch der Verweis auf die stets gültige Gebührenordnung für Tierärzte kann Wunder wirken. Halten Sie sich stets an die Gebührenordnung! Viele Tierbesitzer glauben, dass die Preise frei kalkulierbar sind. Schieben Sie die Schuld nicht auf einen Kollegen oder eine Helferin. Das Team sollte – zumindest nach außen – immer als eine in sich geschlossene Einheit präsentiert werden.

Probleme und Sonderfälle

- **Nichts hilft:** Man kann nicht mit jedem Menschen eine gute Gesprächsbasis finden. Das ist auch in der Kleintierpraxis so. Wenn Sie mit jemandem absolut „nicht können", gibt es vielleicht die Möglichkeit, die Person durch jemand anderen aus dem Team betreuen zu lassen. Ansonsten bleiben Sie höflich und sachlich und widmen Sie Ihre Aufmerksamkeit verstärkt dem Tier, wenn mit dem Besitzer kein „Smalltalk" möglich ist.

- **Streit mit dem Kunden:** Wenn ein Kunde, zu Recht oder zu Unrecht, mit Ihnen streitet, sorgen Sie zunächst für eine ruhige Gesprächsatmosphäre. Achten Sie darauf, dass andere Kunden nichts von der Situation mitbekommen. Versuchen Sie nicht, zu „gewinnen". Je ruhiger Sie bleiben, desto souveräner wirken Sie. Hören Sie sich die Argumente des Gegenübers an, aber lassen Sie sich nicht auf endlose Diskussionen ein. Versuchen Sie, den Kunden für die Praxis zu erhalten. Vielleicht gibt es ja jemanden, der besser mit ihm auskommt.
- **Skeptischer Stammkunde:** Wenn ein Stammkunde nur vom Chef behandelt werden möchte, liegt das nicht unbedingt an Ihrer Person – wahrscheinlich kennt er Sie ja noch gar nicht. Überlegen Sie, wie es für Sie ist, wenn Sie zu ihrem Hausarzt gehen wollen und statt dessen von einer jungen Assistentin behandelt werden. Versuchen Sie nicht, ihn umzustimmen. Einfacher ist es, wenn diese Aufgabe Ihr Chef übernimmt:
„Herr Müller, heute kümmert sich meine Kollegin Frau Lauenkötter um Ihr Tier. Die macht das genauso gut wie ich. Wenn etwas Besonderes vorliegt, wird Sie das später mit mir besprechen und ich rufe Sie dann heute Abend noch einmal an. Ist das ein Angebot? Prima, auf Wiedersehen!"
Ist der Chef nicht abkömmlich, hilft oft ein freundliches Wort:
„Wir fangen jetzt einfach mal zusammen an und schauen, wie weit wir kommen. Dr. Schneidegut ist noch im OP."
So haben Sie erst einmal die Möglichkeit, dem Besitzer Ihre Fähigkeiten zu demonstrieren und sein Vertrauen zu gewinnen. Und wenn Sie überzeugend sind, wird der Chef später gar nicht mehr gebraucht.

1.4 Gesprächsführung und Anamnese

Wie Sie schon an der Uni gelernt haben, ist eine vollständig erhobene Anamnese die Voraussetzung für das Erstellen der Diagnose. Vor allem zu Beginn, wenn man noch sehr nervös und unsicher ist, vergisst man manchmal, wichtige Dinge zu erfragen. Deshalb erstellen Sie sich am besten Schemata zur Anamneseerhebung für bestimmte Symptomenkomplexe z. B.

der Patient erbricht, hustet, ist umgefallen, hat ein Hautproblem usw. Um routinierter zu wirken, ist es natürlich besser, die Schemata im Kopf zu haben und die Fragen nicht von einem Zettel ablesen zu müssen. Handelt es sich allerdings um eine ausführliche Anamnese wie bei der oben erwähnten Hauterkrankung oder bei einem Verhaltensproblem (Dauer einer Anamnese bei diesen Erkrankungen mindestens 20 min.), empfiehlt es sich, einen vorab angefertigten Anamnesebogen zu benutzen, in den man die Antworten der Besitzer auch direkt einträgt. (Vielleicht wird dem Tierbesitzer von Ihrer Praxis aus auch ein vorbereiteter Fragebogen zugeschickt, den er Ihnen vor dem Termin ausgefüllt wieder zurücksendet.)

Wenn Sie nun wissen, *was* Sie fragen, kommt es auch noch darauf an, *wie* Sie fragen. Grundsätzlich werden drei verschiedene Frageformen unterschieden: die offene, die geschlossene und die Alternativfrage.

Offene Fragen

Die offene Frage lässt dem Tierbesitzer Raum für eigene Beobachtungen, erfragt seine Eindrücke und Ansichten:

„Was hat sich denn an Bellos Verhalten geändert?"

„Wie geht es Mieze denn, seitdem sie die Medikamente bekommt?"

Für Kunden, die sehr ausschweifend berichten, ist diese Frageform weniger geeignet. Menschen, die von sich aus eher wenig über ihr Tier berichten, lassen sich mit den Fragewörtern „was, wie, welche" aus der Reserve locken. Es empfiehlt sich, die während der Behandlung erhobenen Befunde bzw. die erteilten Therapieanweisungen zum Abschluss noch einmal kurz für den Besitzer zusammenzufassen:

„Das Röntgenbild war, wie gesagt, unauffällig. Das Ergebnis der Blutuntersuchung haben wir morgen Mittag. Bitte rufen Sie uns in der Nachmittagssprechstunde an, damit wir Ihnen den Befund mitteilen können."

„Heute bitte noch nüchtern lassen, ab morgen zweimal täglich eine Tablette geben, nur an der Leine nach draußen und in drei Tagen zum Verbandswechsel einen Termin vereinbaren."

Bei komplizierten Zusammenhängen können Sie den Tierbesitzer abschließend auch fragen, ob er zu dem Thema noch etwas wissen möchte:

„Das war jetzt sehr viel Information auf einmal. Bestimmt schwirrt Ihnen jetzt schon der Kopf. Haben Sie denn noch Fragen zu der Operation?"

Geschlossene Fragen

Geschlossene Fragen fordern eine konkrete Antwort. Sie werden auch als „Ja/Nein"-Fragen bezeichnet:
„Hat Mieze nach der Spritze noch mal erbrochen?"
Durch diese Fragetechnik erhalten Sie zwar weniger Information, können den Redefluss des Tierbesitzers aber besser steuern. Sie können diese Fragetechnik auch nutzen, um eine Entscheidung des Kunden zu forcieren. Wenn Sie z.B. erklärt haben, warum Sie die Untersuchung einer Blutprobe in diesem Fall für sinnvoll halten und nun wissen möchten, ob der Tierhalter diese Untersuchung durchführen lassen will:
„Sollen wir jetzt direkt Blut abnehmen?"

Alternativfrage

Die Alternativfrage lässt dem Kunden die Wahl zwischen mehreren Optionen:
„Möchten Sie Bello zu Hause selbst shampoonieren oder lieber einen Termin dafür mit unserer Helferin vereinbaren?"
Dies hat in der Kommunikation den Vorteil, dass ein Teil der Entscheidungen und somit auch der Verantwortung an den Patientenbesitzer gegeben wird. Aber Vorsicht vor Suggestivfragen wie z.B.:
„Sie meinen doch auch, dass die Lahmheit schlimmer geworden ist, seitdem es so kalt ist?"
Der Besitzer wird Ihnen darauf meist das antworten, was Sie ihm sozusagen schon in den Mund gelegt haben, und das entspricht häufig nicht der tatsächlichen Beobachtung des Befragten.

1.5 Handling der Tiere

Generell sollte man immer im Hinterkopf behalten: Auch der liebste, kleinste Hund, der eben noch schwanzwedelnd in Ihr Behandlungszimmer gelaufen ist, kann, wenn er plötzlich Angst bekommt oder Schmerzen bei der Injektion hat, zuschnappen. Deshalb ist das richtige Handling ganz wesentlich für Ihre tägliche Arbeit.
Wenn das Handlig jedoch einmal scheitert, sollten Sie möglichst versuchen, die Situation nicht eskalieren zu lassen. Wenn ein Tier eine erforderliche Maßnahme absolut nicht duldet, brechen Sie lieber ab und überzeugen Sie

den Besitzer von der Notwendigkeit einer Sedation oder Kurznarkose. Denken Sie auch an die Möglichkeit, Lokalanästhetika einzusetzen. Sie können in der kurzen Zeit, die Ihnen während der Sprechstunde bleibt, ein Tier nicht erziehen. Manchmal ist es auch zu ihrem eigenen Schutz nötig, härter durchzugreifen. Sie sollten aber keine „Grundsatzdiskussionen" mit seinem Besitzer führen.

Hunde

- Sie sollten sich den Namen des Besitzers, den Namen des Tieres und dessen Geschlecht merken, wenn Sie den Patienten aufrufen. Dies kommt beim Tierbesitzer gut an. Auch für die Behandlung ist es sinnvoll, wenn Sie den Patienten mit Namen ansprechen können.
- Beobachten Sie das Tier und seinen Besitzer beim Betreten des Sprechzimmers: Zeigt der Hund Anzeichen von Angst (eingeklemmter Schwanz, geduckte Haltung, Ohren flach am Kopf angelegt)? Wie wirkt der Besitzer auf ihn ein (Sprache, Leinenführung)? Versuchen Sie einzuschätzen, wie sicher der Besitzer im Umgang mit seinem Tier ist.
- Begrüßen Sie den Tierhalter und versuchen Sie dann, mit dem Tier Kontakt aufzunehmen, indem Sie es ansprechen.
- Während des Vorgesprächs mit dem Besitzer muss der Hund nicht bereits auf dem Tisch sitzen. Lassen Sie dem Tier Zeit, an lockerer Leine oder freilaufend den Raum kennen zu lernen. Der Besitzer kann Ihnen weniger angespannt die nötigen Informationen geben, wenn er nicht gleichzeitig seinen Hund hochheben und fixieren muss. So lockern Sie auch beim Tierbesitzer, der ja oft auch nervös ist, die Anspannung.
- Haben Sie Ihre Anamnese soweit, dass Sie mit der Untersuchung beginnen möchten, kündigen Sie dies an:
„So, dann nehmen Sie Rex bitte mal auf den Tisch, damit ich mir das entzündete Ohr aus der Nähe anschauen kann. Ich helfe Ihnen beim Hochheben."
- Spätestens jetzt werden Sie unter Umständen vom Besitzer Warnhinweise erhalten („Oh, der lässt sich von mir aber nicht hochheben…" oder „Manchmal schnappt er dann."). Nehmen Sie solche Hinweise auf jeden Fall ernst und sprechen Sie evtl. Vorsichtsmaßnahmen mit dem Besitzer ab, z. B. das Anlegen eines Maulkorbes oder fachkundige Fixation des Tieres durch eine Helferin. Allerdings können Sie nicht davon ausgehen,

dass jeder Besitzer offen zu Ihnen ist. Fragen Sie gezielt nach, wenn Ihnen der Hund „unheimlich" vorkommt, hören Sie auf Ihr Gefühl.

„Sollte ich Bruno besser den Maulkorb anziehen, bevor ich die Ohren kontrolliere?"

Manchmal erhalten Sie erst dann z. B. die Information, dass dies die Kollegen bisher nur unter Sedation geschafft haben.

- Heben Sie das Tier auf den Tisch. Versuchen Sie dabei, schmerzhafte Körperregionen zu schonen (z. B. bei Patienten mit Wirbelsäulenbeschwerden). Gerade ängstliche oder Schmerzpatienten sind Ihnen dankbar, wenn Sie sie bereits in der richtigen Position auf den Tisch stellen. Das Herumdrehen auf dem schmalen Untersuchungstisch verursacht unnötigen Stress. Ist der Patientenbesitzer gesund und kräftig genug, lassen Sie ihn das Tier auf den Tisch heben. Hunde lassen sich oft nicht ohne Angst und Gegenwehr von einer fremden Person hochheben („Angriff" von oben). Außerdem brauchen Sie Ihren Rücken noch für die nächsten Jahrzehnte eines langen und anstrengenden Arbeitslebens. Weisen Sie den Tierbesitzer an, wie er das Tier rückenschonend heben kann. Ist der Besitzer zu gebrechlich oder zu schwach, helfen Sie ihm. Achten Sie dann jedoch, darauf das Tier am Hinterende zu heben und den Besitzer vorne heben zu lassen. Wenn Sie das Tier selbst und/oder mithilfe einer weiteren fremden Person auf den Tisch heben, müssen Sie eventuell sich und andere durch Nackengriff vor Bissen schützen.
- Wenn ein Hund auf die Seite gelegt werden muss, erklären Sie dem Besitzer zunächst das Vorgehen und erteilen Sie ihm klare Anweisungen, wie er helfen kann:

  „Wir legen Rex jetzt auf seine rechte Seite. Sie bleiben dabei bitte am Kopf und reden mit ihm", oder

  „Während ihr Hund abgetastet wird, halten Sie bitte das untere Beinpaar."

  Zeigen Sie dem Tierbesitzer also, welche Seite des Tieres Sie meinen oder wie es festgehalten werden soll.
- Hunde, die zu knurren beginnen, sollten keinesfalls durch den Besitzer „getröstet" werden. Jeder beruhigende Zuspruch wirkt in diesem Fall auf den Hund wie eine Bestätigung seines unerwünschten Verhaltens.
- Nach jeder Behandlung, am besten auch zwischen einzelnen Untersuchungsschritten, bieten Sie dem Tier Leckereien an. Manche Hunde nehmen es erst an, wenn sie den Tisch wieder verlassen durften. Welpen und neue Junghunde können kurz auf den Tisch gehoben werden, wo sie

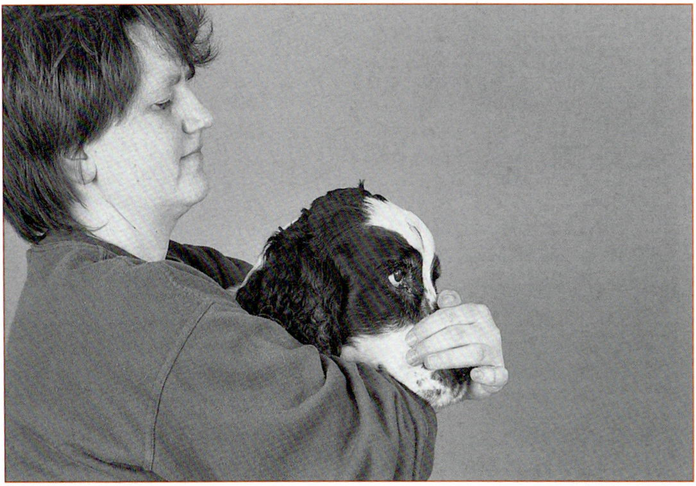

Abb. 1.1 Haltung bei Untersuchungen im Kopfbereich.

eine Leckerei erhalten und ohne weitere Manipulation wieder auf den Boden gesetzt werden. Nach 2- oder 3-maliger Wiederholung wird der Tisch weniger mit einer eventuell folgenden negativen Erfahrung in Verbindung gebracht.
- Nach Möglichkeit sollten beim Erstbesuch eines neuen Patienten in der Praxis keine schmerzhaften oder stark stressenden Manipulationen vorgenommen werden. Viele Patientenbesitzer sind gerne bereit, noch einmal zu kommen, wenn Sie es Ihnen erklären:
„Ich kann „Babe" heute auch noch den Mikrochip einsetzen, aber ich denke es reicht für heute, sonst kommt sie nicht mehr gerne wieder."
Dieser anfängliche Mehraufwand zahlt sich ein ganzes Hundeleben lang aus – ein Patient, der gerne kommt und einfach zu handhaben ist, spart Zeit und Nerven.

Umgang mit dem Maulkorb

Falls Sie sich sicherer fühlen, wenn der Hund einen Maulkorb trägt, setzen Sie dies beim Besitzer freundlich aber bestimmt durch. Schließlich sitzen Sie oder eine Hilfskraft „in der ersten Reihe" und werden vermutlich auch zuerst gebissen.

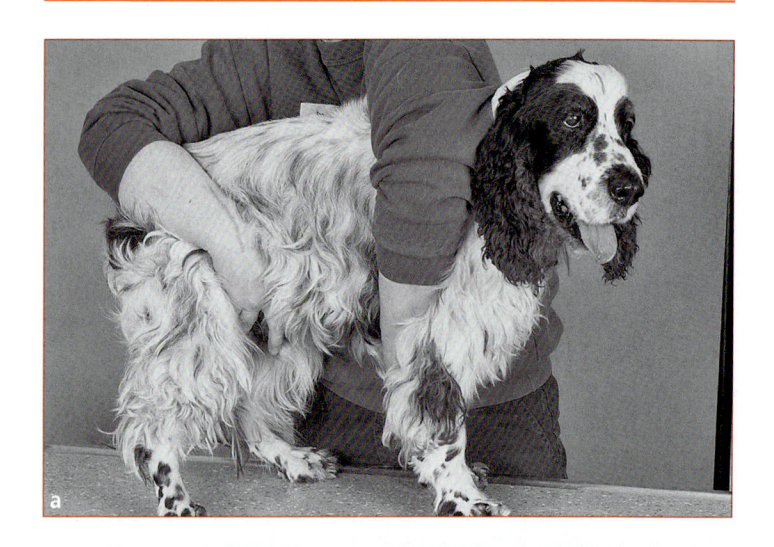

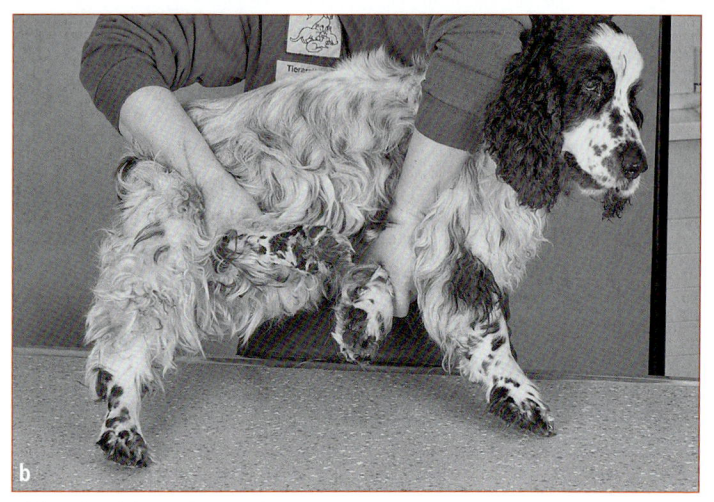

Abb. 1.2 Hinlegen des Hundes –
a) Erfassen der körpernahen Vorder- und Hintergliedmaßen; **b)** Hinlegen des Hundes durch Anheben der Gliedmaßen; **c)** Die Gliedmaßen werden weiterhin gehalten, die Unterarme fixieren das Tier zusätzlich.

1.5 Handling der Tiere

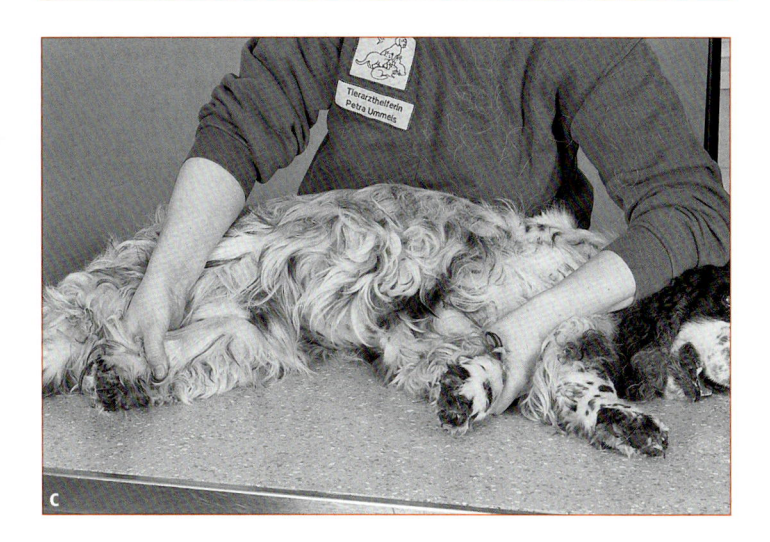

- Erklären Sie dem besorgten Besitzer, dass das Tragen des Maulkorbs keine Schmerzen verursacht und außerdem auf Hunde, die sich gewöhnlich durch Toben den Manipulationen des Arztes zu entziehen versuchen, häufig eine beruhigende Wirkung hat.
- Am besten ist es, wenn der Besitzer dem Tier selbst den Maulkorb anlegt, da es dabei meistens ruhiger ist und sich mehr gefallen lässt.
- Weisen Sie den Besitzer darauf hin, den Hund am Ausziehen des Maulkorbs zu hindern. Auf keinen Fall sollte er aus Versehen den an manchen Maulkörben angebrachten Schnappverschluss öffnen.
- Trägt der Hund ein fest anliegendes Halsband, empfiehlt es sich, den Riemen des Maulkorbs um das Halsband zu schlingen. Dadurch wird zusätzlich ein Abstreifen des Maulkorbs verhindert. Oder Sie fassen den Nackenriemen zusammen mit dem Halsband. Eine sichere Fixierung beider Vordergliedmaßen schützt auch vor dem Abstreifen.
- Denken Sie daran, dass viele Hunde sich einen erfolgreich abgestreiften Maulkorb nicht so leicht ein zweites Mal anziehen lassen.
- Manche Hunde haben eine so starke Abneigung gegen den Tierarztbesuch, dass auch der Besitzer ihm in den Praxisräumen keinen Maulkorb anziehen kann. Diese Tiere warten im Auto oder vor der Tür und bekommen den Maulkorb auch schon dort, wenn sie an der Reihe sind.

Tipps und Tricks

- Für eine **Augenuntersuchung** ist die Fixierung durch eine Hilfsperson unerlässlich. Der Untersucher sollte beide Hände frei haben, um sich mit der Untersuchungshand am Kopf des Tieres abstützen zu können (z.B. beim Vorlagern der Nickhaut). Nur so können Sie möglichen Abwehrbewegungen des Tieres folgen und Verletzungen vorbeugen. Die Hilfsperson sollte das Genick des Tieres stabilisieren und mit der anderen Hand unter die Schnauze fassen, um den Kopf ruhig zu halten. Es ist für die Hilfsperson nicht sinnvoll, über den Nasenrücken zu fassen, da dieser Platz für die Hände des Untersuchers benötigt wird.

    Viele Hunde wehren sich gegen eine einfach Augenkontrolle. Angestarrt zu werden ist für sie gar nicht harmlos, sondern ein Drohsignal. Vermehrte Fixierung verstärkt zusätzlich die Gegenwehr. Mehrere ganz kurze Blicke (mit deutlichem Kopf abwenden) sind hingegen weniger bedrohlich als ein langer Augenkontakt, ebenso wenn Sie mehr seitlich zum Tier stehen statt direkt frontal vor dem Tier zu arbeiten.

- Je öfter Sie selbst Tiere auf den Tisch heben oder dem Besitzer dabei helfen, umso wichtiger ist das rückenschonende Arbeiten. Versuchen Sie, sich weniger zu bücken, sondern mehr in die Knie zu gehen. Arbeiten Sie

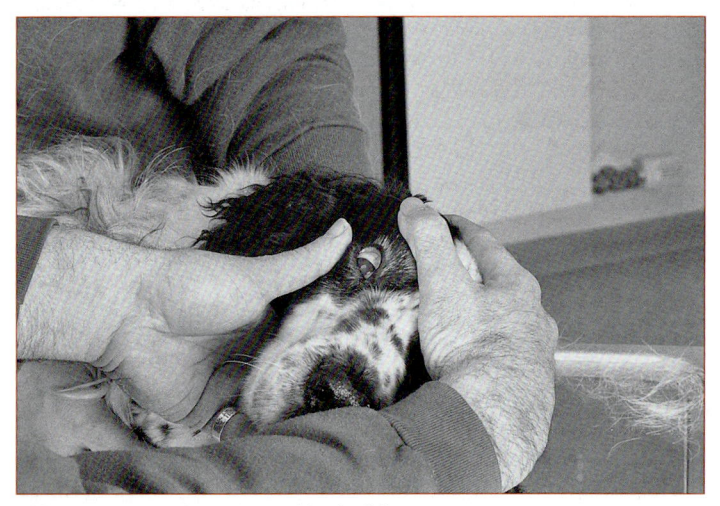

Abb. 1.3 Untersuchung der Episkleralgefäße.

wenn möglich zu zweit und binden Sie die Tierhalter mit ein. Achten Sie auf eine angenehme Arbeitshöhe und nutzen Sie die Möglichkeit, den Tisch zu verstellen. Große Hunde können Sie auch untersuchen, ohne sie auf den Tisch zu heben (siehe unten).
- Gute Tipps für rückenschonendes Arbeiten bekommen Sie bei der Berufsgenossenschaft für Gesundheit und Wohlfahrtspflege (BGW), die für Tierärzte zuständig ist. Nutzen Sie diese Möglichkeiten – Sie wollen Ihre Arbeit doch noch länger machen können!
- Wenn ein Hund den Behandlungsraum nicht betreten will, bieten Sie dem Besitzer Hilfe an. Es ist für alle Beteiligten unangenehm, wenn ein Hund sich im vollen Wartezimmer das Halsband über den Kopf streift und das Weite sucht. Meistens funktioniert es, den Besitzer voraus zu schicken. Er soll sich außer Sichtweite des Tieres im Behandlungsraum befinden und weder locken noch trösten. Sie oder eine Hilfsperson gehen dann ganz ruhig mit dem Tier an der Leine hinterher. Sollte auch das einmal nicht funktionieren, tragen Sie das Tier besser (evtl. zu zweit), statt es hinter sich her zu zerren.
- Eine weitere Möglichkeit, um den Hund in den Behandlungsraum zu bekommen, ist es, den Tierbesitzer mit dem Hund vorzuschicken und erst mit einer kleinen Verzögerung zu folgen. Manchmal funktioniert auch eine „Spur" mit Leckereien.
- Halten Sie bei sehr ängstlichen Tieren die Türen nach draußen geschlossen!

Probleme und Sonderfälle

- **Große Hunde**: Große Hunde können auch gut auf dem Boden untersucht werden. Achten Sie in diesem Fall aber genau auf mögliche Abwehrreaktionen des Tieres, da Sie selbst am Boden „angreifbarer" sind.
- **Kleine Hunde**: Kleine Hunde, die auf dem Tisch sehr unruhig sind, können zumindest für einen Teil der Untersuchung auf dem Arm des Besitzers bleiben. Auch in einer Position, bei der die Vordergliedmaßen und der Kopf am Körper des Besitzers bleiben (also mit den Hintergliedmaßen auf dem Tisch stehend) sind sie oft ruhiger.
- **Hund im Körbchen**: Erhöhte Vorsicht ist bei Hunden geboten, die in ihrem Körbchen in die Praxis bzw. auf den Behandlungstisch gebracht werden. Da sie sich quasi in ihrem Zuhause befinden, wird die Manipulation durch den Tierarzt oft weniger gut geduldet. Hunde deshalb immer

aus dem Körbchen nehmen und auf dem Behandlungstisch untersuchen.
- **Unkastrierte Rüden:** Vorsicht bei unkastrierten Rüden, die sehr interessiert im Behandlungsraum schnuppern: Oft folgt der Versuch, zu markieren. Hunde, die durch das Schnüffeln sehr abgelenkt wirken, sollten am besten neben ihrem Besitzer sitzen und von Zimmerecken und Gegenständen ferngehalten werden. Jede „Urinstelle", auch wenn sie sofort gereinigt wird, ist eine Einladung für den nächsten Rüden, dort ebenfalls zu markieren. Trotzdem sollten Sie, wenn es einmal passiert ist, gelassen bleiben. Signalisieren Sie dem Tierbesitzer, dass so etwas schon mal vorkommen kann. Decken Sie Urinpfützen z.B. mit Zellstoff oder Küchenkrepp ab, widmen Sie sich aber nicht ausgiebigen Reinigungsarbeiten, solange der Tierbesitzer noch im Raum ist. In dieser Zeit gehört Ihre Aufmerksamkeit ihm und seinem Tier, nicht dessen Hinterlassenschaften!

Katzen

Bei Katzen gilt ganz besonders: Gewalt erzeugt Gegengewalt. Je weniger Druck Sie auf das Tier ausüben, umso leichter wird der Umgang mit ihm sein.
- Lassen Sie den Besitzer den Transportkorb auf dem Behandlungstisch abstellen. Während Sie das Vorgespräch führen, können Sie das Tier bereits beobachten: Ist es extrem ängstlich und zieht sich in die hinterste Ecke des Korbes zurück oder kommt es ans Gitter? Wenn es nicht gerade eine Katze ist, die fast ohne Menschenkontakt lebt, können Sie das Verschlussgitter während der Anamnese bereits öffnen. Oft lässt sich so ein erster, „unverfänglicher" Kontakt mit der Katze aufnehmen, die dann mit etwas Glück freiwillig den Behandlungstisch betritt. Tut sie das nicht, muss sie möglichst sanft herausgeholt werden. „Locken" ist selten erfolgreich. Teilen Sie das dem Tierbesitzer mit, wenn Sie zeitraubende Versuche seinerseits befürchten. Bieten Sie Hilfe an und beziehen Sie ihn ein: „Ich fürchte, heute lässt sich Minka auch nicht durch die Leckereien überzeugen. Ich werde sie jetzt vorsichtig rausholen. Halten Sie doch bitte dabei das Körbchen hier hinten fest, damit es nicht verrutscht."
- Alternativ können Sie bei den weit verbreiteten Plastikboxen auch das „Dach" abnehmen (Klickverschlüsse, Plastikschrauben oder evtl. mit einer Münze zu öffnende Drehverschlüsse). Vermeiden Sie Untersuchun-

1.5 Handling der Tiere

gen im Korb oder in der Box. Das Tier fühlt sich dort „in seinem Reich" und kann aggressiv reagieren.
- Vor dem Öffnen des Katzenkorbes müssen neben den Türen auch alle Kippfenster und Schranktüren geschlossen werden. Manche offene Schiebetüren von Einbauschränken ermöglichen der Katze unter die Einbaukonstruktion zu gelangen, wo sie praktisch unerreichbar ist.
- Bei den leider immer noch gebräuchlichen **Weidenkörben** haben Sie diese Möglichkeit nicht. Da sie ausgezeichnete Möglichkeiten zum Festkrallen bieten, können Sie die Katze, wenn sie nicht freiwillig den Korb verlässt, nur durch Hineinfassen von vorne herausholen. Dabei sollten Sie zunächst langsam und vorsichtig vorgehen, um die „Stimmung" der Katze herauszufinden. Falls die Katze Ihre Hand beschnuppern möchte, lassen Sie dies zu, bis sie damit fertig ist und fassen Sie sie erst dann im Nackenfell. Mit der zweiten Hand umfassen Sie beide Vordergliedmaßen, bevor Sie am Nackenfell ziehen (und nicht an den Vordergliedmaßen). Somit hat die Katze keine Möglichkeit sich mit den Vordergliedmaßen festzukrallen.

Wenn schon das Hineinstrecken der Hand mit Fauchen oder gar Schlagen quittiert wird, sollten Sie in Ihrem Interesse umdisponieren. Entweder schützen Sie sich mit geeigneten Handschuhen oder Sie wählen einen anderen Weg und „schütten" die Katze aus dem Korb. Wenn Sie dies tun müssen, sollte auf jeden Fall eine mit Handschuhen ausgestattete Tierarzthelferin dabei sein, die Ihnen hilft und die Katze direkt fixiert. Am besten entfernen Sie dazu das vordere Verschlussgitter. Ist das nicht möglich, öffnen Sie es so weit wie möglich. Fassen Sie den Korb mit beiden Händen. Warten Sie kurz, bis die Katze möglichst mittig im Korb sitzt. Dann drehen Sie den Korb mit einer schnellen Bewegung so um, dass die Katze durch die Öffnung nach draußen rutscht. Katzen sind schnell, also seien Sie es auch! Wenn Sie sich für diese Maßnahme entscheiden, sollte jemand bereitstehen, der das Tier auf dem Tisch „auffängt" und fixiert, damit es nicht herunter springt. Die Tierbesitzer sind damit in der Regel überfordert, ziehen Sie also rechtzeitig eine Helferin mit Handschuhen hinzu.
- Wenn sich die Katze auf dem Tisch befindet, stellen Sie den Korb am besten auf den Boden oder drehen Sie zumindest die Öffnung weg vom Tier. Es wird bei der Untersuchung ruhiger sein, wenn die rettende Höhle nicht in Sichtweite ist.

- Während der Untersuchung sollten Sie die Katze gut beobachten – eine schlagende Schwanzspitze z. B. ist ein Zeichen für starke Anspannung, Sie müssen also bei unangenehmeren Manipulationen besonders mit Abwehrreaktionen rechnen.
- Bei allem, was Sie im Bereich des Kopfes tun, sollten die Vordergliedmaßen des Tieres gut fixiert werden. Dabei sind die Pfoten selbst frei zu lassen, sonst kommt es zu Abwehrreaktionen. Besser toleriert wird die Fixierung der Oberarme.
- Wenn Sie das Maul der Katze öffnen möchten, umgreifen Sie mit einer Hand den Kopf des Tieres und bewegen ihn leicht in Richtung Nacken. Dadurch entspannt sich der Kiefer und Sie können mit der anderen Hand durch Druck des Zeige- oder Mittelfingers auf den Unterkiefer die Maulhöhle öffnen und inspizieren.
- Wenn Sie bei einem unkooperativen Katzenpatienten eine Injektion verabreichen möchten, können Sie den Besitzer währenddessen das geöffnete Körbchen in Sichtweite halten lassen. Diese Maßnahme lenkt in den meisten Fällen die Katze so gut ab, dass sie sich problemlos spritzen lässt.
- Bei unproblematischen Katzen reicht es, zur Ablenkung während der Injektion kräftig hinter den Ohren zu kraulen oder leicht im Nackenfell zu schütteln. Katzenbesitzer selbst kraulen immer zu sanft:
  „Kraulen sie so fest zwischen den Ohren, dass alle Haare abgehen."
  Das lässt die Besitzer schmunzeln und fest genug kraulen. Manche Katzen, vor allem Jungtiere, nehmen auch Leckereien. Gut geeignet hierfür sind hochenergetische Pasten aus der Tube, z. B. Nutrical, Nutriplus oder entsprechende Präparate anderer Hersteller.
- Katzenwelpen (oft sogar noch Jungkatzen) verfallen meist in die physiologische Tragestarre, wenn man sie an der Nackenhaut hochhebt. Viele Untersuchungen und Injektionen lassen sich so stressfrei für Sie und die Katze durchführen. Erklären Sie aber dem Besitzer vorher, dass dies der Katze nicht weh tut, sondern dass die Mutterkatze ihre Welpen auch immer so trägt.
- Überzeugen Sie sich nach Abschluss der Behandlung davon, dass der Transportkorb ordnungsgemäß verschlossen wurde. Wenn die Katze auf dem Nachhauseweg ausbrechen kann, wird man Ihnen das anlasten.

Tipps und Tricks

- Eine weitere, sehr elegante Methode ist es, bereits während der Anamnese den Weidekorb zu öffnen, wenn möglich die Tür zu entfernen, ihn langsam zu drehen und genau mit der Öffnung nach unten auf den Tisch zu stellen. Die Katze sucht sich bald eine bequemere Sitzposition als die schrägen Korbflächen – nämlich auf dem Tisch! Nun greift jemand den Korb und hebt ihn so schnell an, dass der überraschten Katze keine Zeit bleibt, in den Korb zurückzuspringen, bevor die bereitstehende Tierarzthelferin sie ergriffen hat. Dies klappt am besten, wenn das Tier nicht bereits durch Schüttelversuche aufmerksam gemacht wurde.
- Seien Sie vorsichtig, wenn die Katze wieder im Korb ist. Manche Tiere schlagen nach, wenn die Tür geschlossen werden soll. In diesem Fall sollten Sie die Tür mit einem Hilfsmittel (Sprühflasche, Rolle mit Küchenpapier) zudrücken. Bekannte „Nachschläger" bekommen einen dezenten Vermerk in der Kartei.
- Das Besprühen des Behandlungstisches und der Hände z. B. mit Felifriend (Pheromon) kann das Handling mit Katzen erleichtern.

Probleme und Sonderfälle

- **Katze entwischt**: Wenn eine Katze innerhalb des Behandlungsraumes entwischt, vermeiden Sie wildes Hinterherjagen. Kontrollieren Sie zuerst die Türen und verhindern Sie, dass sie von außen geöffnet werden. Schließen Sie auch Fenster und Schränke. Meist wird sich das Tier in eine ruhige Ecke zurückziehen. Warten Sie diesen Moment ab und versuchen Sie dann, es wieder einzufangen. Viele Katzen gehen auch gerne zurück in ihren Korb, wenn er langsam auf sie zu geschoben wird.
- **Sehr aggressive Katzen**: Bevor Sie sich oder Ihre Helferin zerfleischen lassen, weil eine Katze in höchstem Maß aggressiv ist, sprechen Sie mit dem Patientenbesitzer. Erklären Sie ihm, dass eine Untersuchung ohne Narkose nicht durchführbar ist und für die Diagnosestellung unumgänglich ist. Vermeiden Sie am besten schon vorher langes Warten, womöglich noch neben einem Hund, und viele aufeinanderfolgende Manipulationen, welche die Katze so stressen, dass sie höchst aggressiv reagiert. Wird die Katze am nächsten Tag so einbestellt, dass sie nicht warten muss, ist sie oft so kooperativ, dass die zuvor noch „unmöglichen" Untersuchungen durchgeführt werden können. Denken Sie auch immer daran,

dass die Sedation/Narkose von sehr aufgeregten Tieren eher zu einer paradoxen Reaktion führt oder eine höhere Dosierung notwendig macht.

Heimtiere

- Als absolute Fluchttiere können Kaninchen plötzliche und heftige Abwehrbewegungen zeigen, mit denen Sie während einer Untersuchung jederzeit rechnen müssen. Nur im Notfall, wenn etwa ein Sturz vom Tisch verhindert werden muss, sollten Sie das Tier im Nacken fassen und gegen die Tischplatte drücken. Ansonsten versuchen Sie wann immer es geht, es von einer Hilfsperson fixieren zu lassen.
- Wenn man die vordere Körperpartie einschließlich des Kopfes und der Vordergliedmaßen mit beiden Händen umfasst und sanft nach unten drückt (eine Höhle um das Tier bilden), wird das im Allgemeinen gut toleriert. Wenn der Bauch genauer inspiziert werden muss, drehen Sie das Tier auf den Rücken.
- Viele Kaninchen fühlen sich sicher und werden ruhiger, wenn man ihre Augen bedeckt (siehe Abb. 1.4).
- Für die häufig anfallenden Untersuchungen der Maulhöhle kann der

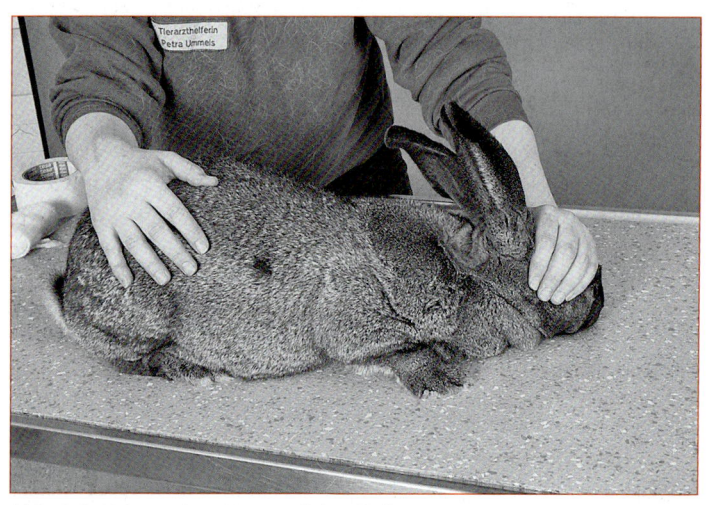

Abb. 1.4 Haltung eines Hasen auf dem Tisch.

1.5 Handling der Tiere

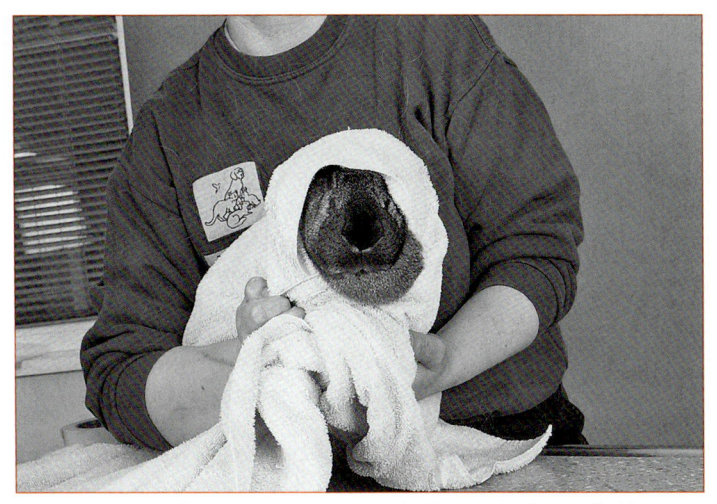

Abb. 1.5 Einwickeln eines Hasen in ein Handtuch, um z. B. die Maulhöhle zu untersuchen.

Patient in ein Handtuch gewickelt werden. Achten Sie darauf, dass das Handtuch nach kranial weit genug übersteht, damit die Vorderpfoten mit eingebunden werden und Ihnen beim Einsetzen der Maulspreizer nicht in die Quere kommen (siehe Abb. 1.5).
- Zur Untersuchung setzen Sie sich am besten mit einem Hocker vor das Tier, das sich in üblicher Position auf dem Tisch befindet. Bei sehr widersetzlichen Tieren kann auch eine Untersuchung der Maulhöhle in Rückenlage erfolgen. Beachten Sie aber, dass diese Position für die Tiere immer Stress bedeutet. Bei Kaninchen und Meerschweinchen die eine Untersuchung der Backenzähne nicht tolerieren und sich sehr stark aufregen, besteht die Gefahr des plötzlichen Herzstillstandes. Narkotisieren Sie das Tier für eine solche Untersuchung dann lieber.
- Im Zweifel untersuchen Sie ein Kaninchen lieber auf dem Boden, während der Besitzer es auf dem Schoß hält. Das ist etwas mühsam, aber besser als ein Sturz vom Tisch!
- Besonders bei sehr scheuen Tieren sollte während der Manipulationen immer auch die Kreislaufsituation beurteilt werden. So kann z. B. bei hellen Tieren anhand der Färbung der Oberlippen auf eine aufkommende

Zyanose geachtet werden. Entspannt sich das Tier sehr plötzlich, kann dies durch einen Kreislaufkollaps ausgelöst sein. Sie müssen dann sofort alles abbrechen, das Kaninchen in seinen Transportbehälter setzen und in Ruhe lassen! Ist das Tier bereits komatös, sind Reanimationsversuche meistens zwecklos, sollten aber trotzdem versucht werden. Solche sehr scheuen Tiere werden besser vor allen Behandlungsversuchen sediert oder sogar narkotisiert, da dies bei diesen Tieren meist weniger riskant ist.
- Auch Kaninchenbesitzer können zu Hause mit ihren Tieren üben. Mehrmals wöchentlich sollten z. B. das Festhalten der Pfoten, das Drehen auf den Rücken, das Anschauen der vorderen Zähne usw. trainiert werden. Erklären Sie dem Besitzer den Nutzen eines solchen Trainings für das Tier bei der Behandlung in der Tierarztpraxis: weniger Stress, dadurch verringerte Gefahr durch Verletzung bei Abwehrbewegungen oder Kreislaufkollaps.
- Andere kleine Heimtiere wie Meerschweinchen lassen sich gut fixieren, indem die Besitzer oder eine andere Hilfsperson mit den Händen ein „Häuschen" bilden, in dem der Patient den Kopf verstecken kann. So bleiben die Tiere in aller Regel ruhig und lassen sich gut untersuchen.
- Bei Hitze kann in den Transportkorb des Heimtieres ein in ein Handtuch gewickelter Kühlakku gelegt werden, um einer labilen Kreislaufsituation vor eventuell stressbehafteten Eingriffen vorzubeugen.
- Ratten und Hamster müssen besonders für Injektionen meist durch Griff in die Nackenfalte fixiert werden.
- Nahezu alle kräftigen Meerschweinchen quieken bei jeder Injektion laut. Tiere, die dies nicht tun, sind oft schon sehr schwach (Ausnahmen bestätigen die Regel!). Weisen Sie die Besitzer immer vor der Injektion darauf hin. Im Nachhinein klingt eine Erklärung wie „Das war aber keine schmerzhafte Injektion" immer unglaubwürdig.

Vögel

- Da Vögel sehr stressanfällig sind, sollten Sie die Besitzer besonders bei sichtlich kranken, z. B. schweratmigen Tieren *vor* jeder Manipulation über mögliche Zwischenfälle aufklären.
- Besonders bei warmem Wetter tut es Papageienvögeln gut, nach dem Zurücksetzen in den Käfig ein paar Mal aus einer bereitgestellten Sprühflasche „erfrischt" zu werden.

1.5 Handling der Tiere

- Bei zahmen Tieren kann die Mitwirkung des Besitzers das Vertrauen des Tieres zu ihm gefährden. Auch darauf sollten Sie hinweisen und das Hinzuziehen einer Hilfsperson anbieten.
- Achten Sie darauf, dass wirklich alle Fenster und Türen geschlossen sind, bevor Sie sich dem Tier widmen.
- Papageien und ähnliche Vögel können Ihren Händen sehr gefährlich werden. Zwar besteht bei wiederholtem Einsatz von Handschuhen die Gefahr, dass die Tiere leichter handscheu werden, trotzdem sollten Sie auf diese Schutzmaßnahme nicht verzichten, wenn Sie beim Einfangen und Fixieren eher ungeübt sind. Eine Möglichkeit, die Vögel gar nicht erst handscheu werden zu lassen, ist es, zusätzlich oder anstatt der Handschuhe die Hand immer mit einem Tuch zu bedecken. Gut geeignet sind Geschirrhandtücher. (Frottehandtücher sind ungeeignet, da sich die Krallen darin verfangen). Sie verdecken die Hand und vergrößern sogar die „Fangfläche".
- Kleinere Vögel wie Wellensittiche können auch mit über die Hand gelegtem Zellstoff oder einem dünnen Geschirrtuch eingefangen werden.
- Wenn Sie Schutzhandschuhe anlegen, tun Sie das außer Sichtweite des Vogels. Dunkeln Sie den Raum ab. Dadurch wird das Einfangen enorm erleichtert. Am besten positionieren Sie den Tierbesitzer am Lichtschalter und binden ihn so mit ein.
- Versuchen Sie, den Vogel beim ersten Zugreifen zu erwischen. Fassen Sie ihn so, dass Sie ihn ohne größeres Umgreifen aus dem Käfig herausnehmen können. Kleine Vögel können in einer Hand gehalten werden: Der Kopf wird zwischen Daumen und Zeigefinger hinter dem Schnabel fixiert, der Körper liegt in der Handfläche. Aber Achtung: Nicht die Augen quetschen. Durch Handschuhe oder Tuch können Sie nicht fühlen, ob Ihre Finger richtig sitzen. Hier ist die adspektorische Überprüfung notwendig. Achten Sie auch darauf, nicht den Brustkorb zu pressen. Größere Vögel werden grundsätzlich von einer Hilfsperson fixiert, damit Ihnen beide Hände zum Untersuchen bleiben. Der Kopf wird zwischen Daumen und Mittelfinger gehalten, der Zeigefinger liegt auf dem Hinterkopf. Die Gliedmaßen werden mit der anderen Hand festgehalten und vorsichtig nach unten gestreckt. Große Vögel sollte man nicht durch die Käfigöffnung herausnehmen, da die für Vogel und greifende Hände oft sehr eng ist. Besser das Unterteil des Käfigs abnehmen, den Käfig langsam umdrehen (damit der Vogel seine Position verändern kann) und von unten hineingreifen.

- Wenn Sie einen Papagei oder Sittich („Krummschnäbel") in den Käfig zurücksetzen, lassen Sie ihn sich mit dem Schnabel am Gitter „einhängen", bevor Sie ihn loslassen.

Tipps und Tricks

- Wenn Sie schon wissen, welche Art von Eingriff durchgeführt werden muss (z.B. Schnabelkorrektur, Injektion), bereiten Sie so viel wie möglich vor, damit das Tier nicht länger als nötig in der Hand gehalten werden muss.
- Das Überstülpen eines leeren Marmeladenglases, um Papageien am Beißen zu hindern, sollte nicht mehr durchgeführt werden. Es ruft bei den Tieren Atemnot hervor.

Probleme und Sonderfälle

Taubenhalter: Taubenhalter verwenden spezielle Griffe und sind meist sehr versiert, aber auch eigen im Umgang mit ihren Tieren. Lassen Sie diese Klientel ihre Vögel selbst fixieren.

Exoten

Sie können nicht jede Art kennen, die Sie in der Sprechstunde antreffen. Es ist deshalb keine Schande, sich beim Besitzer eines Exoten nach dessen potenzieller Gefährlichkeit zu erkundigen und sich Tipps zum Handling geben zu lassen oder solche Tiere direkt zu einem Spezialisten zu überweisen.

- Große Echsen sollten Sie mit Handschuhen fixieren.
- „Pro Meter Schlange eine Hilfsperson" ist für diese Spezies eine gute Faustregel.
- Bei kleinen Echsen wie Geckos darf der Schwanzbereich nicht fixiert werden, da dies eine Abstoßung hervorrufen kann. Solche kleineren Exoten sollten nur vorsichtig mit der Hand im Bereich des Körpers gehalten werden.
- Bei größeren Leguanen muss besonders der Schwanz sicher festgehalten werden. Sie können fixiert werden, indem eine Hand die Vordergliedmaßen und den Nacken umgreift, während mit der anderen Hand die Hintergliedmaßen an den Körper gedrückt werden.
- Wasserschildkröten können beißen und dabei den Kopf weit zur Seite bewegen.

- Bei Schildkröten muss der Kopf für eine Untersuchung zwischen Daumen und Zeigefinger fixiert und vorsichtig nach vorne gestreckt werden. Wenn sie ihn im Panzer versteckt hält, hilft es, die Schildkröte von hinten anzustupsen oder einfach einen Moment Geduld zu haben.

1.6 Rezepte ausstellen

Mit einem Rezept kann der Tierhalter das von Ihnen verschriebene rezeptpflichtige Fertigarzneimittel in der Apotheke kaufen. Außerdem dient es eventuell als Anweisung für ein vom Apotheker individuell herzustellendes Arzneimittel für einen Ihrer Patienten. Auch Medikamente für den Praxisbedarf können Sie über Rezept oder gegen Vorlage des Tierarztausweises aus der Apotheke beziehen.

- Prüfen Sie aus wirtschaftlichen Gründen immer, ob Sie das Arzneimittel nicht über den Großhandel beziehen können (was im Übrigen auch bei den meisten humanmedizinischen Fertigarzneien möglich ist) und damit die Praxis am Verkaufsgewinn beteiligen und nicht die Apotheke. Bedenken Sie, dass eine Tierarztpraxis auch Apotheke ist und damit eine Konkurrenz zu den anderen Apotheken am Ort darstellt, die auch ihre tiermedizinischen Präparate verkaufen möchten. Im Übrigen reagieren Chefs äußerst empfindlich, wenn unnötigerweise Medikamente für den Praxisbedarf aus der Apotheke bezogen werden (teuer, viel niedrigere Verdienstspanne bei der Anwendung).
- Bedenken Sie, bevor Sie ein Medikament mit nur humanmedizinischer Zulassung verschreiben, dass Sie laut Arzneimittelgesetz immer ein Medikament anwenden müssen, das für die bestimmte Tierart und das Anwendungsgebiet zugelassen ist. Wenn es ein solches Medikament nicht gibt, muss ein Medikament genommen werden, das zwar für diese Tierart, nicht aber für das vorliegende Anwendungsgebiet zugelassen ist. Humanarzneimittel dürfen nur dann angewendet werden, wenn keine geeigneten Medikamente aus dem Klein- und Großtierbereich zur Verfügung stehen. Großtierarzneimittel dürften sich jedoch in der Praxis meist nicht für die Anwendung am Kleintier eignen. Hierzu müssen die jeweils aktuellen Regelungen des AMG berücksichtigt werden.
- Die oben beschriebene relativ einfache Regelung zum Umwidmen von Arzneimitteln ist nur zutreffend für Tiere, die nicht zu den sog. Lebens-

- mittel liefernden Tierarten gehören. Kaninchen in der Heimtierhaltung und Ziertauben sowie vor allem die immer beliebter werdenden „Minipigs" fallen seit der letzten AMG-Novellierung nicht mehr in diese Kategorie.
- Zum Ausstellen des Rezepts verwenden Sie nach Möglichkeit einen Rezeptblock mit Praxisaufdruck. Zur Not tut es auch ein Blatt Notizpapier, da die äußere Form eines Rezeptes nicht vorgeschrieben ist.
- Folgende Angaben müssen enthalten sein:
  - Name, Anschrift und Berufsbezeichnung des Verordnenden,
  - Datum,
  - Handelsname und abzugebende Menge (z.B. N1) des Medikamentes, ggf. mit Angabe der Wirkstoffmenge (Gramm pro Tablette o.Ä.),
  - Name des Tierhalters und der Tierart,
  - Gebrauchsanweisung zur Einnahme (Dosierung und Art der Anwendung, z.B. „äußerlich"),
  - Unterschrift des Tierarztes und Praxisstempel.
- Ein Rezept gilt 6 Monate. Fehlt die Mengenangabe, wird die kleinste Verpackungseinheit abgegeben.
- Bei manchen Arzneimitteln unterscheiden sich die Dosierungen für Tiere und Menschen sehr stark (z.B. L-Thyroxin), was gelegentlich zu „Anpassungen" durch die Apotheke führt. Weisen Sie den Tierhalter auf diese Möglichkeit hin und bieten Sie an, den Apotheker bei Rückfragen in der Praxis anrufen zu lassen.

> **Beispiel Rezept:**
>
> Erika Muster, Praktische Tierärztin, Straße, Ort, Telefon
> Aachen, den 25.8.2006
>
> Rp. Euthyrox 175 µg Tabl. (N3)
> Für den Hund der Frau Müller.
> D.S. 2 x tägl. 2 Tabl. eingeben
>
> Stempel und Unterschrift

- Für Medikamente, die dem BTM-Gesetz unterliegen, gelten besondere Vorschriften. Es müssen dafür spezielle Rezepte angefordert werden. Außerdem ist eine ausgedehnte und sehr genaue Dokumentation notwendig, welches BTM-Medikament wann von wem in welcher Menge an wen abgegeben wurde.

1.7 Pflichten des Tierarztes

Zwischen Ihnen und dem Patientenbesitzer kommt spätestens in dem Moment, in dem Sie miteinander im Behandlungsraum kommunizieren, ein Behandlungsvertrag zu Stande. Das bedeutet für Sie folgende Pflichten: Sorgfaltspflicht, Beratungs- und Aufklärungspflicht, Dokumentationspflicht, Schweigepflicht, Fortbildungspflicht.

Sorgfalts- und Aufklärungspflicht

- Wenn Sie einen Fall übernehmen, dem Sie offensichtlich nicht gewachsen sind, weil Ihre Kenntnisse oder auch die personelle und apparative Ausstattung der Praxis eine Beherrschung der Situation nicht zulassen, kann Sie ein sog. Übernahmeverschulden haftpflichtig werden lassen. Dies kann vor allem im Notdienst für Sie eine Gratwanderung sein. Besprechen Sie im Team, in welchen Fällen Sie Hilfe hinzuziehen oder einen Fall überweisen sollten.
- Jede Behandlung muss rechtlich nach aktuellem tiermedizinischen Kenntnisstand und mit der nötigen tierärztlichen Sorgfalt erfolgen. Grundsätzlich sollte zur Diagnostik und Therapie die jeweils ungefährlichste Methode gewählt werden. Auch Nachsorge (im Sinne von Überwachung und Kontrolluntersuchungen) gehört zur Sorgfaltspflicht.
- Der Besitzer ist innerhalb des Behandlungsvertrages nicht nur zur Zahlung verpflichtet, sondern auch zur Mitwirkung: Er muss den Tierarzt über auftretende Beschwerden und mögliche Komplikationen während der Behandlung informieren und Anordnungen im Rahmen der Therapie befolgen.
- Der Tierhalter kann den Behandlungsvertrag jederzeit beenden, der Tierarzt nur dann, wenn dem Tier auch an anderer Stelle geholfen werden kann. Ausnahme: Wenn der Tierbesitzer sich nicht an seine oben beschriebenen Mitwirkungspflichten hält, kann der Tierarzt den Behandlungsvertrag kündigen.

- Bei jeder Behandlung muss der Halter über die Diagnose, den etwaigen Verlauf der Therapie (besonders im Hinblick auf Umfang, Dauer und Kosten), mögliche Risiken und Alternativen zur vorgeschlagenen Behandlung aufgeklärt werden.

Dokumentationspflicht

- Die Aufklärung des Besitzers sollte dokumentiert werden (bei mündlicher Aufklärung vor Zeugen zumindest durch Eintrag in die Kartei), die Unterlagen zur Dokumentation müssen mindestens 5 Jahre lang aufbewahrt werden.
- Röntgenbilder bleiben im Besitz der Praxis, die sie angefertigt hat, sollten dem Kunden aber jederzeit ausgehändigt werden (Denken Sie in diesem Fall an einen Vermerk in der Kartei). Sie müssen 10 Jahre aufbewahrt werden.

Fortbildungspflicht

Die Fortbildungspflicht ist noch nicht genau geregelt, der Tierarzt sollte auf dem neuesten Stand der Kenntnisse sein. Wie dies in Zukunft durch Nachweis von Fortbildungen dokumentiert werden muss, ist derzeit unklar.

Schweigepflicht

Die Schweigepflicht versteht sich von selbst. Bei einer Vernachlässigung dieser Pflicht kommt es zwar nicht wie in der Humanmedizin zu massiven Verletzungen der Privatsphäre des Patienten, trotzdem wird dies als höchst unprofessionell empfunden. Seien Sie also vorsichtig, wenn Sie im Beisein anderer mit Kunden z.B. wegen einer Diagnose oder ermittelter Blutwerte telefonieren.

- Nennen Sie möglichst den Namen des Kunden am Telefon nicht, solange andere mithören.
- Lassen Sie keine Dateien im PC offen bzw. Karteikarten gut einsehbar herumliegen, während Kunden im Raum sind.
- Geben Sie keine Auskünfte zu Behandlungen: „Was hatte denn die kleine Katze eben" ist meist nur eine mitfühlende Nachfrage, wenn sich Kunden im Wartezimmer unterhalten hatten, trotzdem sollten Sie hier keine Details weitergeben.
- Behandeln Sie die Daten anderer so, wie Sie Ihre eigenen aufgehoben haben möchten. Denken Sie daran auch bei achtlos ins Altpapier geworfenen Schriftstücken mit der Anschrift des Kunden. Verwenden Sie einen Aktenvernichter zur Entsorgung solcher Papiere.

2 Untersuchungsgänge

2.1 Allgemein-internistische Untersuchung

Eine allgemeine Untersuchung sollte bei jedem Tier durchgeführt werden. Auch wenn offensichtlich eine Lahmheit vorliegt, wird der Tierbesitzer es Ihnen vielleicht übel nehmen, wenn Ihnen ein Flohbefall oder eine Otitis entgeht. In den meisten Praxen wird auch in der Abrechnung zwischen allgemeiner und spezieller Untersuchung unterschieden. Definieren Sie für sich bzw. praxisintern, was zu einer Allgemeinuntersuchung gehört. Meistens wird das die Auskultation und oft auch das Messen der Temperatur sein. Wie bei jedem Untersuchungsgang sollten Sie sich ein Schema angewöhnen, an das Sie sich halten können, um nichts zu vergessen. Für den Ablauf der Untersuchung kann es einfacher sein, wenn Sie „von vorne nach hinten" arbeiten, statt einzelne Organsysteme nacheinander abzuhandeln.

Temperatur

Bei sehr nervösen Tieren ist die Körpertemperatur meist leicht erhöht. Sie sollten, wenn Sie den Messwert für Ihre Untersuchung dringend benötigen, bei dem Tier direkt nach einer kurzen Begrüßung die Temperatur messen. Wenn Sie nicht sicher sind, ob ein erhöhter Wert auf die Aufregung des Tieres zurückzuführen ist, bitten Sie die Besitzer, zu Hause nach etwa einer Stunde nochmals Fieber zu messen. Oft ist der Wert wieder normal. Teilen Sie den Besitzern unbedingt mit, dass bei Kleintieren eine höhere Temperatur als beim Menschen physiologisch ist (bis 39 °C bei Hund und Katze).

- Wenn Sie zum Einführen des Thermometers den Schwanz beiseite nehmen, achten Sie darauf, ihn nah an der Basis zu fassen und nicht zu stark nach oben, sondern eher zur Seite weg zu biegen. Das ist angenehmer für das Tier. Benetzen Sie das Thermometer mit Gleitgel oder etwas Vaseline und führen Sie es langsam mit leicht drehender Bewegung ein. Halten Sie mit der einen Hand das Thermometer und mit der anderen den Kontakt zum Tier.
- Digitale „Schüttelthermometer" müssen vorher durch das Schütteln angeschaltet werden, dies ist nachträglich nicht mehr möglich.

34 2 Untersuchungsgänge

- Achten Sie während des Fiebermessens auf den Tonus von Schwanz und After und die Umgebung des Afters (Verklebungen usw.). Nach dem Zurückziehen des Thermometers werfen Sie einen Blick darauf, um den eventuell anhaftenden Kot und Blutschlieren zu beurteilen.
- Legen Sie das Thermometer dann so ab, dass es desinfiziert und gereinigt werden kann.

Puls

Das Pulsfühlen sollte zeitgleich mit der Auskultation des Herzens vorgenommen werden. Üben Sie den richtigen „Griff" so oft wie möglich. Bei gut trainierten, schlanken Hunden ist der Puls besonders leicht aufzuspüren.

- Legen Sie dazu eine Hand von lateral um den Schenkel des stehenden Hundes und suchen Sie mit den Spitzen von Zeige- und Mittelfinger die A. femoralis zwischen den Muskelbäuchen auf (siehe Abb. 2.1).
- Bei der Katze geht dies auch gut am liegenden Tier.
- Bei Verdacht auf Perfusionsstörungen sollten beide Seiten vergleichend palpiert und die Durchblutung der Pfotenballen überprüft werden.
- Achten Sie auf Gleichmäßigkeit, Frequenz und Stärke der Pulswellen sowie ein eventuelles Pulsdefizit.

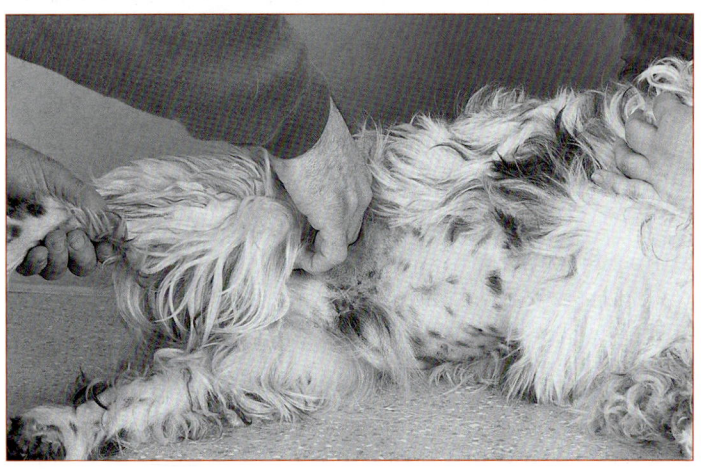

Abb. 2.1 Pulspalpation an der A. femoralis mit den Spitzen von Zeige- und Mittelfinger.

2.1 Allgemein-internistische Untersuchung

- Normale Frequenz:
  - Hund 60–120/min,
  - Katze 120–180/min.

Atmung

- Sie können die Atmung beobachten, bevor das Tier auf den Tisch kommt, also etwa beim Vorgespräch mit dem Besitzer, während die Katze noch im oben geöffneten Transportkorb sitzt bzw. während der Hund im Raum herumläuft.
- Achten Sie auf:
  - Anzahl, Tiefe und Regelmäßigkeit der Atembewegungen,
  - Atemtyp,
  - Vorhandensein von Bauchpresse oder abnormen Atemgeräuschen.
- Normale Frequenz:
  - Hund 10–30/min; durch Hecheln ist sie manchmal schwer auszuzählen. Versuchen Sie in diesem Fall, die abdominale Bewegung bei jedem Atemzug zu erfassen.
  - Katze 20–40/min.
- Die **Auskultation** des Lungenfeldes können Sie gemeinsam mit der des Herzens vornehmen. Achten Sie dabei auf abnorme Atemgeräusche. Das Kratzen der Haare am Stethoskop kann „komische" Atemgeräusche vortäuschen. Sie haben dann das Stethoskop nicht fest genug an die Thoraxwand gedrückt.
- Schnurrende Katzen lassen sich manchmal für einen Moment vom Schnurren abhalten, wenn Sie sie an einem alkoholgetränkten Tupfer schnuppern lassen oder anpusten (Vorsicht: Gesicht außer Reichweite, besser eine luftgefüllte Spritze nehmen).

Schleimhäute

Um Farbe, Feuchtigkeit und das Vorhandensein eventueller Blutungen zu beurteilen, sehen Sie sich mindestens die Schleimhaut an Konjunktiven und in der Maulhöhle an. Seitlich an der Lefze oder der Gingiva können Sie die kapilläre Rückfüllungszeit überprüfen (siehe Abb. 2.2).

- Legen Sie eine Hand über den Kopf des Tieres. Mit der anderen Hand fassen Sie unter das Kinn und ziehen das untere Augenlid nach unten. Durch leichtes Verschieben der Haut über dem Oberlid können Sie die Skleren des Auges besser sehen. Die Lefze können Sie mit einer Hand

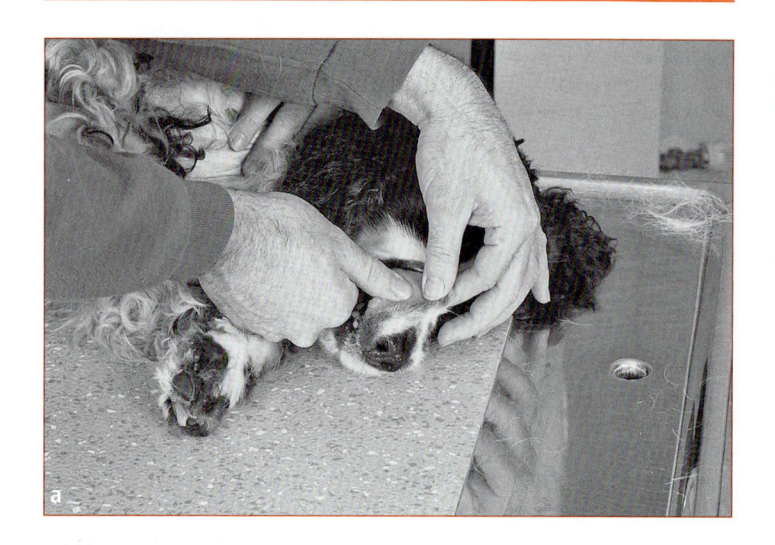

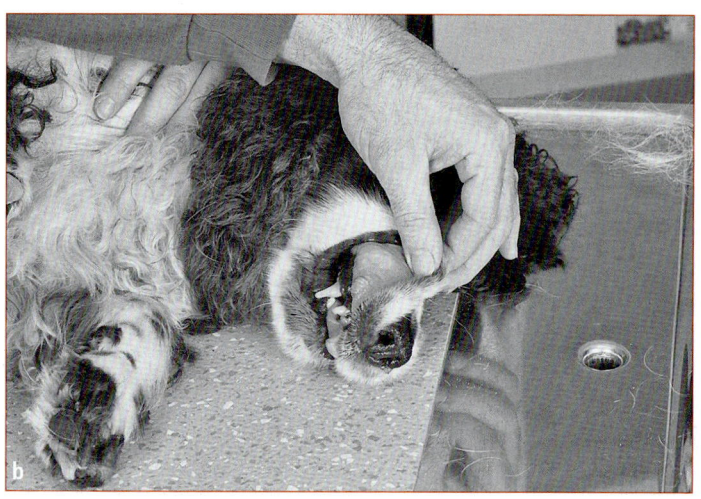

Abb. 2.2 Kapillärer Rückfüllungstest an der Gingiva beim Hund – **a)** Druck auf die Gingiva; **b)** Beobachtung der Rückfüllung.

2.1 Allgemein-internistische Untersuchung

nach oben klappen und mit einem Finger der anderen Hand die kapilläre Rückfüllung testen. Die Rückfüllungszeit sollte weniger als 2 s betragen.
- Ein Blick in die Maulhöhle komplettiert die Untersuchung der Schleimhäute.
- Die Gingiva wirkt bei Katzen oft blass. Eine Beurteilung der Zunge ist aussagekräftiger. Der Test auf kapilläre Rückfüllung wird bei der Katze nicht an der Lefze, sondern an der Gingiva durchgeführt.
- Das Abheben einer Hautfalte, um den Flüssigkeitshaushalt zu überprüfen, ist nicht sehr aussagefähig, kann aber vor allem bei trockenen Schleimhäuten einen ersten Eindruck vermitteln.

Herzauskultation

- Nehmen Sie sich Zeit und Ruhe, um das Tier abzuhören. Sagen Sie dem Besitzer, dass Sie mit aufgesetztem Stethoskop nicht gut hören können, wenn er während der Untersuchung mit Ihnen kommunizieren möchte.
- Problematisch können störende Geräusche bei einer Untersuchung im Freien sein (Welpen- oder Hundeplatzimpfung). Wenn Ihnen dort etwas

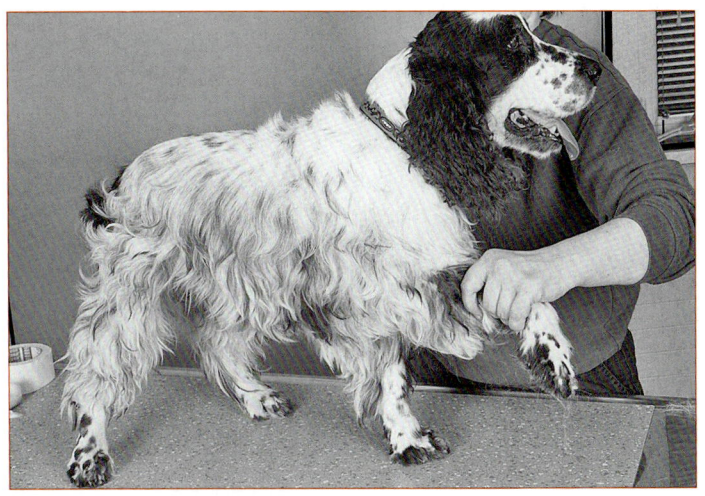

Abb. 2.3 Ausgangshaltung bei der Auskultation.

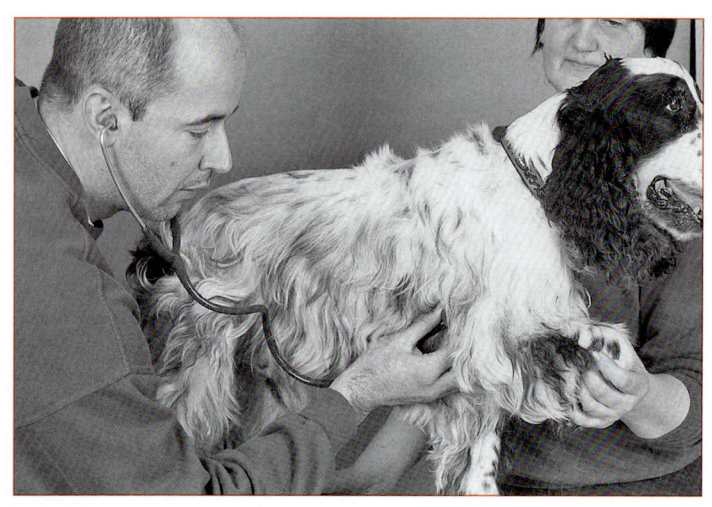

Abb. 2.4 Auskultation der Trikuspidalklappe.

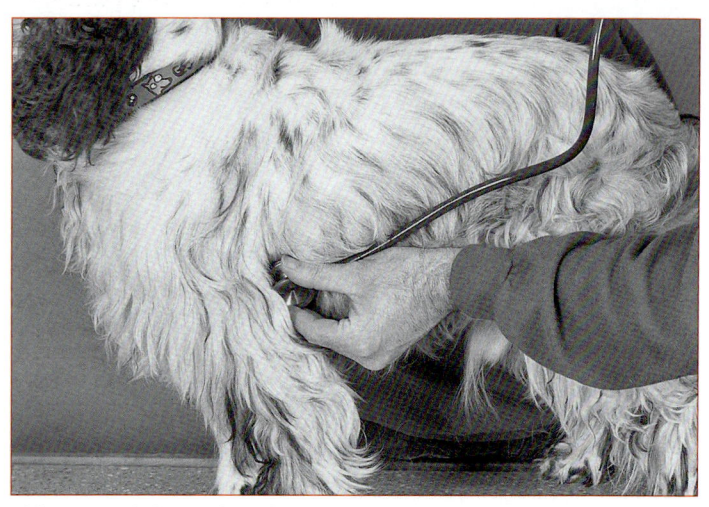

Abb. 2.5 Auskultation der Pulmonalisklappe.

verdächtig erscheint, bitten Sie den Tierbesitzer für eine Nachuntersuchung in die Praxis.
- Wenn ein Hund hechelt, können Sie ihm kurz die Schnauze zuhalten oder zuhalten lassen. Planen Sie dabei aber Pausen ein, in denen er hecheln darf.
- Auskultieren Sie nicht nur an einer Stelle. Für einen ersten Eindruck ist die Stelle hinter dem linken Ellbogen gut geeignet, danach sollten Sie die Puncta maxima im linken dritten, vierten und fünften Interkostalraum sowie rechts im vierten Interkostalraum abhören.
- Wenn Sie ein Herzgeräusch feststellen, ordnen Sie es der Systole oder Diastole zu und versuchen seine Stärke grob abzuschätzen.
- Bei Verdacht auf Trachealkollaps löst in der Regel nicht nur die Palpation der Trachea, sondern auch das sanfte Drücken mit der Handkante am Brusteingang Husten aus.

Lymphknoten

- Die Mandibular- und Kniekehllymphknoten sind recht gut zu tasten und sollten bei jedem Tier seitenvergleichend auf Größe, Form und eventuelle Schmerzhaftigkeit untersucht werden, indem Sie das Gewebe zwischen den Fingern bewegen. Wenn Sie dabei eine Abweichung feststellen, tasten Sie auch nach weiteren Lymphknoten.
- Die Achsellymphknoten sollten beim gesunden Kleintier nicht palpabel sein.

Palpation des Abdomens

Bei Tieren mit unklaren Symptomen und bei jeder Magen-Darm-Erkrankung sollten Sie das Abdomen palpieren, um lokale Schmerzhaftigkeit, Bauchdeckenspannung und eventuelle Befunde wie verdickte Darmschlingen oder eine hochgradig verdickte Harnblase festzustellen. Bei adipösen Tieren kann das schwierig sein. Auch bei sehr nervösen und angespannten Patienten lässt sich der Bauchraum nicht gut abtasten. Die Nieren sind bei Katzen palpabel.

Haare/Haut inkl. Ohren

- Die Haare sollten zumindest an der Kruppe auch gegen den Strich gerichtet werden. Flohkot, Parasiten, Schuppen und Hautbeschaffenheit lassen sich so besser beurteilen. Das Streichen gegen die Haarwuchs-

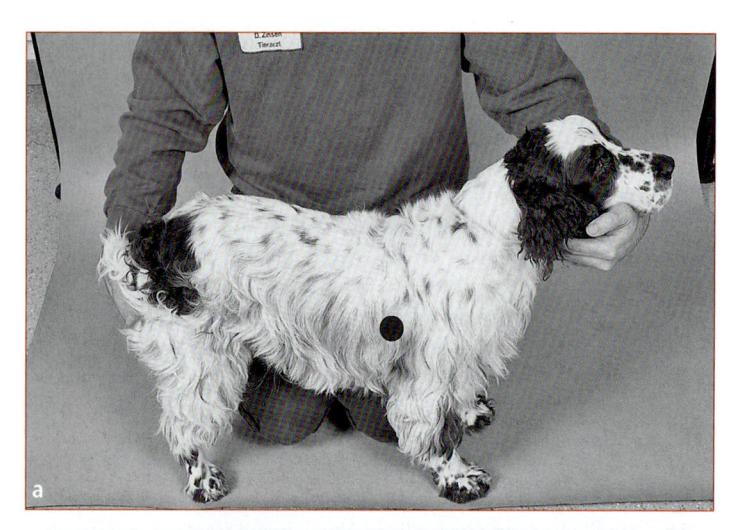

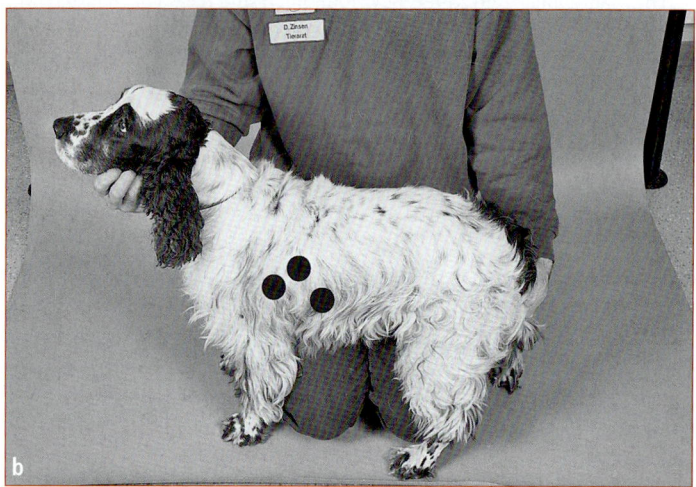

Abb. 2.6 Auskultationspunkte – **a)** Trikuspidalklappe; **b)** v.l.n.r. Pulmonalisklappe, Aortenklappe, Mitralklappe.

richtung wird aber besonders von Katzen als etwas unangenehm empfunden, also untersuchen Sie zuerst mit dem Strich. Nehmen Sie dafür am besten einen Flohkamm zur Hilfe.
- Bei gestressten Tieren werden Sie vermehrten Haarausfall feststellen.
- Prüfen Sie zunächst die Ohren und den äußeren Gehörgang adspektorisch und nehmen Sie dann das Otoskop hinzu.
- Wärmen Sie den Metalltrichter des Otoskopes vorher kurz in der Hand an.
- Im Rahmen einer allgemeinen Untersuchung sollten bei Rüden auch die Hoden palpiert und bei Hündinnen die Vulva auf Größe und Sekretspuren untersucht werden.
- Bei Hündinnen, vor allem bei unkastrierten Tieren, sollten Sie auch das Gesäuge palpieren, um Knoten festzustellen. Wenn Sie an einem oder mehreren Komplexen eine Umfangsvermehrung palpieren, notieren Sie sorgfältig deren Größe und Lokalisation, und untersuchen Sie die regionalen Lymphknoten.

2.2 Orthopädie/Lahmheitsuntersuchung

Führen Sie zunächst eine kurze allgemeine Untersuchung durch, um nichtorthopädische Erkrankungen auszuschließen (Fieber, Bewegungsunlust oder „Einknicken" bei Erkrankungen wie Pyometra).
- **Signalement**: Rasse, Alter (Jungtiererkrankungen wie Panostitis), Gewicht (Adipositas)
- **Anamnese:**
  - Seit wann besteht das Problem?
  - Auslöser (Sturz, beim Spielen aufgeschrieen usw.)?
  - Früher schon einmal gelahmt?
  - Wie äußert sich dieses mal die Lahmheit (ständig oder intermittierend, besser oder schlechter in Ruhe/bei Bewegung/nach dem Aufstehen; „läuft sich ein" kann ein Hinweis auf Arthrose sein)?
  - Wie lange und womit wurde das Tier vorbehandelt?
  - Sind Probleme bei Elterntieren oder Wurfgeschwistern bekannt?

- **Adspektion:**
  - *in der Bewegung*: am besten draußen oder zumindest auf einem langen Flur. Wenn der Tierbesitzer selbst in seiner Beweglichkeit eingeschränkt ist, bitten Sie eine Helferin, das Tier vortraben zu lassen. Der Kopf des Tieres geht bei Belastung der gesunden Gliedmaße nach unten.
  - Welche Gliedmaße ist betroffen?
  - Stützbein-, Hangbein- oder gemischte Lahmheit?
  - geringgradig: im Schritt nicht zu erkennen; mittelgradig: auch im Schritt zu erkennen; hochgradig: Gliedmaße nur kurzzeitig aufgesetzt oder gar nicht belastet?
  - *im Stehen*:
  - Wird eine Gliedmaße auch in Ruhe entlastet?
  - Gliedmaßenstellung/-winkelung, Asymmetrie?
  - Umfangsvermehrung/Muskelatrophie?
  - Wunden?
- **Palpation**: Vergleich zwischen gesunder und betroffener Seite, von distal nach proximal; Schwellung, Oberflächentemperatur, Schmerz, abnorme Beweglichkeit, Krepitation, vermehrte Gelenkfüllung?

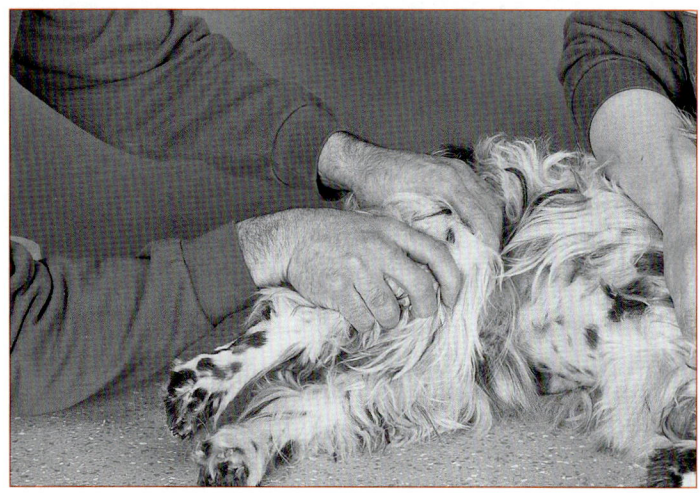

Abb. 2.7 Haltung bei der Prüfung des Schubladenphänomens.

2.2 Orthopädie/Lahmheitsuntersuchung

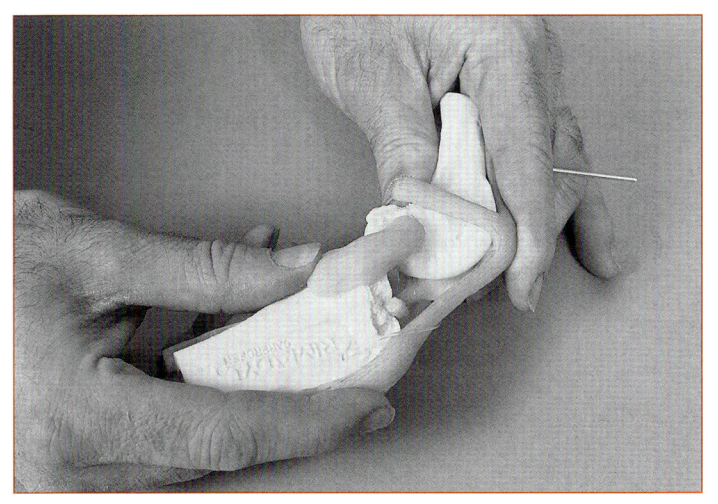

Abb. 2.8 Haltung bei der Prüfung des Schubladenphänomens – am Modell.

- Alle Gelenke werden vorsichtig in alle Richtungen passiv bewegt.
- Auch eine gründliche Adspektion und Palpation der Ballen und Zehenzwischenräume ist notwendig.
- Vergessen Sie nicht das Palpieren und das passive Bewegen der Hals- und Lendenwirbelsäule.

Besondere Untersuchung: Schubladenphänomen

Das sog. „Schubladenphänomen" ist ein Test auf Ruptur eines oder beider Kreuzbänder. Beim wachen Hund kann er schwierig durchzuführen sein, besonders wenn das Tier sehr stark bemuskelt oder das Knie extrem schmerzhaft ist.

- Der Test wird im Liegen durchgeführt, wobei die erkrankte Seite oben liegt.
- Legen Sie eine Hand auf die Femurkondylen. Der Zeigefinger ruht dabei auf der Patella.
- Mit der anderen Hand umfassen Sie den Tibiakopf. Hier ruht der Zeigefinger auf der Tubcrositas tibiac.
- Prüfen Sie die Verschieblichkeit, indem Sie die Tibia gegenüber dem fixierten Femur in kraniokaudaler Richtung bewegen.

- Wenn sich die Tibia bei dieser Bewegung nach kranial verlagern lässt, ist das vordere Kreuzband nicht intakt.

> **Wichtige Begriffe bei der orthopädischen Untersuchung**
> Varusstellung: O-Beine
> Valgusstellung: X-Beine
> Supination: Drehung der Pfote nach außen
> Pronation: Drehung der Pfote nach innen
> Abduktion: Abspreizen der Gliedmaße
> Adduktion: Heranführen der Gliedmaße

2.3 Neurologische Untersuchung

- **Vorbericht**:
  - Seit wann besteht das Problem?
  - Ist es dauerhaft oder intermittierend, besser oder schlechter geworden?
  - Gab es eine Vorbehandlung? Wann und womit?
- Achten Sie auf Beobachtungen des Tierbesitzers, lassen Sie sich diese schildern, aber bleiben Sie kritisch und vertrauen Sie auch Ihren eigenen Untersuchungsergebnissen.
- Besonders bei Katzen sollten Sie evtl. die für Sie am wichtigsten erscheinenden Tests zuerst durchführen, statt den Untersuchungsgang „abzuwickeln". Das Tier kann so gereizt reagieren, dass eine weitere Untersuchung kaum oder gar nicht mehr durchführbar ist. Auch bei sehr ängstlichen Patienten kann die Durchführung und Interpretation der Tests schwierig sein.
- **Signalement**: Kurze, allgemeine Untersuchung, um nichtneurologische Erkrankungen festzustellen, die zu sekundären neurologischen Symptomen führen können. Eine Kontrolle der Ohren mittels Otoskop sollte mindestens bei Kopfschiefhaltung dazu gehören.

Untersuchung

(zu den einzelnen Tests siehe unten)

- Bewusstsein, Verhalten, Haltung, Gang: normal oder abnormal?
- Kopfnerven:
  - Drohreflex,
  - Wattebauschtest,
  - Pupillenreaktion,
  - Lidreflex,
  - Schlucken.
- Haltungs- und Stellreaktionen:
  - Hüpfreaktion,
  - Korrekturreaktion,
  - Schubkarrentest,
  - Tischkantenprobe.
- Spinale Reflexe: (immer vergleichend)
  - Sichtbar: Schiff-Sherington-Reaktion
  - Vorne:
    Trizepsreflex
    Extensor-carpi-radialis-Reflex
    Flexor-carpi-radialis-Reflex
  - Hinten:
    Patellarreflex
    Tibialis-cranialis-Reflex
    Flexorreflex
    Perinealreflex
  - Rücken:
    Pannikulusreflex
- Sensibilität:
  - Hypo- und Hyperästhesie,
  - Oberflächensensibilität,
  - Tiefenschmerz.

Wichtig: Der Tiefenschmerz wird durch eine deutliche Schmerzäußerung beantwortet. Auf das Zwicken einer Zehe mit der Klemme folgt Aufschreien, Schnappen oder Wenden des Kopfes. Ein bloßes Zurückziehen der Pfote entspricht dem Flexorreflex, der auch bei Ausfall der Tiefensensibilität noch funktionieren kann.

Einzelne Tests
- **Drohreflex:** Machen Sie mit einer Hand für das Tier unerwartet eine rasche Bewegung von der Seite auf das Auge zu. Das Tier sollte dabei geradeaus gucken. Spreizen Sie die Finger der Bewegungshand, um Luftzug zu vermeiden und führen Sie die Hand nicht zu dicht an das Auge heran. Physiologisch: Lidschluss.
- **Pupillarreflex:** Bevor Sie mit einer Lampe arbeiten, beurteilen Sie die Pupillen auf Größe und Symmetrie, achten Sie auf Nystagmus und Strabismus. Halten Sie dann ein Auge zu und leuchten Sie in das andere. Physiologisch ist dann eine Verengung der Pupille in beiden Augen (direkter und indirekter Reflex). Wenn die Lichtquelle nicht stark genug ist (Otoskoplämpchen reicht oft nicht aus) kann gerade bei stark gestressten Tieren die Pupillenreaktion unvollständig sein.
- **Wattebauschtest:** Das Tier sieht geradeaus. Lassen Sie von einem Punkt oberhalb des Ohres erst auf der einen, dann auf der anderen Seite des Patienten seitlich einen Wattebausch herabfallen. Kopf und/oder Auge bewegen sich normalerweise in Richtung des Objektes. Nicht immer zuverlässig zu beurteilen.
- **Palpebralreflex:** Das Berühren der Haut im Augenbereich bewirkt Lidschluss.
- **Kornealreflex:** Das vorsichtige Berühren der Hornhaut des Auges mit einem Q-Tip bewirkt Lidschluss.
- **Hörtest:** Der Patient sollte auf unerwartetes, kräftiges Klatschen reagieren.
- **Schluckreflex:** Leichter Druck von außen auf den Kehlkopf sollte ein Schlucken bewirken.
- **Riechen:** Tieren, die bei Bewusstsein sind, können Sie zusätzlich eine Leckerei anbieten, um auch Geruchssinn und Funktion der Zunge zu beurteilen.
- **Korrekturreaktion:** Setzen Sie eine Gliedmaße auf der Dorsalfläche der Pfote auf (passives Überköten). Der Patient sollte sofort korrigieren, also die Pfote wieder wie üblich aufsetzen.
- **Tischkantenprobe** (nicht durchführbar bei Patienten, die von einer Person nicht zu tragen sind): Das Tier wird in gerader Haltung auf den Tisch zu getragen. Es sollte vor dem Erreichen des Tisches die Vordergliedmaßen danach ausstrecken. Für eine rein taktile Probe werden dem Tier die Augen zugehalten. Es sollte dann, sobald die Pfotenrücken den Tisch berühren, die Gliedmaßen anheben und auf dem Tisch abstellen.

Tests mit dem Reflexhammer

Die Tests werden in Seitenlage durchgeführt und können bei unkooperativen Tieren schwierig sein.
- Trizepsreflex: Vordergliedmaße leicht nach vorne führen, Ellbogen beugen. Beklopfen der Trizepssehne über dem Olekranon. Folge: Streckung des Ellbogens; Reflexzentrum: zwischen C6 und Th1.
- Extensor-carpi-radialis-Reflex: Gliedmaße unter dem Ellbogen stützen, Klopfen auf M. extensor carpi radialis unterhalb des Ellbogens. Folge: leichte Streckung im Karpalgelenk; R-Zentrum zw. C7 und Th1.
- Patellarreflex: Hintergliedmaße von unten leicht unterstützen. Beklopfen im Bereich der Patellarsehne. Folge: Beinstreckung; Reflexzentrum: zwischen L4 und L6.
- Tibialis-cranialis-Reflex: Beklopfen des M. tibialis cranialis. Folge: Beugung im Sprunggelenk; R-Zentrum: zwischen L6 und S2.
- Flexorreflex: Kneifen in Zwischenzehenhaut oder Pfotenballen bewirkt ein Zurückziehen; R-Zentrum vorne: zwischen C6 und Th2; R-Zentrum hinten: zwischen L4 und S3. Achtung: Verwechslung mit Test auf Tiefenschmerz möglich.
- Pannikulusreflex: Seitenvergleichend die Haut rechts und links der Wirbelsäule kneifen (mit Fingern oder anatomischer Pinzette). Folge: Zucken der Haut. Bei Läsionen ist der Reflex direkt kaudal vom Bereich der Läsion vermindert.

2.4 Untersuchung von Neugeborenen

- Das **Geburtsgewicht** schwankt zwischen 100 und 200 g bei kleinen Hunderassen und 700 g bei Riesenrassen, Katzenwelpen sollten ca. 100 g wiegen. Die Tierbesitzer können das Wiegen auch gut zu Hause durchführen (möglichst auf einer Unterlage wie Zellstoff oder Küchentuch, Waage dann tarieren). Das Gewicht sollte täglich ermittelt und notiert werden. Innerhalb der ersten 10 Tage sollten die Welpen ihr Gewicht verdoppeln. Allerdings kann auch ein vorübergehender Gewichtsverlust normal sein. Welpen, die bereits in den ersten Tagen Gewicht verlieren

Tab. 2.1 Empfehlungen zur Raumtemperatur bei Neugeborenen.

Lebenswoche	Normaltemperatur der Neugeborenen	empfohlene Raumtemperatur
1	35,5–36,6 °C	29–32 °C
2–3	37 °C	26 °C
4	stabile Körpertemperatur	26 °C
5	stabile Körpertemperatur	21 °C

statt zuzunehmen, sollten Flaschennahrung zugefüttert bekommen, bei starken Verlusten sind auch subkutane Flüssigkeitszufuhr und zusätzliche Wärmequellen zu empfehlen.

- Welpen können ihre **Körpertemperatur** noch nicht gut regulieren. Die empfohlene Umgebungstemperatur hängt vom Alter ab (s. Tab. 2.1). Eine Rotlichtlampe kann zu warm sein, wenn sie nicht mindestens einen halben Meter über der Wurfkiste angebracht ist.
- Die **Temperatur der Neugeborenen** sollte mit einem sensiblen Thermometer erfasst werden, das ab mindestens 35 °C skaliert ist. In der ersten Woche liegt die Normaltemperatur bei 35,5–36,5 °C. Ab der dritten Woche sollte sie bei mindestens 37 °C liegen, mit 5 Wochen bei mindestens 38,5 °C.
- **Geschwächte Welpen** sollten besser durch Wärmematten oder notfalls Wärmflaschen warm gehalten werden, da eine dauerhafte Bestrahlung mit Rotlicht dehydrierend wirken kann. Das Hochziehen und Verstreichenlassen einer Hautfalte ist als Test für den Grad der Austrocknung ungenügend, beurteilen Sie besser die Feuchtigkeit der Schleimhäute und wenn möglich per Refraktometer das spezifische Uringewicht (physiologisch beim Welpen 1006–1017).
- Untersuchen Sie die Maulhöhle auf das Vorliegen einer **Gaumenspalte** („Wolfsrachen"). Eine Unterkieferverkürzung sollte mit der 8.–10. Woche nicht mehr vorhanden sein, es kommt sonst zu bleibenden Fehlstellungen, die kieferorthopädisch reguliert werden müssen. Der Zahnwechsel beginnt mit der 14. Woche und sollte mit 5–7 Monaten beendet sein. Bei Zwergrassen kommt es häufig zu persistierenden Milchzähnen, die entfernt werden sollten, bevor sie durch die schlechte Selbstreinigung zu Entzündungen des bleibenden Zahnes führen.
- Die **Augen** werden nach 10–14 Tagen geöffnet.

2.4 Untersuchung von Neugeborenen

- **Welpenkot** ist immer weicher und heller als der von erwachsenen Tieren, mit dem Absetzen wird er geformt und dunkler. Blutbeimengungen sind nicht normal.
- Die **Geschlechtsbestimmung** bei Jungtieren kann schwierig sein, besonders bei Heimtieren. Bestellen Sie die Kunden im Zweifelsfall für eine Nachuntersuchung nach 7–14 Tagen ein, um zu „verifizieren". Beurteilen Sie den Anogenitalabstand (weiter beim männlichen Tier) und das Vorhandensein von Hoden (Vorsicht, beim Tasten, Verwechslung mit Lymphknoten oder Schwellkörper möglich). Bei Kaninchen ist die weibliche Geschlechtsöffnung mehr schlitzförmig statt rundlich wie beim Männchen, hier lässt sich bei älteren Tieren auch der Penis vorlagern.
- Die **Hoden** sollten bereits bei der Geburt abgestiegen sein, es kann aber auch bis zur 14. Woche dauern. Wenn dann noch kein Hoden im Skrotum tastbar ist, liegt ein Kryptorchismus vor, der nach inguinalem und abdominalem Kryptorchismus differenziert werden muss. Es helfen dann weder Massagen noch Injektionen, auch wenn Züchter gern das Gegenteil behaupten.
- Die **Herzfrequenz** liegt bei Hundewelpen bei 200, bei Katzenwelpen sind es 250 Schläge pro Minute.
- **Herzgeräusche**, die nach der 12. Woche noch hörbar sind, sollten weiter abgeklärt werden. Vor diesem Zeitpunkt können die Geräusche funktional bedingt sein (Stress, Fieber).

3 Probenentnahme und Versand

In einer tierärztlichen Praxis fallen viele verschiedene Untersuchungsmaterialien an, die je nach Fragestellung von Ihnen selbst oder von einem externen Labor behandelt werden können.

3.1 Hautproben

Klebestreifenpräparat

Das Klebestreifenpräparat dient dem Auffinden von Cheyletiella-Milben und zur Untersuchung von Schuppen. Es eignet sich auch zur Untersuchung veränderter Hautareale z.B. bei Pyodermie, um Entzündungszellen, Bakterien und Hefepilze (Malassezia) nachzuweisen. Zu diesem Zweck muss der Klebestreifen-Abklatsch angefärbt werden wie ein Blutausstrich (Diff-Quick-Färbelösung).

Vorbereitung

- Materialien:
  - Klebefilmstreifen z.B. Tesa,
  - Flohkamm,
  - Objektträger,
  - Mikroskop,
  - für Zytologie: Diff-Quick-Färbelösung.

Durchführung

- Sie gewinnen das Material, indem Sie einen ca. 4 cm langen Klebestreifen solange an verdächtige Stellen im Fell drücken, bis er nicht mehr sehr klebend ist. Dann befindet sich genügend Material an dem Klebestreifen.
- Kleben Sie dann den Streifen möglichst blasenfrei auf einen Objektträger.
- Jetzt können Sie das Präparat sofort bei 4- bis 10-facher Vergrößerung unter dem Mikroskop untersuchen.

3.1 Hautproben

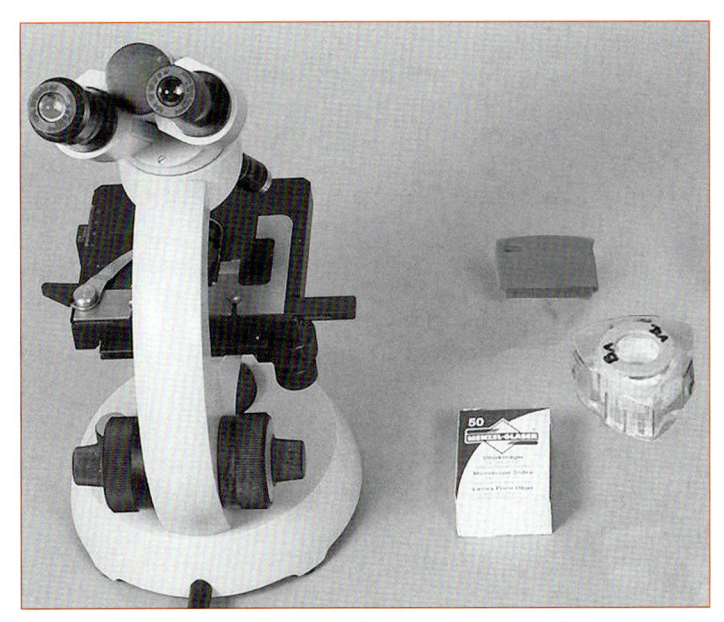

Abb. 3.1 Materialien für das Klebestreifenpräparat.

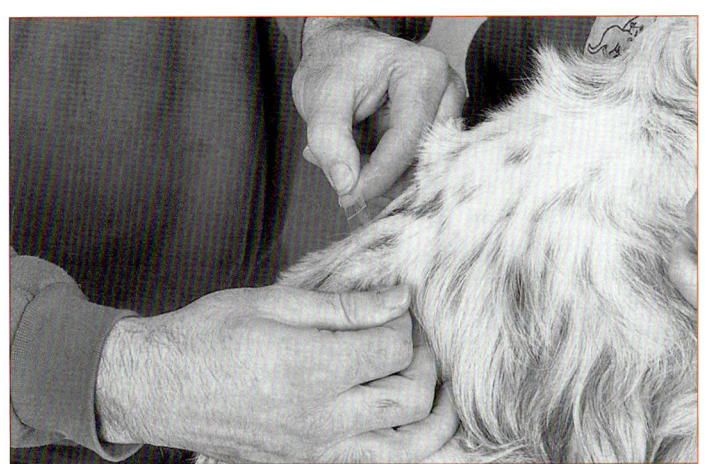

Abb. 3.2 Andrücken des Klebestreifens auf das Fell.

Tipps und Tricks

- Wenn Sie das gewonnene Hautmaterial anfärben wollen, sollten Sie „Crystal-Clear-Tape" (Bürobedarf) verwenden, da es in der Fixationslösung des Diff-Quick nicht milchig wird.
- Viele Ektoparasiten beim Heimtier lassen sich mit einem Klebestreifenpräparat nachweisen. Wenn Sie Ihren Fund den Besitzern unter dem Mikroskop zeigen, erhöht das die Compliance.
- Das „Aufrauen" der Hautschuppen etwa mit einem Flohkamm kann das Auffinden von Cheyletiella-Milben erleichtern.

Oberflächliches Hautgeschabsel

Damit weisen Sie v.a. Sarkoptes-Milben nach. Gut geeignet zur Suche sind die Ohrränder sowie auffällig veränderte Stellen an Körpervorsprüngen und dem ventralen Abdomen. Das Auffinden von Milben beweist die Infektion. Entnehmen Sie mehrere Geschabsel von verschiedenen Stellen.

Vorbereitung

- Materialien:
  - Skalpellklinge,
  - Mineralöl (Paraffin), damit die Milben besser haften bleiben,
  - Objektträger,
  - Deckgläschen,
  - Mikroskop,
  - evtl. Schermaschine.

Durchführung

- Eine sichere Fixierung des Tieres mit sicherer Fixierung des benötigten Körperteils ist unbedingt notwendig, wenn Sie mit einer Klinge arbeiten wollen.
- Scheren Sie stark behaarte Flächen.
- Benetzen Sie die Klinge mit etwas Öl, und schaben Sie oberflächlich Haut und Schuppen ab.
- Streichen Sie das gewonnene Material mit der Klinge oder einer Pinzette dünn auf dem Objektträger aus.
- Drücken Sie ein Deckgläschen an und untersuchen Sie das Präparat bei 4-facher Vergrößerung.

3.1 Hautproben 53

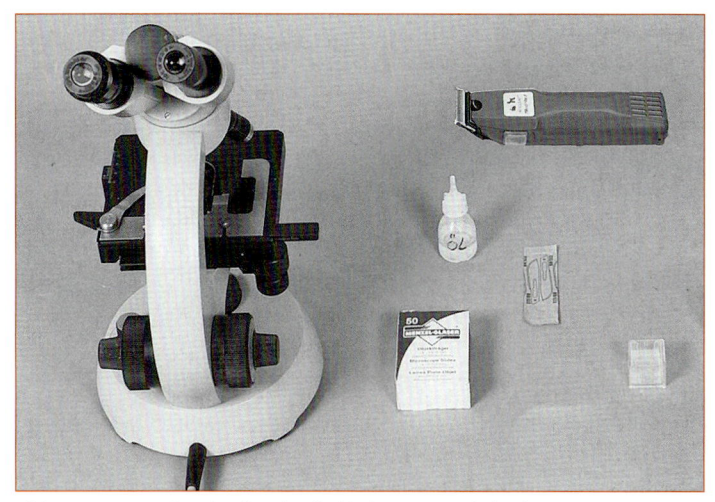

Abb. 3.3 Materialien für das oberflächliche Hautgeschabsel.

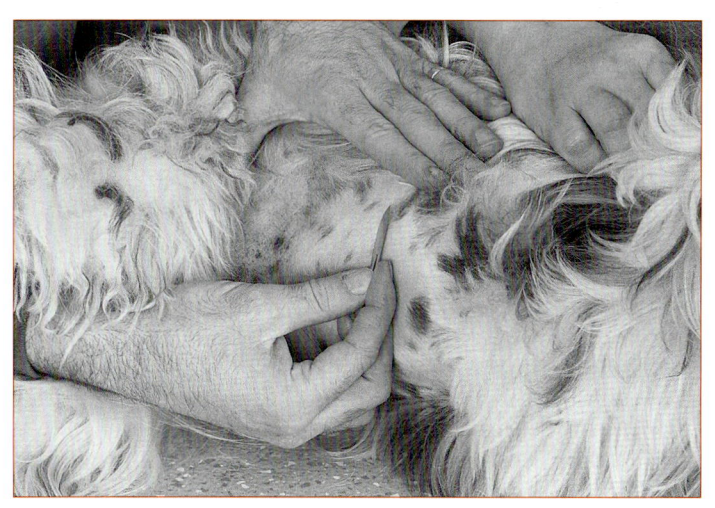

Abb. 3.4 Oberflächliches Hautgeschabsel mit einer Skalpellklinge.

Tipps und Tricks

- Eine gebrauchte Klinge eignet sich wegen ihrer geringeren Schärfe sehr gut. Sie muss aber absolut sauber sein.
- Auch ein „harmloses" Hautgeschabsel bedeutet für den Besitzer, dass sein Tier noch eine sichtbare Läsion mehr hat, als ohnehin durch die Erkrankung bedingt. Versorgen Sie die Stelle mit einer milden Heilsalbe oder einem nicht brennbaren Antiseptikum. Auch wenn dazu keine direkte medizinische Indikation bestehen sollte, dankt es Ihnen der Besitzer, dass Sie so sorgsam mit seinem Tier umgehen.
- Entnehmen Sie Geschabsel immer möglichst großflächig.

Tiefes Hautgeschabsel

Das tiefe Hautgeschabsel dient dem Auffinden von Demodex-Milben, die in den Haarfollikeln leben. Das Auffinden nur weniger adulter Milben ist nicht beweisend.

Vorbereitung

- Materialien (siehe Abb. 3.3):
  - Skalpellklinge oder scharfer Löffel,
  - Mineralöl, damit die Milben besser haften bleiben,
  - Objektträger,
  - Deckgläschen
  - Mikroskop.

Durchführung

- Quetschen Sie eine Hautfalte zwischen Daumen und Zeigefinger einer Hand.
- Schaben Sie mit der anderen Hand an der zusammengedrückten Hautstelle in Wuchsrichtung des Fells so lange, bis etwas kapilläres Blut austritt. Sie können dazu eine Klinge oder einen kleinen scharfen Löffel verwenden.
- Vermischen Sie das gewonnene Material auf dem Objektträger mit einem Tropfen Mineralöl.
- Drücken Sie ein Deckgläschen an und mustern Sie das Präparat bei 4-facher Vergrößerung durch. Verdächtige Stellen können Sie sich bei 10-facher Vergrößerung genauer ansehen.

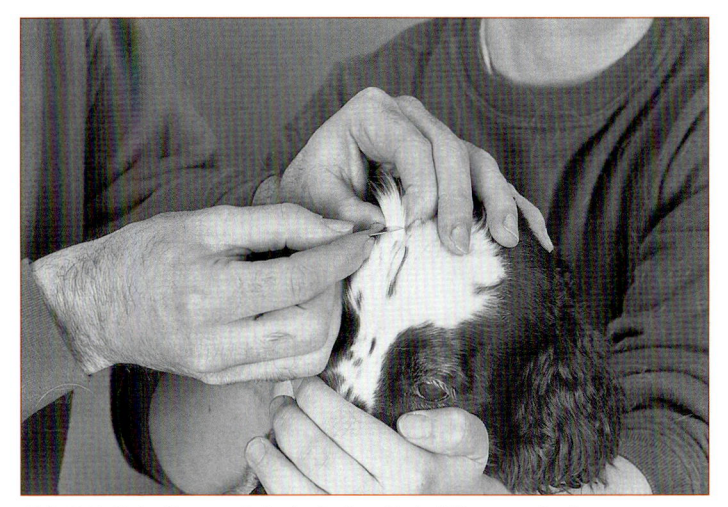

Abb. 3.5 Tiefes Hautgeschabsel mit einer Skalpellklinge am Kopf.

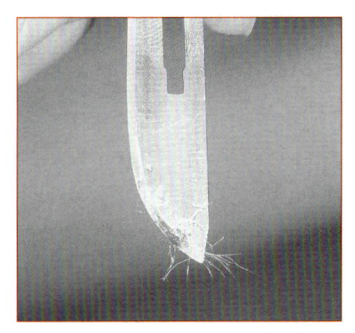

Abb. 3.6 Ergebnis des tiefen Hautgeschabsels.

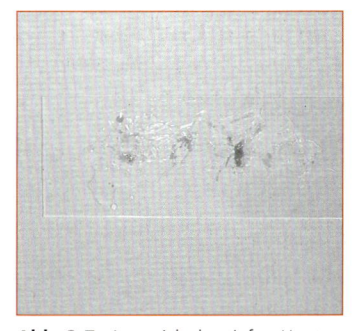

Abb. 3.7 Ausstrich des tiefen Hautgeschabsels.

Tipps und Tricks

- Die Verwendung von KOH und das dadurch notwendige Erhitzen der Probe (mit Bunsenbrenner, Feuerzeug oder durch 10-minütiges Auflegen auf die Lampe des Mikroskopes) erleichtert das Auffinden der Parasiten, ist aber nicht zwingend notwendig.

- An Stellen, die für ein Hautgeschabsel schlecht zugänglich sind (Augen, Zehen), können Sie auch mit einer Klemme Haare ausrupfen und wie oben beschrieben untersuchen. Hierzu verwenden Sie am besten eine Klemme, deren Spitzen Gummikappen tragen. So werden die Haare nicht geschädigt (Trichogramm). Die Milben können Sie in den Haarbälgen und in deren Umgebung finden.
- Auch hier sollten Sie wie bei dem oberflächlichen Geschabsel die Entnahmestelle z. B. ein wenig mit einer Heilsalbe versorgen, um dem Besitzer ein gutes Gefühl zu vermitteln.

Proben zur Untersuchung auf Hautpilze

Die Untersuchung mit der Wood-Lampe ist nur im positiven Fall beweisend, da viele Pilzstämme nicht fluoreszieren, d.h. wenn Sie keinen Pilz unter der Wood-Lampe finden, bedeutet das nicht, das keiner da ist.

Wenn Sie eine Pilzprobe durchführen, haben Sie auch den Verdacht auf einen Befall. Weisen Sie also die Besitzer darauf hin, dass das endgültige Ergebnis eventuell erst nach einigen Wochen vorliegt und bis dahin eine Ansteckung nicht ausgeschlossen ist, da Hautpilze nicht wirtsspezifisch sind. Besonders imunsupprimierte oder hautkranke Menschen, Besitzer mit Babys und kleinen Kindern in der Familie sollten weitergehend beraten werden.

Vorbereitung

- Führen Sie die Untersuchung in einem dunklen Raum durch oder schließen Sie wenigstens Vorhänge und Jalousien.
- Materialien:
  - Pilzkultur,
  - Tupfer,
  - 70%iger Alkohol,
  - Pinzette,
  - Skalpell,
  - evtl. Zahnbürste für Schuppen- und Hautpartikelgewinnung.
- Die Lampe sollte etwa 5 Minuten „vorglühen", bevor Sie das Fell damit untersuchen.
- Beachten Sie, dass Krusten und Schuppen auch leuchtend erscheinen können: Echte Fluoreszenz ist neongrün, in England spricht man von einem „applegreen".

3.1 Hautproben

Durchführung

- Wenn Sie eine Pilzkultur anlegen möchten, zupfen Sie Haare und anhaftende Schuppen aus der Peripherie der veränderten Hautstellen mit einer sterilen Klemme aus. Wenn keine Epitheldefekte vorliegen, sollte eine Vorreinigung mit 70%igem Alkohol erfolgen, um Bakterienwachstum zu verringern.
- Drücken Sie das Material vorsichtig auf den Pilznährboden, ohne es dabei tief einzutauchen. Pilzkulturen werden nicht luftdicht verschlossen. Sie werden mit dem Nährboden nach unten aufgestellt (also nicht hängend bebrütet) und bei Raumtemperatur aufbewahrt. Die Pilzkultur sollte unbedingt jeden Tag kontrolliert werden.
- Sehen Sie in der Packungsbeilage nach, wann das Ergebnis (Farbumschlag, Kulturwachstum) abgelesen werden muss. Das Wachstum von Schimmelpilzen aus der Umgebung kann sonst das Ergebnis der Probe verfälschen.
- Zum Nachweis asymptomatischer Träger von Pilzsporen (z. B. wenn Tierbesitzer an Hautpilz erkranken, ohne dass ein Tier Symptome zeigt) wird die McKenzie-Brush-Technik angewendet. Dazu bürsten Sie das Tier mit einer sterilisierten Bürste oder einer industriesterilen Zahnbürste gründlich ab und tragen das gewonnene Material auf einen Nährboden auf.

Hautbiopsie

Eine Biopsie wird in den meisten Fällen zu spät genommen. Die Ergebnisse sind dann meist unbefriedigend, da chronische Hautveränderungen kaum noch Rückschlüsse auf die Primärursache zulassen. Bei schweren Hauterkrankungen unklarer Ursache sollte frühzeitig eine Probe entnommen werden, da diese viel aussagekräftiger sind. Im Allgemeinen reicht eine Lokalanästhesie. Sedation oder Narkose sind in der Regel nicht erforderlich.

Vorbereitung

- Materialien:
  - Schere,
  - Lokalanästhetikum falls das Tier nur sediert wird,
  - Alkohol zur Desinfektion,
  - Biopsiestanzen in benötigter Größe (meist 6–8 mm, in kritischen Bereichen wie z. B. in Augennähe 4 mm),

- Tupfer,
- Pinzette,
- Metzenbaumschere,
- Nahtmaterial,
- Probenbehälter mit Formalin in entsprechender Größe,
- Begleitschreiben.
● Sehr wichtig ist für die Biopsie die Auswahl aussagekräftiger Hautveränderungen. Halten Sie im Zweifelsfall Rücksprache mit dem Labor. Es sollten Proben von mindestens drei Stellen genommen werden.

Durchführung

● Um die Hautoberfläche möglichst wenig zu strapazieren und eine gute Auswertung der Biopsie zu ermöglichen, wird das Fell nicht geschoren, sondern nur mit einer Schere gekürzt.
● Setzen Sie die Stanze auf die Haut auf. Achten Sie dabei auf die darunter liegenden Gewebe (Sehnen, Venen usw.).
● Drehen Sie die Stanze mit sanftem Druck durch die Haut.
● Ziehen Sie das Gerät dann vorsichtig zurück.
● Fassen Sie das Gewebsstück ohne zu quetschen mit der Pinzette und trennen Sie es mit der Metzenbaumschere ab.
● Bevor Sie es in das Probengefäß mit Formalinlösung geben, entfernen Sie anhaftendes Blut mit einem Tupfer.
● Die Entnahmestellen verschließen Sie nach kurzer Blutstillung mittels Tupfer mit Einzelheften. Unterhautnähte sind in der Regel nicht nötig.
● Gerade bei dermatologischen Biopsien ist es wichtig, dem Pathologen die genauen Entnahmestellen zu beschreiben.
● Füllen Sie sorgfältig das Begleitschreiben an das Labor aus. Die meisten Labors verfügen über vorgefertigte Anamnesebögen für Hautuntersuchungen.

Tipps und Tricks

● Vermerken Sie die Entnahmestellen in der Kartei des Patienten, v.a. wenn die Fäden gezogen werden sollen. Oft sind die Stellen schon nach kurzer Zeit schwer auffindbar!
● In der Regel sollten als Entnahmestellen eher frisch erkrankte Stellen ausgesucht werden, bzw. bei großen Läsionen der Übergangsbereich zur unveränderten Haut.

- Wenn das Tier zum Zeitpunkt der Biopsie Kortikosteroide enthält, teilen Sie dies unbedingt dem untersuchenden Labor mit bzw. besprechen Sie, ob es je nach Krankheitsbild möglich ist, das Medikament vorher auszuschleichen.
- Oft, z. B. bei einer Pyodermie, erhalten Sie aussagekräftigere Ergebnisse einer Biopsie, wenn Sie mindestens eine Woche vor der Entnahme eine Antibiotikatherapie beginnen, um Sekundärinfektionen zurückzudrängen. Bei einer Alopezie spielt das keine Rolle.
- Erwarten Sie nicht, dass Ihnen der Pathologe die Diagnose liefert. Sie sollten vorher eine Liste verschiedener Differentialdiagnosen im Kopf haben, die dann mit den Laborergebnissen verglichen wird. Wenn etwas ganz anderes festgestellt wird, sprechen Sie persönlich mit dem Pathologen.

3.2 Urinprobe

Es gibt unterschiedlich aufwändige Möglichkeiten, um an eine Urinprobe zu gelangen. Wenn Sie keine bakteriologische Untersuchung benötigen, sondern z. B. im Sediment nach Kristallen suchen möchten, reicht es, die Probe unsteril aufzufangen. Dazu können die Tierbesitzer ein sauberes Marmeladenglas oder besser einen Urinprobenbecher verwenden. Bei Hündinnen funktioniert auch eine Suppenkelle sehr gut. Die Probe sollte nach dem Auffangen so schnell wie möglich in die Praxis gebracht und untersucht werden. Wenn das nicht möglich ist, muss sie im Kühlschrank aufbewahrt werden. Bei Rüden lässt sich Urin gut mit einem Katheter steril gewinnen.

Uringewinnung beim Rüden mithilfe eines Katheters

Vorbereitung
- Materialien:
  - angefeuchtete Tupfer,
  - Handschuhe,
  - Gleitgel,
  - steriler Katheter,
  - Nierenschale zum Auffangen des Urins.

Durchführung

- Das Tier steht, und eine Hilfsperson fixiert den Hund.
- Reinigen Sie das Präputium mit feuchten Tupfern.
- Benetzen Sie die Katheterspitze mit Gleitgel (am besten lokalanästhetisch wirksames wie z. B. Xylocain-Gel).
- Umfassen Sie das Präputium, schachten Sie den Penis aus und schieben Sie mit der anderen Hand den Katheter vorsichtig vor.
- Beim Rüden spüren Sie beim Vorschieben meist einen leichten Widerstand im Bereich des Penisknochens und eventuell einen weiteren beim Eintritt in die Harnblase. Größere Widerstände sollten Sie nicht mit Gewalt überwinden, sondern den Katheter ein kleines Stück zurückziehen und es nochmals versuchen.
- Wenn Urin in den Katheter läuft, öffnen Sie den Verschluss und verwerfen die ersten Milliliter, da er mit Bakterien aus den distalen Harnwegen kontaminiert ist. Fangen Sie den Urin in einer Nierenschale auf. Ziehen Sie dann den Katheter wieder zurück.
- Sollte trotz weit genug eingeführten Katheters kein Urin ablaufen, können Sie den Bauch des Tieres leicht anheben und die Blase von außen vorsichtig komprimieren.

Uringewinnung beim Kater mit Harnröhrenobstruktion

Bei nicht narkosefähigen Tieren versuchen Sie die Katheterisierung zunächst ohne Sedation. Die Katheterisierung setzt man nicht nur zur Harngewinnung ein, sondern sie dient gleichzeitig auch der Feststellung einer Harnröhrenobstruktion durch Konkremente. Es gibt spezielle „Tomcat"-Katheter, die eine Öffnung nach vorne haben, sodass man sich „vorspülen" kann.

- Das Tier liegt auf dem Rücken, eine Hilfsperson zieht die Hintergliedmaßen nach vorne. Dies erleichtert das Einführen des Katheters, der unter leicht drehenden Bewegungen und reichlicher Verwendung von anästhetischem Gel vorgeschoben wird.
- Das Präputium wird zurückgeschoben und der Penis mit Daumen und Zeigefinger bei gleichzeitigem Zug nach kaudal fixiert.
- Dann wird der Katheter zunächst in einem Winkel von 45 ° nach dorsal und dann parallel zur Wirbelsäule vorgeschoben.

Uringewinnung bei der Hündin

Bei einer Hündin kann mithilfe eines Spekulums und eines starren Katheters Urin gewonnen werden. Einfacher und angenehmer (und prinzipiell bei allen Hunden und Katzen möglich) ist die Zystozentese, die Punktion der Blase. Dies funktioniert am sichersten unter Ultraschallkontrolle. In jedem Fall sollte die Blase für diese Entnahmetechnik palpatorisch gut gefüllt sein. Kontraindiziert ist diese Methode bei einer länger bestehenden massiven Hämaturie, da hier die Gefahr einer Blasenwandschädigung mit nachfolgendem „Leck" besteht.

Vorbereitung

- Materialien:
    - 5-ml-Spritze mit aufgesetzter Kanüle (22 G),
    - Desinfektionsmittel,
    - Tupfer.
- Eine Zystozentese kann am stehenden Patienten oder in Rückenlage durchgeführt werden.
- Scheren ist nur bei stark behaarten Tieren notwendig, die Punktionsstelle sollte aber desinfiziert werden.

Durchführung

- Umgreifen Sie die Blase von kaudal so, dass sie stabilisiert ist und Ihnen nicht mehr entgleiten kann. Dies kann bei adipösen Tieren schwierig sein. Punktieren Sie dann mit der anderen Hand in einem Winkel von etwa 45° in Richtung des kaudoventralen Teils der Harnblase. Aspirieren Sie möglichst ohne umzugreifen.
- Nach erfolgreicher Punktion ziehen Sie die Kanüle zurück und halten einen Tupfer für eventuelle kleinere Nachblutungen aus der Haut bereit.
- Erst Blase loslassen, dann Kanüle rausziehen.
- Bei fetten Hündinnen ist eine Ultraschallkontrolle erforderlich, da hierbei die Blase nicht leicht zu umfassen ist.

Uringewinnung bei Katze und Kater

- Die sterile Entnahme von Urin bei der Katze kann mittels einer Spritze mit aufgesetzter Kanüle erfolgen.
- Eine Hilfsperson legt die Katze seitlich auf den Behandlungstisch und hält sie fest.
- Jetzt wird mit der linken Hand die Blase fixiert, die mindestens mäßig gefüllt sein muss.
- Nun sticht man kaudal der linken Hand ein und gewinnt so Urin.
- Wenn die Katze das nicht mit sich machen lässt, gibt es bestimmte Sets, die Katzenstreu enthalten, aber den Urin *nicht* aufsaugen. Zusätzlich befindet sich dabei eine Plastikpipette und ein Probenröhrchen, sodass man die Sets den Katzenbesitzern mit nach Hause geben kann.
- Eine weitere Möglichkeit der Harngewinnung bei der Katze ist die manuelle Blasenentleerung. Dabei wird die Blase durch vorsichtige, massierende Bewegungen mit der Hand entleert.

Tipps und Tricks

- Bei größeren Hunden lässt sich die Zystozentese gut im Stehen durchführen. Fahren Sie dazu den Untersuchungstisch möglichst weit nach oben. Wenn eine auf der anderen Seite des Tieres stehende Person über den Rücken des Hundes greift und Ihnen die Hautfalte in der Flanke sanft hochzieht, haben Sie eine gute Übersicht bei der Punktion.
- Bedenken Sie bei der Urinanalyse, dass Punktionsurin fast immer einen höheren Gehalt an Erythrozyten hat.
- Für alle Techniken der Uringewinnung gilt: Wenn Sie durch Infusion bzw. Diurese den Füllungszustand der Blase beeinflusst haben, ist das spezifische Gewicht nicht mehr aussagekräftig. Versuchen Sie, eine Probe vor der Durchführung solcher Maßnahmen zu bekommen.

3.3 Kotprobe

Wenn Sie eine Kotprobe benötigen, um eine Flotation auf Wurmeier oder Kokzidien durchzuführen, reicht eine haselnussgroße Menge. Am besten geben Sie dem Besitzer ein spezielles Kotröhrchen mit, das Sie bereits in der Praxis beschriften. Weisen Sie den Tierhalter auf die benötigte Menge hin und erklären Sie, dass Katzenstreu und andere Beimengungen nach Möglichkeit vermieden werden sollen. Eine Sammelkotprobe über 3 Tage ist aussagekräftiger beim Nachweis von Wurmeiern. Bei Bestandsproblemen, z. B. Durchfall mehrerer Tiere, sollte die Probe möglichst von allen Tieren stammen.

- Kleine Mengen lassen sich gut mit einem in den After eingeführten, angefeuchteten Q-Tip gewinnen. Bei Hund und Katze reicht dies in der Regel aus, um z. B. Material für einen Snap-Test auf Giardien zu bekommen.
- **Proben von Reptilien:** Proben von Reptilien sollten möglichst sofort auch nativ untersucht werden. Dazu wird eine geringe Menge Kot mit einem Tropfen NaCl direkt auf dem Objektträger vermischt und gleich anschließend durchgemustert. So lassen sich Einzeller feststellen.

3.4 Feinnadelaspiration

Umfangsvermehrungen der Haut und des darunter liegenden Gewebes lassen sich mithilfe einer Feinnadelaspiration (FNA) diagnostisch abklären. Das gewonnene Zellmaterial (z. B. vorhandene maligne Zellen) gibt Aufschluss darüber, ob und wie großzügig ein Tumor entfernt werden muss. Die Auswertung des zytologischen Präparates können Sie wie bei einer umfangreicheren Biopsie vom pathohistologischen Labor vornehmen lassen. Ein wichtiges Argument für die Besitzer ist, dass das Tier für diese Untersuchung keine Narkose benötigt.

Es geht außerdem nur um kleinste Mengen von Zellmaterial. Deshalb genügt es, Aspirate maximal im Konus der Spritze zu sammeln, größere Mengen im Kolben der Spritze wie bei einer Punktion von Flüssigkeitsansammlungen sind unnötig und kontraproduktiv, da die Zellen stark gequetscht würden.

Vorbereitung

- Materialien:
  - Alkoholtupfer,
  - 5- oder 10-ml-Spritze mit aufgesetzter schwarzer Kanüle,
  - Objektträger.

Durchführung

- Desinfizieren Sie die Haut im Bereich der Stelle, die Sie punktieren wollen.
- Lockern Sie den Schutz der Kanüle (Sie können ihn später mit einer Hand schlecht lösen und es wirkt unhygienisch und unprofessionell, wenn Sie die Zähne zu Hilfe nehmen) und legen Sie die Spritze in Griffweite.
- Fixieren Sie die Umfangsvermehrung mit einer Hand.
- Punktieren Sie mit geschlossenem Kolben möglichst das Zentrum der Veränderung. Aspirieren Sie mit sanftem Zug am Kolben. Sie können hierzu auch umgreifen.
- Brechen Sie ab, wenn Blut oder größere Mengen Sekret im Kolben erscheinen. Wenn Sie „nichts" sehen, ist es in Ordnung!
- Während die Nadel in der Masse steckt, aspirieren Sie mit dem Kolben ein- oder zweimal. Lassen Sie ihn dann wieder los.
- Wiederholen Sie dies mehrmals, wobei Sie jedes Mal den Einstichwinkel leicht verändern, ohne jedoch die Nadel ganz aus der Umfangsvermehrung herauszuziehen. Nach dem Loslassen kehrt der Kolben bei korrekter Technik wieder in die Ausgangsposition zurück.
- Drücken Sie die Punktionsstelle kurz ab, falls etwas Blut austritt, oder lassen Sie das den Besitzer übernehmen.
- Schrauben Sie die Kanüle vom Konus ab.
- Aspirieren Sie Luft in den Spritzenkolben.
- Setzen Sie die Kanüle dann wieder auf und blasen Sie das Material aus dem Konus auf dem Objektträger aus. Im Idealfall entsteht ein „Monolayer", also eine einschichtige Zellansammlung. Größere Tropfen Aspirat können Sie mit der Kanülenspitze vorsichtig auf dem Objektträger verteilen oder mit einem weiteren Objektträger ausstreichen und dann lufttrocknen.
- Wenn das Präparat luftgetrocknet ist, kann es wie ein Blutausstrich gefärbt und durchgemustert werden.
- Wenn das Präparat eingeschickt werden soll, muss es nur trocken sein und bruchsicher verpackt werden. Es sollte dann nicht in der Praxis gefärbt werden.

Tipps und Tricks

- Wenn Sie genug Material haben, nehmen Sie zwei Proben. Senden Sie eine zur Befundung ein und färben Sie die andere zur eigenen Auswertung unter dem Mikroskop. Dies ist eine gute Möglichkeit, zytologische Untersuchungen mit „Erfolgskontrolle" zu trainieren.
- Wenn Sie die mikroskopische Untersuchung beherrschen, kann eine FNA eine gute Entscheidungshilfe gerade auch für Heimtierbesitzer sein, die wegen der Kosten sonst möglicherweise vor einer OP zurückschrecken.

Probleme und Sonderfälle

- **Lymphknotenpunktion:** Solche Aspirate lassen sich auch von veränderten Lymphknoten gewinnen, um z.B. nach Tumorzellen zu suchen. Die Fixation eines Lymphknotens zwischen den Fingern ist etwas schwieriger, die Durchführung unterscheidet sich ansonsten nicht.
- **Mammatumoren des Hundes:** Hierfür ist diese Methode ungeeignet, da der Tumor fast immer aus Mischgewebe besteht und mit FNA je nach Punktionsstelle nicht eindeutig einzuordnen ist.
- **Ablehnung der FNA:** Gelegentlich werden Sie mit dem Vorschlag, eine FNA durchzuführen, beim Besitzer auf Ablehnung stoßen. Laien befürchten, mit dem Einstich könnten Tumorzellen verschleppt werden. Versuchen Sie, dieses Argument zu entkräften, indem Sie betonen, dass die Gefahr einer Verteilung bösartiger Zellen mehr als unwahrscheinlich ist und der Nutzen, den das Tier durch die Untersuchung hat, sehr viel größer ist. („Wenn man so leicht Zellen verteilen könnte, dürfte man bei Krebs auch nicht operieren" oder, die sanftere Version: „Diese Untersuchungsmethode hat in Statistiken bewiesen, wie sicher sie ist. Wichtig ist doch, dass wir herausfinden, welcher Art die Zubildung Ihrer Katze ist, damit wir schnell genug etwas dagegen tun können, wenn es nötig sein sollte.")

3.5 Kropfabstrich beim Vogel

Der Kropfabstrich beim Vogel dient dem Nachweis von Trichomonaden. Der Kropf liegt der rechten Körperseite an.
- Sittiche werden versuchen, auf den Tupfer zu beißen. Lassen Sie dann das Tier quer auf eine 1-ml-Spritze beißen.
- Bei Tauben ist dies nicht notwendig. Führen Sie einen angefeuchteten Stieltupfer möglichst ohne den Schnabel zu berühren in den Kropf ein und entnehmen Sie ihn nach einer leicht drehenden Bewegung wieder.
- Rollen Sie das Material auf einem Objektträger aus und mustern Sie es sofort durch, weil die Trichomonaden schnell an Beweglichkeit verlieren.

3.6 Proben zur mikrobiologischen Untersuchung

- Abstriche, Ohrtupfer u.ä. müssen in einem speziellen Transportmedium verschickt werden. Es handelt sich dabei um keinen Nährboden, sondern um einen Schutz der Keime vor Austrocknung.
- Werden besonders empfindliche Keime vermutet, sollte ein Aktivkohlemedium verwendet werden (schwarze Färbung).
- Geben Sie stets die Lokalisation der Probe sowie den Einsatz bereits verwendeter Antibiotika an. Vor einer Probenentnahme zur bakteriologischen Untersuchung sollten nach Möglichkeit fünf Tage lang keine Antibiotika gegeben werden, da sonst häufig kein Bakterienwachstum in der Kultur erfolgt.
- Zur Bestimmung von Chlamydien und Mykoplasmen sind spezielle Transportmedien erforderlich, die bei den Laboren angefordert werden können.
- Punktate oder Sekrete sollten nativ in einem sterilen Röhrchen verschickt werden. Bei sehr geringer Probenmenge wird der sterile Tupfer in ein Transportmedium gesteckt.
- Zytologisches Material behandeln Sie wie einen Blutausstrich. Sehr zähe Flüssigkeiten streichen Sie nicht aus, sondern verteilen sie zwischen zwei Objektträgern und trennen diese dann wieder voneinander.

3.7 Versand von Proben

Der Gesetzgeber sieht für den Versand solcher Untersuchungsmaterialien ein bestimmtes Vorgehen vor.
- Alle Proben müssen auslaufsicher verpackt und entsprechend gekennzeichnet verschickt werden.
- Alle Materialien, die einer bakteriologischen Untersuchung zugeführt werden, müssen ein spezielles Symbol auf der Verpackung tragen und zusätzlich zur Absenderangabe die Telefonnummer der Praxis aufweisen. Dies gilt auch, wenn die Probe durch einen Kurierdienst abgeholt wird. Diese Sendungen dürfen nur als Maxibrief oder Paket verschickt werden.
- Nicht jede etwas speziellere Untersuchung wird in jedem Labor täglich durchgeführt. Auch bei sehr warmer Witterung oder bei Frost sollten Sie darauf achten, dass die Probe nicht unnötig in einem Postbriefkasten lagert oder unbearbeitet das Wochenende im Laborbriefkasten verbringt, wenn die Proben nicht ohnehin von Boten in der Praxis abgeholt werden. Die Probe könnte sonst unbrauchbar werden. Im Zweifelsfall sollten Sie im Labor nachfragen.
- Manche Botendienste kommen von selbst täglich vorbei, andere müssen stets speziell benachrichtigt werden. Informieren Sie sich gut.
- Das Probenmaterial muss sicher verpackt werden:
  - keine aufgesetzten Kanülen,
  - Probenröhrchen in auslaufsicheren, bruchfesten Versandverpackungen,
  - keine Glasgefäße.
- Die Versandumschläge des Labors tragen in der Regel bereits die Kennzeichnung „medizinisches Untersuchungsgut" und evtl. das oben erwähnte Zeichen „UN 3373". Wichtig ist ein Absenderstempel mit Angabe der Telefonnummer.
- Für alle Schäden während des Transportes (Auslaufen, Bruch) haftet der Absender.
- Achten Sie immer auf eine eindeutige Zuordnung von Probe und Untersuchungsantrag!
- Wenn die Rechnung nicht an die Praxis, sondern direkt an den Tierbesitzer gestellt werden soll, muss dies auf dem Formular vermerkt und durch Unterschrift des Tierhalters bestätigt werden.

4 Diagnostische Verfahren

4.1 Urinuntersuchung

Die Urinmenge eines Tieres hängt stark von der Ernährung und der Wasseraufnahme ab. Man kann von folgenden Richtwerten ausgehen:
- Hund 24–50 ml/kg KG/d,
- Katze 9–20 ml/kg KG/d.

Der Urin eines gesunden Kleintieres ist klar. Trübungen oder Flocken im Urin sind Hinweise auf eine Erkrankung. Katzen haben dunkleren Urin als Hunde. Sehr heller Urin spricht für eine Polyurie. Da Hunde und Katzen Fleischfresser sind, ist ihr Urin sauer:
- Hund: pH 5,5–7,0,
- Katze: pH 6,0–7,0.

Durchführung

Makroskopische Untersuchung

- Wenn es noch nicht geschehen ist, beschriften Sie die Probe mit Besitzernamen, Tiernamen und Tierart.
- Beurteilen Sie Farbe, Konsistenz und Beimengungen wie Blut oder Flocken.
- Zur weiteren Untersuchung sollte der Urin Zimmertemperatur haben und vorsichtig durch Schwenken durchmischt werden.
- **Rötlicher Urin:** Bei Heimtieren kann eine rötliche Verfärbung des Urins bei Verfütterung von Löwenzahn und vielen anderen Grünpflanzen physiologisch sein. Untersuchen Sie im Zweifelsfall ein Sediment auf das Vorhandensein von Erythrozyten.

Teststreifen

- Benetzen Sie den Teststreifen vollständig mit Urin. Je nach vorhandener Menge tauchen Sie ihn dazu in ein Gefäß und streifen den Urin am Rand ab, oder Sie verwenden eine Spritze und träufeln den Urin auf den Teststreifen.
- Beachten Sie die Herstellerangaben zu Eintauchzeit und Einwirkzeit und besonders das Verfallsdatum der Packung (!).

4.1 Urinuntersuchung

- Warten Sie entsprechend ab und vermerken Sie dann die Ergebnisse. Dazu halten Sie den Teststreifen mit dem unteren Ende an die auf dem Aufbewahrungsgefäß aufgedruckten Pfeile und vergleichen die Farbfelder.
- Notieren Sie die Ergebnisse. Üblich ist die Verwendung von ein bis drei „Plus"-Zeichen. Aufgelistet werden:
  - pH-Wert: eventuell Hinweis auf Bakterien, zur Überwachung der Steinprophylaxe, nahrungsabhängig.
  - Glukose: Hinweis auf Diabetes mellitus. Beim gesunden Tier sollte keine Glukose im Harn nachweisbar sein.
  - Nitrit: Ein negativer Befund schließt das Vorhandensein von Bakterien nicht aus.
  - Dichte: Bestimmung per Teststreifen nicht aussagekräftig, hier besser Refraktometer oder Senkspindel (Urinprober) verwenden!
  - Ketonkörper: nicht aussagekräftig.
  - Bilirubin: beim Hund physiologisch, oft schwach positiv, bei der Katze immer pathologisch.
  - Blut/Erythrozyten/Hämoglobin: Nachweis von Blutung der Harnwege; zur näheren Bestimmung Probe zentrifugieren und Sediment untersuchen.
  - Eiweiß: bei Fieber, Zystitis, Nephropathien.
  - Leukozyten: bei Katzen oft falsch positiv, Leukozyten-Werte auf den Teststreifen haben bei Hund und Katze nur eine geringe Aussagekraft. Man untersucht sie besser im Sediment.

Bestimmung des spezifischen Gewichts

- Klappen Sie den Deckel des Refraktometers hoch und benetzen Sie die Glasfläche mit einem „dicken Tropfen" Urin (wenn es zuviel ist, „schwimmt" der Deckel). Klappen Sie den Deckel wieder nach unten.
- Halten Sie das Gerät ins Gegenlicht und lesen Sie an der Grenze zwischen hell und dunkel ab.
- **Auswertung**: Abzulesen ist ein Bereich zwischen 1000 und 1040 (i.d.R. Skala ganz rechts). Häufig lässt sich mit dem gleichen Gerät auch der Proteingehalt der Probe bestimmt (i.d.R. Skala ganz links), der in g/dl angegeben wird:
  - Hund: 1030,
  - Katze: 1035.

- **Interpretation:**
  - Dichte erhöht: Dehydratation, Fieber, Glukosurie, Proteinurie, Oligurie,
  - Dichte erniedrigt: Cushing-Krankheit, Diabetes insipidus, chronische Niereninsuffizienz, psychogene Polydypsie.

Umgang mit der Kernspindel
Diese Methode ist zwar eher veraltet, aber immer noch besser, als die Dichte gar nicht bestimmen zu können.
- Hierzu sind größere Urinmengen nötig (je nach Größe der Spindel 5–10 ml).
- Vor der Messung wird der Urin zentrifugiert.
- Der Urin sollte etwa Zimmertemperatur haben. Die optimale Temperatur ist auf der Spindel angegeben.
- Die Skala wird an der Stelle abgelesen, wo die – freischwimmende! – Spindel aus dem Urin ragt.

Untersuchung des Urinsediments
- Füllen Sie je nach zur Verfügung stehender Menge Urin aus dem Probengefäß in ein Zentrifugenröhrchen ab und bilden Sie mit der gleichen Menge Wasser ein Gegengewicht. Es können Glasröhrchen, unbeschichtete Blutröhrchen oder Eppendorfhütchen verwendet werden. Aus Letzteren bekommen Sie das Sediment jedoch wegen der spitzen Form nicht so gut heraus.
- Zentrifugieren Sie langsam, um keine Zellen zu zerstören. Empfohlen werden 2000 Umdrehungen über 5–10 min.
- Der Überstand wird mit einer raschen Bewegung aus dem Handgelenk nach unten abgegossen und verworfen.
- Schütteln Sie dann das Sediment ein wenig auf, und tragen Sie davon einen Tropfen auf einem Objektträger auf.
- Legen Sie ein Deckgläschen darauf, wobei keine Luftblasen entstehen sollten.
- Mustern Sie bei mittlerer Vergrößerung das Sediment einmal durch.
- Zählen Sie dann mindestens 10 Gesichtsfelder sorgfältig aus. Dabei finden Sie normalerweise:
  - Erythrozyten 0–1/Feld,
  - Leukozyten 1–4/Feld,
  - vereinzelte Epithelien, eventuell vermehrt Plattenepithelien,
  - eventuell Spermien.

- Pathologisch beim Kleintier sind folgende Befunde:
  - Bakterien,
  - Hefen,
  - Zylinder in jeglicher Form.

Bakterien und Hefen können infolge einer Verunreinigung des äußeren Genitales falsch positiv bewertet werden. Im Nativpräparat sind sie schlecht erkennbar. Es gibt vorgefertigte Objektträger mit Färbelösung (wie beim Diff-Quick), auf die man einen Tropfen Urin gibt und dann ein Deckglas auflegt. Nun kann man sich das gefärbte Präparat wesentlich besser unter dem Mikroskop ansehen. Auch Leukozyten sind viel eher zu erkennen.

- Ein Nativpräparat eignet sich am besten zur Beurteilung von Kristallen und Erythrozyten.
- Kristalle müssen nicht pathologisch sein, können jedoch ein Hinweise auf Störungen sein. Die Kristallmenge im Sediment korreliert nicht mit der tatsächlichen Ausscheidungsrate des entsprechenden Salzes.
- Zum Versand an ein Labor wird der Urin als flüssiges Untersuchungsgut wie Blut behandelt. Wenn der Urin konserviert werden soll, verwendet man dazu 1 ml Formalin 40% auf 10 ml Urin.

Tipps und Tricks

- Wenn Sie das Deckglas nicht von oben auf den Tropfen legen, sondern es mit der Kante seitlich neben ihm platzieren und langsam zur Seite neigen, können Sie eine Bläschenbildung vermeiden. Mögliche Flüssigkeitsüberschüsse sollen nicht mit Papier abgesaugt werden, weil dies die Ergebnisse verfälschen kann.
- Wenn Sie das Sediment anfärben, sind bestimmte Bestandteile leichter zu erkennen. Es gibt vorgefertigte Objektträger mit Färbelösung. Oder geben Sie einen Tropfen Methylenblau auf das Sediment.
- Urin verändert seine Zusammensetzung und trübt bei längerer Lagerung auch im Kühlschrank ein. Die Untersuchung sollte möglichst gleich im Anschluss an die Gewinnung bis spätestens eine halbe Stunde danach erfolgen.

Probleme und Sonderfälle

- **Artefakte:** Staub oder Schmutz auf den Objektträgern können Kristalle vortäuschen. Ebenso kann alter Urin auskristallisieren und Harnsteine vortäuschen.

- **Probentransport**: Wenn der Tierhalter den Urin selbst in die Praxis bringt, sollte er dies immer gleich nach der Gewinnung tun oder ihn im Kühlschrank lagern. Außerdem sollten Sie mit Verunreinigungen durch das Gefäß rechnen (z.B. Joghurtreste im Becher), wodurch die Messergebnisse verfälscht werden. Dann fordern Sie selbstverständlich eine neue Probe an.
- **Heimtier-Urin**: Die physiologischen Werte von Heimtier-Urin können deutlich von denen bei Hund und Katze abweichen (s.o.). So kann z.B. Meerschweinchenurin physiologisch milchig-trüb sein und weist auch beim gesunden Tier erhöhte Proteinwerte auf. Im Zweifel sollten Sie in der Spezialliteratur nachlesen.

4.2 Kotuntersuchung

Allgemeines

Manchmal lassen sich schon makroskopisch Würmer oder Bandwurmglieder in Kotproben erkennen. Zur mikroskopischen Identifizierung von Parasiteneiern und -larven stehen verschiedene Verfahren zur Verfügung: Am häufigsten kommt das Flotationsverfahren zur Anwendung. Ein negativer Befund im Nativpräparat hat eine nur geringe Aussagekraft, da es meistens nur bei ausgeprägtem Befall positiv ist.

Weil Katzen- und Hundewelpen normalerweise ab der 1. oder 2. Lebenswoche im Abstand von je zwei Wochen entwurmt werden, sind Kotproben hierbei wenig sinnvoll, wenn die Klinik nicht ausdrücklich dafür spricht.

Tab. 4.1 Auswahl des Untersuchungsverfahrens für Kotproben.

Untersuchung	Parasit des Hundes	Parasit der Katze
Nativpräprat	bei hochgradigem Parasitenbefall, Hakenwurm, Kokzidien, Spulwurm	Hakenwurm, Kokzidien, Spulwurm
Flotationsverfahren	Hakenwurm, Hundebandwurm, Kokzidien, Peitschenwurm, Spulwurm	Hakenwurm, Hundebandwurm, Kokzidien, Peitschenwurm, Spulwurm

Vorbereitung

- Materialien beim *Nativpräparat*:
  - Deckgläser
  - Einmalhandschuhe
  - Kotprobe (z. B. am Holzspatel)
  - Mikroskop
  - Objektträger
  - physiologische NaCl-Lösung
  - Spatel.
- Materialien *zusätzlich beim Flotationsverfahren*:
  - gesättigte Kochsalzlösung (360 g NaCl auf 1 l Wasser) oder Natriumnitratlösung
  - Haarsieb
  - Pinzette
  - Probengefäß
  - Reagenzglas mit Ständer
  - Uhr (z. B. Eieruhr).

Durchführung

Nativpräparat

- Nehmen Sie mit einem Holzspatel eine geringe Menge Kot. Streichen Sie ihn mit einigen Wassertropfen oder NaCl-Lösung auf der Objektträgermitte aus. Legen Sie ein Deckglas auf und durchmustern Sie das Präparat.

Flotationsverfahren

- Vermischen Sie in einem Probengefäß die Kotprobe mit reichlich gesättigter Kochsalzlösung und rühren Sie alles kräftig durch.
- Gießen Sie nun die Lösung durch ein Haarsieb in ein Reagenzglas.
- Füllen Sie das Reagenzglas soweit mit gesättigter Kochsalzlösung oder mit 29,5% Natriumnitratlösung auf, dass sich eine kleine Haube bildet.
- Legen Sie jetzt ein Deckglas auf die Lösung und lassen Sie diese Anordnung 20 min stehen. Die Wurmeier treiben in dieser Zeit nach oben und heften sich an der Unterseite des Deckglases an, weil ihr spezifisches Gewicht das der gesättigten Lösung unterschreitet.
- Nehmen Sie dann sehr vorsichtig das Deckglas mit einer Pinzette ab und legen Sie es für die mikroskopische Untersuchung auf den Objektträger.

Tipps und Tricks

- Der Kot sollte möglichst frisch sein, da sich die Embryos in den Eiern zu Larven entwickeln können, die schwerer zu identifizieren sind. Wenn keine frische Kotprobe vorliegt, lässt Sie sich manchmal mit einem Thermometer gewinnen, wobei Sie gleichzeitig natürlich auch die Temperatur messen können.
- Von verschiedenen Hersteller gibt es Einmalsets für das Flotationsverfahren, bei denen der direkte Kontakt mit dem Kot weitestmöglich ausgeschlossen wird.
- Falsch negative Befunde sind nicht selten. Würmer sondern nicht immer Eier ab, und die Würmer müssen auch noch nicht geschlechtsreif sein, sodass sie vielleicht noch gar keine Eier produzieren können. Deshalb nimmt man am besten Kotproben an 3 aufeinanderfolgenden Tagen.

4.3 EKG-Ableitung

Allgemeines

Die Reizbildungs- und Reizleitungsvorgänge, die am Herzmuskel ablaufen, lassen sich mit dem EKG darstellen. Es ist eine sinnvolle Zusatzuntersuchung bei Verdacht auf Arrhythmien, Elektrolytstörungen, Fehlern der Reizbildung und Reizleitung. Es kann Hinweise auf eine Herzvergrößerung geben, eine Einschätzung der Herzleistung ist mit dem EKG jedoch nicht möglich.

Bei Einkanalschreibern wird nur jeweils eine Ableitung angezeigt. Durch Veränderungen an der Geräteeinstellung erhält man dann die anderen Ableitungen. Bei Mehrkanalschreibern werden mehrere Ableitungen gleichzeitig angezeigt.

In der Tiermedizin wird in der Regel auf die in der Humanmedizin übliche Brustwandableitung verzichtet und nur mit Extremitätenableitungen gearbeitet. Hier werden die bipolaren Ableitungen I, II und III sowie die monopolaren Ableitungen aVR, aVL und aVF geschrieben.

Einstellen des Gerätes

Die waagrechte Achse, die auf dem Millimeterpapier aufgezeichnet wird, entspricht der Zeitachse. Die Laufgeschwindigkeit des Papiers wird manuell eingestellt, Standard sind 25 oder 50 mm/s. Bei 50 mm/s entspricht 1 mm Papier 0,02 s. Bei 100 mm pro Sekunde sind die EKG-Kurven weiter auseinander gezogen und der Papierverbrauch ist höher.

Die senkrechte Achse steht für die Spannung in Millivolt. Die meisten Geräte schreiben automatisch vor jeder Ableitung eine Eichzacke (ein Stromstoß von 1 mV, der bei Standardeinstellung 10 mm Ausschlag des Zeigers auf dem Papier bedeutet). Ansonsten müssen Sie vor jeder Ableitung manuell den Schalter für die Eichzacke betätigen.

Hier können Sie auch ganz allgemein die Höhe der Ausschläge regulieren:
- Bei einer Katze, also bei sehr kleinen Ausschlägen, werden die EKG-Komplexe höher und besser lesbar, wenn Sie die Eichzacke höher stellen.
- Bei sehr großen Hunden können die Ausschläge so hoch sein, dass sie nicht mehr auf den Papierstreifen passen. Dann sollten Sie die Eichzacke niedriger einstellen.

Durchführung

- Sorgen Sie für eine möglichst ruhige Umgebung.
- Stellen Sie das Gerät bereit, und nehmen Sie evtl. auch eine isolierende Unterlage hinzu.
- Organisieren Sie eine Hilfsperson für die Lagerung.
- Zum Anlegen der Elektroden, am besten mithilfe von Krokodilklemmen, muss in der Regel nicht geschoren werden. Das Scheiteln der Haare und Befeuchten der Haut mit Alkohol genügt. Befeuchten Sie die Elektrode vor dem Anlegen mit reichlich Kontaktgel und setzen Sie sie an der mit Alkohol befeuchteten Hautstelle an. Erfassen Sie dabei möglichst viel Haut. Richten Sie den Sitz der Elektroden so aus, dass die Kabel nach distal weisen, dies sorgt für einen besseren Halt. Die Klemmen sollten vorne am Olekranon sitzen, hinten an der Crista tibiae.
- Die Farbkodierung der Elektroden ist ebenfalls standardisiert:
  – Rot: vorne rechts
  – Gelb: vorne links
  – Grün: hinten links
  – Schwarz: hinten rechts.

Ein kleiner Zettel mit dem „Farbschema", befestigt am EKG Gerät, ist eine gute Merkhilfe. Sie können auch die Elektroden selbst beschriften (VR, VL, HR. HL).

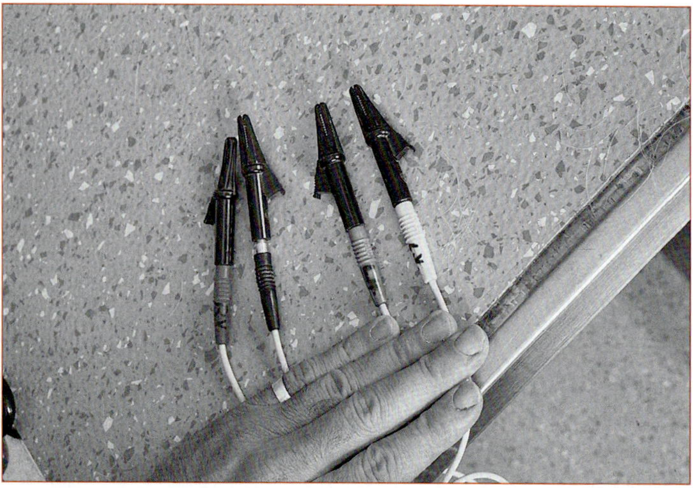

Abb. 4.1 Beschriftete und farbige EKG-Elektroden (hier nur am Kontrast unterscheidbar.

- Schalten Sie das Gerät ein, drücken Sie die Eichzacke und stellen Sie die Geschwindigkeit (50 mm/s) sowie die Amplitudenhöhe von 1 mV = 1 cm ein.
- Schreiben Sie von allen 6 Ableitungen mindestens 4 Komplexe, besser mehr (v.a. bei Störungen bei der Aufzeichnung oder „verzitterten" Partien).
- Nehmen Sie alle Elektroden wieder vom Tier ab und lassen Sie es aufstehen bzw. vom Tisch.
- Beschriften Sie das EKG, und sehen Sie es sich in Ruhe an. Treffen Sie keine voreiligen Aussagen, sondern nehmen Sie sich Zeit für die Ausmessung und Interpretation. Vereinbaren Sie besser mit dem Besitzer einen (evtl. telefonischen) Termin, um ihm das Ergebnis der Auswertung mitzuteilen.

Tipps und Tricks

- Die rechte Seitenlage des Patienten mit parallel gelagerten, im rechten Winkel von der Wirbelsäule weg gestreckten Gliedmaßen ist Standard. Bei sehr nervösen Tieren oder Patienten mit Dyspnoe kann auch ein EKG

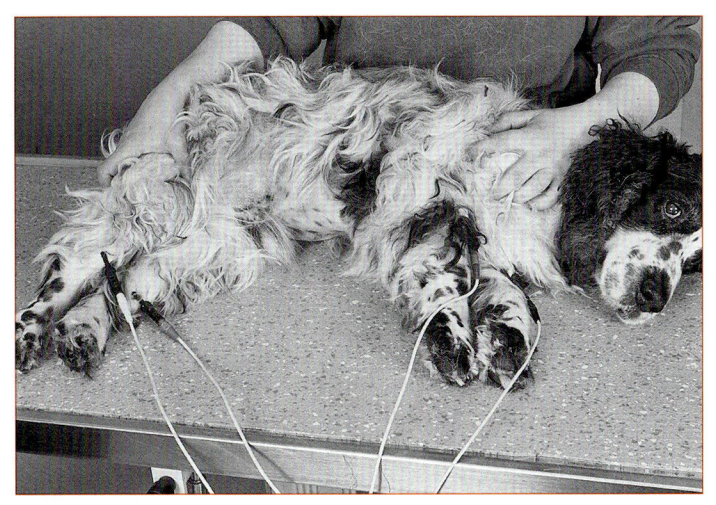

Abb. 4.2 Positionierung des Hundes bei der EKG-Ableitung.

im Stehen oder bei der Katze im Sitzen geschrieben werden. Wenn Sie darauf achten, dass während der Ableitung alle 4 Gliedmaßen gleichmäßig belastet werden, idealerweise in einer symmetrischen Haltung, ist eine Auswertung möglich. Vermerken Sie die abweichende Lagerung auf dem EKG bzw. in der Kartei. Eine Sedation oder Narkose sollte für ein EKG vermieden werden.

- Die Fixation und Lagerung des Tieres gelingt einer erfahrenen Hilfsperson besser als dem Besitzer.
- Auf einem weichen Kissen zeigt ein Tier oft ein ruhigeres Verhalten.
- Überprüfen Sie bei allen Störungen zunächst den Sitz der Elektroden. Eine gelockerte oder verrutschte Elektrode ist die häufigste Ursache für Schwierigkeiten bei der Aufzeichnung. Auch sich berührende Elektroden verursachen Störungen.
- Bei Artefakten durch Wechselstrom (die EKG-Aufzeichnung wird durch den Betriebsstrom aus der Steckdose gestört) sollte der Patient auf eine isolierte Unterlage (Gummimatte) gelagert werden. Sie können auch versuchen, das EKG-Gerät von einer anderen Steckdose aus zu betreiben oder den Stecker in der Steckdose umdrehen (Phasenumkehr).

Auswertung des EKGs

- Zur Auswertung benötigen Sie (Blei-)Stift, Zirkel und Lineal. Sehr gut geeignet ist ein spezielles EKG-Lineal, wie es u. a. als Werbegeschenk von Herstellern für Veterinärkardiologika erhältlich ist. Auswertung bedeutet zunächst nur, die Strecken und Amplituden auszumessen. Die Befundung als solche ist sehr viel umfassender und kann an einen erfahrenen Kollegen delegiert werden. Moderne Geräte haben eine spezielle Auswertungssoftware integriert, die eine manuelle Auswertung aber nicht unbedingt ersetzt. Der Versand des EKG-Papierstreifens an spezialisierte Kardiologen kann ratsam sein.
- Es gibt spezielle EKG-Karteiblätter und Befundbögen, auf denen die gemessenen Werte dokumentiert werden können.
- Suchen Sie, wenn Sie ein längeres EKG geschrieben haben, zu jeder Ableitung einen relevanten Abschnitt und schneiden Sie ihn aus. Gehen Sie immer von links nach rechts vor. Vermerken Sie Namen und weitere Daten des Patienten und die jeweilige Ableitung. Vorsicht beim Aufkleben der Papierabschnitte mit Klebestift, da dieser mit der Zeit das EKG verblassen lässt.
- **Herzfrequenz feststellen:** Zählen Sie (bei einer Laufgeschwindigkeit von 50 mm/s) die Anzahl der QRS-Komplexe auf 15 cm aus und multiplizieren Sie diese mit 20. Das entspricht der Herzfrequenz pro Minute.
- **Herzrhythmus beurteilen:** Setzen Sie den Zirkel so auf, dass Sie den Abstand zwischen zwei QRS-Komplexen erfassen. Lassen Sie den Abstand der Schenkel des Zirkels unverändert und legen Sie ihn zwischen einigen weiteren Abständen von QRS zu QRS an. Bei einem regelmäßigen Rhythmus sind die Abstände gleich (Sinusrhythmus). Eine physiologische, respiratorische Arrhythmie des Hundes, die beim Einatmen mit einem Anstieg der Frequenz einhergeht, ist durch die leichte Aufregung des Tieres während des EKG-Schreibens eher unwahrscheinlich.
- **Aufsuchen und Ausmessen der Amplituden und Strecken:** Positive Amplituden laufen über die Nulllinie hinaus, negative darunter. Messen Sie von der Stelle an, wo die Amplitude die Nulllinie verlässt, bis zu dem Punkt, wo sie die Nulllinie wieder tangiert. Für die Höhe der Amplitude messen Sie von der Nulllinie bis zur Spitze der Zacke. Eine Strecke messen Sie vom Ende der vorausgehenden Amplitude bis zum Beginn der nächsten. Hier gilt wieder: Bei einer Laufgeschwindigkeit von 50 mm/s entspricht 1 mm Papier 0,02 s.

- **P-Welle**: kann positiv oder negativ sein und ist die erste Amplitude eines Komplexes. Wenn Sie Probleme haben, P aufzufinden, versuchen Sie es „rückwärts" ab dem QRS-Komplex oder sehen Sie in einer in den negativ ausgerichteten Ableitungen aVR oder aVL. Das Fehlen von P ist pathologisch.
- **Q-Zacke**: muss negativ sein, kann auch fehlen.
- **R-Zacke**: positiv bei den bipolaren Extremitätenableitungen nach Einthoven; ist in der aVF Ableitung nach Goldberger positiv, in der aVR und aVL negativ.
- **S-Zacke**: muss negativ sein, kann auch fehlen (besonders in aVF).
- **T-Welle**: folgt auf den QRS-Komplex, kann positiv oder negativ sein.
- Achten Sie bei P und dem QRS auch auf eventuelle Kerben oder Doppelgipfel, bei T auf Kerben oder Spitzen.
- Die **QRS-Dauer** messen Sie vom Anfang der Q-Zacke bis zum Ende der S-Zacke (wenn diese nicht deutlich zu erkennen ist, bis zum Ende von R).

4.4 Ultraschalluntersuchung

Es werden Schallköpfe mit 5–10 MHz verwendet, wobei der „5er" eine größere Eindringtiefe aufweist als der 10er. Konvex-Schallköpfe haben ein großes Messfeld und bilden auch in der Tiefe liegende Gewebe gut ab. Sie eignen sich daher besonders für die Trächtigkeitsdiagnostik. Mit einem Sektorschallkopf gelangen Sie am besten in die Interkostalräume.

Der Schallkopf ist mit einer Markierung (Punkt, Pfeil o.ä.) gekennzeichnet. Diese entspricht der linken Bildseite auf dem Monitor. Das obere Ende des Bildes auf dem Monitor entspricht der Körperoberfläche des Tieres. Die linke Bildschirmhälfte ist bei nach kranial gerichteter Markierung des Schallkopfes der kraniale Teil des untersuchten Gewebes, die rechte Bildschirmhälfte entsprechend der kaudale Anteil. In der Sonographie werden die Begriffe *echogen, echoarm* und *homogen* verwendet.

- Echoreiche Strukturen haben eine hohe Dichte und sind reflexreich, sie stellen sich im Ultraschall weiß dar, wie z. B. Harnkonkremente, Knochen oder Gas.
- Echoarme Strukturen sind dunkel, das Erscheinungsbild kann inhomogen sein, wie z. B. Abdominalorgane.

4 Diagnostische Verfahren

- Echofrei ist Flüssigkeit. Die Schallwellen werden unabgeschwächt weitergeleitet. Flüssigkeit ist im Ultraschall schwarz, wie z. B. eine gefüllte Harnblase.

Alle modernen Geräte haben die Möglichkeit, Bilder als Standbild „einzufrieren" bzw. auszudrucken und danach mit der Untersuchung fortzufahren.

Während der Sprechstunde ist ein Ultraschall nicht immer unter Idealbedingungen durchführbar. Aber Sie können sich durch eine ausreichende Schur des Fells (mindestens bis auf Höhe der ersten Rippe) und Hilfe bei der Lagerung des Tieres deutlich verbesserte Bedingungen schaffen.

> Schlecht rasiert = schlechte Anbindung = schlechte Bilder = schlechte Beurteilung

Vorbereitung

- Lassen Sie sich demonstrieren, wie das Gerät in Ihrer Praxis zu bedienen ist.
- Notieren Sie die „Standardeinstellungen", die z. B. für „Abdomen Hund" verwendet werden und sich meist auf einen bestimmten Schallkopf (z. B. linear) beziehen.
- Optimal ist es, wenn der Patient nüchtern und die Blase mäßig gefüllt ist.
- Eine dicke Matte macht es bequemer für das Tier.
- Am besten helfen zwei Personen bei der Lagerung. Das Tier sollte wenn irgend möglich in Rückenlage geschallt werden. Der Besitzer kann hierbei am Kopf stehen und die Vordergliedmaßen halten, während eine zweite Person die Hintergliedmaßen fixiert. Wenn der Besitzer nicht einbezogen wird, können Sie ihn mit dem An- und Ausschalten der Raumbeleuchtung beauftragen.
- Der Raum sollte stark abgedunkelt werden.
- Entfernen Sie nach dem Scheren die losen Haare.
- Verwenden Sie ausreichend Gel und verteilen Sie es leicht auf der geschorenen Fläche, damit es einwirken kann, während Sie mit der Untersuchung beginnen. Wenn man vor dem Gel noch Alkohol auf die Haut gibt, ist die Anbindung noch besser.

Durchführung

- Gewöhnen Sie sich ein immer gleiches Schema an, nach dem Sie bei der Untersuchung vorgehen. Zur Orientierung wird üblicherweise die Harn-

4.4 Ultraschalluntersuchung

blase aufgesucht. Dann können Sie z. B. nach kranial das Abdomen auf einer Seite „abfahren" und auf der anderen Seite zurück nach kaudal, um abschließend nochmals die Mitte des Abdomens mit bogenförmigen Bewegungen zu untersuchen. Auch eine Einteilung in Quadranten ist möglich.
- Ein Schema könnte z. B. so aussehen, beginnend bei der Blase:
  - Blase,
  - Milz,
  - linke Niere,
  - Leber,
  - rechte Niere,
  - dann noch mal Bauchraum von kaudal nach kranial,
  - Prostata bzw. Uterus bei entsprechender Problematik.

  Die Sonographie von Ovarien, Nebennieren und Pankreas ist eine Sache für erfahrene Untersucher.
- Alle Organe sollten möglichst im Längs- und Querschnitt beurteilt werden.
- Die meisten Tiere entspannen sich während des Ultraschalls, wenn sie einmal in Position gebracht sind, und bleiben erstaunlich ruhig liegen. Da starkes Hecheln die Untersuchung erschwert, sind eine ruhige Atmosphäre und eine für das Tier angenehme Lage sehr wichtig. Wenn das Tier extrem unruhig wird, unterbrechen Sie lieber, besonders wenn Herz-Kreislauf-Probleme bekannt sind.
- Das Aufsuchen des intrathorakalen Teils der Leber wird manchmal als unangenehm empfunden, genauso natürlich der Druck auf eine stark gefüllte Blase.

(Normal-)Befunde

- **Harnblase**: Inhalt reflexlos; die Wand ist eine Doppellamelle. Achten Sie auf Konkremente, Stauung, Wandbeschaffenheit (nur bei gefüllter Blase zu beurteilen). Wenn Sie die Bauchwand und damit auch die Blasenwand während des Schallens mittels frequentem Druck mit dem Schallkopf in Schwingung versetzen, werden eventuell vorhandene Konkremente aufgewirbelt und setzen sich wieder ab, wie bei einer Schneekugel.
- **Uterus**: Physiologisch nur bei Trächtigkeit darstellbar (in Ausnahmefällen im Östrus); Nachweis von Welpen ab dem 25. Trächtigkeitstag. Lassen Sie sich zu keiner definitiven Aussage über die Anzahl der Welpen

verleiten, denn durch Überlagerung der Welpen und Bewegung der Uterushörner können Sie keine sichere Aussage treffen! Hier sind nur Zirkaangaben zu verantworten.
- **Prostata**: Sie liegt kaudal der Blase und hat im Längsschnitt eine Schmetterlingsform. Sie ist homogen und relativ echoreich. Achten Sie auf Zysten, Größe und Homogenität.
- **Nieren**: Die rechte Niere liegt „neben" dem Tier und ist schwieriger aufzusuchen als die linke. Bei Katzen kann es hilfreich sein, seitlich eine Hautfalte hoch zu ziehen und in der entstandenen „Tasche" die Niere anzuschallen. Die Form soll glatt sein, das Nierenmark echofrei und die Rinde echoarm. Achten Sie auf eine unregelmäßige Form und Zysten (echofrei).
- **Milz**: Ihre Größe ist sehr variabel; gleichmäßiges, feinkörniges Parenchym, echoreicher als die Leber, glattrandig.
- **Leber**: Sie ist glattrandig und von unterschiedlicher Größe; grobkörnige Struktur, geringe Echodichte.
- **Gallenblase**: Sie ist von variabler Größe, der Inhalt ist echofrei, die Wand dünn und gleichmäßig.
- **Pankreas**: Es ist im physiologischen Zustand nicht deutlich von dem umliegenden Gewebe abgrenzbar.
- **Magen**: Die Schleimhaut liegt „fingerähnlich" in Falten. Achten Sie auf Peristaltik. Fremdkörper können leicht übersehen werden! Durch starkes Hecheln kann der Magen auch stark mit Luft gefüllt sein und ist dann nicht zu beurteilen.
- **Darm**: Die Wanddicke ist geringer als im Magen und immer 5-schichtig, d.h. es zeigt sich ein aus 5 echoarmen und echoreichen Anteilen bestehendes Muster. Achten Sie auf Motilität. Quer getroffene Darmschlingen erinnern an Kaffeebohnen. Bei Ileusverdacht achten Sie auf stark flüssigkeitsgefüllte Darmschlingen. Bei Invagination ergibt sich als transversales Bild eine „Zielscheibe".
- **Hoden**: Können gut auch am stehenden Tier geschallt werden. Das Mediastinum testis sollte darstellbar sein.

Nachbereitung

- Wischen Sie nach der Untersuchung mit einem weichen Tuch das Kontaktgel vom Ultraschallkopf.
- Dann bringen Sie zunächst den Schallkopf in Sicherheit, indem Sie ihn

in die Halterung des Gerätes einhängen und evtl. das Gerät ein wenig beiseite schieben, bevor Sie das Tier aufstehen lassen.
- Wenn das Tier ruhig liegt, können Sie den Bauch auch noch im Liegen mit Zellstoff oder Handtüchern von Resten des Gels befreien, ansonsten lassen Sie es dabei stehen.

Tipps und Tricks

- Wenn Sie sich nicht sicher sind, welcher Schallkopf nach dem Einstellen des Gerätes aktiviert ist, fahren Sie mit etwas Gel auf der Fingerspitze darüber, bevor Sie mit der Lagerung des Tieres beginnen. Der aktivierte Schallkopf gibt bei Berührung ein Bild auf dem Monitor.
- Langes Fell an den Seiten des geschorenen Gebietes können Sie mit Alkohol anfeuchten und dann „aus dem Weg" streichen. Besonders bei Trächtigkeitsuntersuchungen ist eine Rasur nicht unbedingt nötig. In anderen Fällen sollten Sie aber gerade als Anfänger der Rasur im Interesse einer guten Diagnostik immer den Vorzug geben.
- Im Sommer sollten Sie wenn möglich ein Fenster kippen oder die Klimaanlage verwenden, da sich der Raum durch die Abwärme des Gerätes stark aufheizt und die Luft schnell verbraucht ist. Aus diesem Grund sollten Sie auch den Raum kurz lüften, bevor Sie den nächsten Patienten hereinholen.

Probleme und Sonderfälle

- **Artefakte**: Für einen Anfänger verwirrend können Artefakte sein:
  - **Schallschatten**: Die Schallpassage wird behindert (z.B. bei Harnsteinen). Man sieht eine echoreiche Linie an der Oberfläche und dahinter nichts.
  - **Schallverstärkung**: Die Schallwellen werden durch Flüssigkeit nur wenig gedämpft. Der Bereich distal der Flüssigkeit wirkt echoreicher (heller), wie z.B. die Gallenblase.
  - **Spiegelbilder**: Sie entstehen an stark reflektierenden Grenzflächen im Körperinneren. So sieht man z.B. beim Schallen der Leber jenseits der Zwerchfellgrenze wieder Lebergewebe.

4.5 Anfertigung von Röntgenaufnahmen

Seit 2003 müssen Sie Ihre Kenntnisse im Strahlenschutz alle 5 Jahre durch einen Aktualisierungskurs der Tierärztekammer aufbessern. Diese Bestimmung wird immer wieder diskutiert. Erkundigen Sie sich im Zweifelsfall bei Ihrer Tierärztekammer.

Die Inhaber von Tierarztpraxen gelten als Strahlenschutzverantwortliche und sind somit für die Einhaltung der Röntgenvorschriften zuständig. Die Mitarbeiter müssen im Halbjahresrhythmus im Strahlenschutz unterrichtet werden, damit die Technik beherrscht wird und die Anzahl der Aufnahmen möglichst gering bleibt. Jede Aufnahme, die wiederholt werden muss, kostet nicht nur Zeit und Geld, sondern bedeutet auch eine vermeidbare Strahlenbelastung für Sie und das übrige Personal. Achten Sie deshalb auf eine korrekte Lagerung des Tieres.

Vorbereitung

- Tragen Sie ohne jede Ausnahme Schutzkleidung und gewöhnen Sie es sich gar nicht erst an, ohne Handschuhe zu röntgen, „weil man ohne besser halten kann". Wenn es nicht möglich ist, ein Tier mit Handschuhen zu fixieren, ist eine Sedation die bessere Wahl als der Verzicht auf Schutzkleidung. In Großbritannien ist sogar die Anwesenheit im Kontrollbereich verboten – auch in der Tiermedizin. Es wird also dort grundsätzlich kein Tier beim Röntgen „gehalten". Auch Aufnahmen bei Hüftgelenksdysplasie (HD) sind dort durch den Einsatz geeigneter Fixationshilfen, wie z. B. einen Strick oder ein Sandkissen, ganz ohne Personal am Tier möglich.
- Halten Sie die Größe des Films so klein wie möglich und so groß wie nötig. Meist werden folgende Größen verwendet:
  - Abdomen- und Thoraxaufnahmen bei mittleren bis großen Hunden: 30 x 40 cm,
  - mittlere bis kleine Hunde: 24 x 30 cm,
  - sehr kleine Hunde und Katzen: 18 x 24 cm,
  - Hundepfote: 18 x 24 cm,
  - Katzenpfote: 9 x 13.

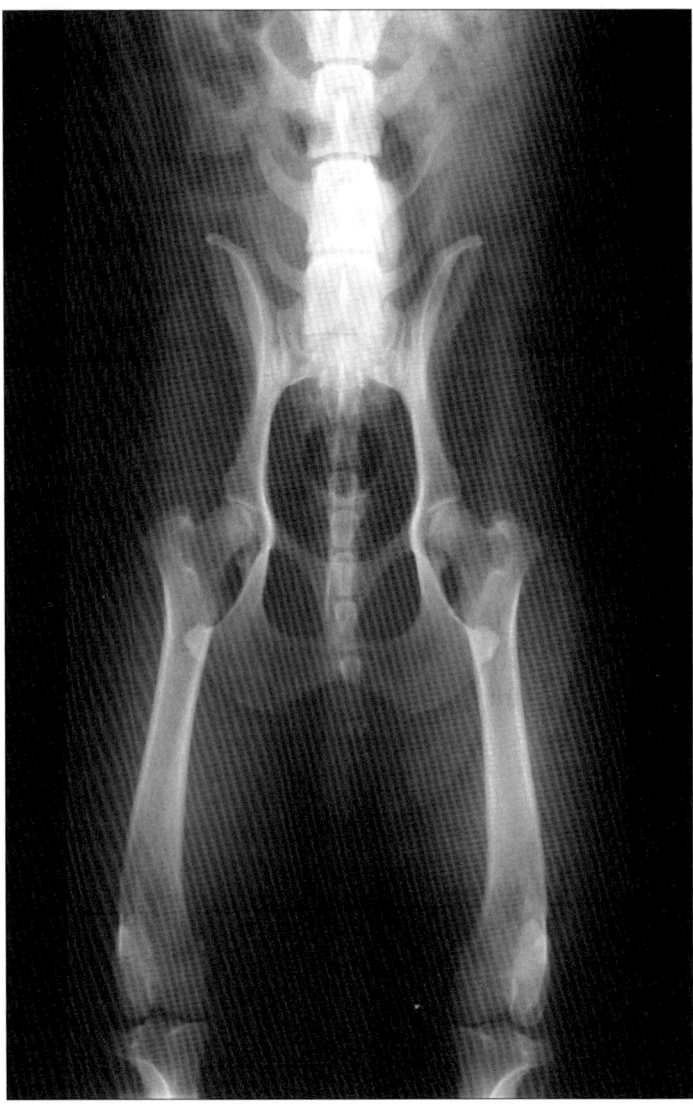

Abb. 4.3 Regelrechte HD-Aufnahme.

- Denken Sie daran, dass die Strahlenschutzbestimmungen auch für die Tierhalter gelten. Eine Frau muss stets nach einer eventuell bestehenden Schwangerschaft gefragt werden. Alle Personen im Röntgenbereich tragen Röntgenschürze und Handschuhe. Minderjährige dürfen sich nur zu Ausbildungszwecken im Röntgenbereich aufhalten. Auch die Besitzer müssen inzwischen ein Personendosimeter tragen, wenn sie sich während der Aufnahme im Röntgenkontrollbereich aufhalten.

Beladen der Röntgenkassette

- Lassen Sie sich die Örtlichkeiten, in denen entwickelt wird, einmal in Ruhe bei Tageslicht zeigen. Sie werden die Handgriffe dann schneller beherrschen, als nach diversen Aufenthalten in der Finsternis, bei denen Sie „mal eben mitgehen".
- In den meisten Praxen ist es üblich, die Kassette sofort nach der Benutzung wieder mit einem Film zu versehen, um sie immer gebrauchsfertig zu haben. Vereinzelt werden die Kassetten leer aufbewahrt und erst unmittelbar vor dem Röntgen bestückt. Erkundigen Sie sich, was in Ihrer Praxis üblich ist, damit Sie nicht ohne Film röntgen bzw. versehentlich zwei Filmblätter einlegen.
- Sowohl Kassetten als auch Filme sind extrem empfindlich. Achten Sie unbedingt darauf, bei jedem Betreten der Dunkelkammer hinter sich abzuschließen, damit kein Licht einfallen kann, weil eine andere Person den Raum betreten möchte. Ist das Licht in der Dunkelkammer ausgeschaltet und das Rotlicht eingeschaltet, öffnen Sie die Filmschachtel und entnehmen den Film. Fassen Sie das Filmblatt möglichst nur an den Ecken an.
- *Bevor* das Licht wieder eingeschaltet wird: *Erst* den Filmkarton und die bestückte Filmkassette schließen und in den Schrank zurück legen! Sonst ist möglicherweise der ganze Filmkarton unbrauchbar und muss teuer ersetzt werden.
- Anschließend verschließen Sie sofort wieder den Filmkarton und die Schranktür oder Schublade, wo dieser aufbewahrt wird.

Durchführung

Für die meisten Aufnahmen gelten Standards. Investieren Sie in einen guten Röntgenatlas. Für offizielle, also für einen Gutachter vorgesehene Aufnahmen, z. B. zur Einstufung der HD, sind diese Standards vorgeschrieben und sollten unbedingt eingehalten werden. Dies gilt auch für evtl. vorgeschriebene Narkosen, ohne die eine korrekte Lagerung nicht möglich ist. Für viele Indikationen zum Röntgen des Bewegungsapparates ist zumindest eine Sedation sinnvoll, um auswertbare Ergebnisse zu erhalten. Besprechen Sie dies immer mit dem Tierbesitzer, da häufig ein Termin außerhalb der Sprechstunde nötig sein wird und das Tier vorher nüchtern sein sollte und hinterher eventuell nicht gehfähig ist. Erklären Sie, warum Sie eine Narkose möchten, z.B. weil die Aufnahme des Gelenkes durch die notwendige Positionierung zu schmerzhaft wäre oder weil mit geöffnetem Maul geröntgt werden muss.

- Lagern Sie das Tier sorgfältig und möglichst mithilfe einer anderen Person, damit auf Anhieb eine gelungene Aufnahme entsteht. Achten Sie insbesondere bei langhaarigen Tieren darauf, dass das Fell frei von Sand und Erde ist – sonst gibt es Artefakte.
- Denken Sie besonders bei Aufnahmen der Gliedmaßen an das Rechts/Links-Zeichen, das mit auf dem Bild erscheinen soll, ohne dabei wichtige Strukturen zu überdecken.
- Thoraxaufnahmen sollten Sie möglichst während der Inspiration des Patienten auslösen, um einen guten Lungenkontrast zu bekommen. Bei Tieren, die hecheln, ist das natürlich sehr schwierig. Versuchen Sie dann, den ruhigsten Zeitpunkt zu erwischen.
  - Auf der Aufnahme sollten Brusteingang, Zwerchfell, Brustbein und ja nach Größe auch die Wirbelsäule zu sehen sein.
  - Die Rippenpaare sollten nicht verkippt sein.
  - Bei Verdacht auf Lungenerkrankungen sollte die potenziell betroffene Seite oben liegen.
- Leuchten Sie vor der Aufnahme die zu untersuchende Stelle aus. Es darf kein Körperteil der haltenden Person und auch nicht die mit Bleihandschuhen geschützte Hand im Strahlenfeld auftauchen.
- Grundsätzlich müssen Sie am Röntgengerät die Belichtungszeit (mAs) und die Spannung (kV) einstellen. In jeder Praxis sollte mithilfe gelungener Aufnahmen eine Liste angefertigt werden, die Richtwerte für Tierarten und -größen vorgibt (z.B. „Thorax, dicke Katze 12/60"). Am besten führen Sie ein Röntgentagebuch mit folgenden Angaben im Tabellenkopf: Datum, Tierbesitzer, Tier, Gewicht, Organ, Belichtung, Beurteilung („zu hell" usw.), durchführende Person. Beachten Sie dabei auch, auf welche Kassette und welche Verstärkerfolie sich die Angabe der Einstel-

- lungen bezieht. Es gibt Praxen, die unterschiedliche Verstärkerfolien in ihren verschiedenen Kassetten haben. Somit können für die gleiche Aufnahme, bei unterschiedlichen Kassetten/Verstärkerfolien, unterschiedliche Einstellungen notwendig sein.
- Die Aufnahme wird dann mit einem Hand- oder Fußschalter ausgelöst. Machen Sie sich vorab mit dem Schalter vertraut: Oft ist der Schalter zweistufig, und Stufe 1 muss bei einigen Anlagen einen kurzen Moment gehalten werden, bis die Aufnahme ausgelöst werden darf. Diese erste Stufe zu erfühlen und zu halten ist nicht immer einfach.
- Wenn „nass" entwickelt wird (das bedeutet per Hand im Tank, also ohne Entwicklermaschine), achten Sie darauf, mit trockenen Händen und nicht auf einer feuchten Unterlage zu arbeiten, da Rückstände von Wasser und Chemikalien die Aufnahme verderben können.

Beschriften der Aufnahme

- Vor der Entwicklung muss ein Skribor aufbelichtet werden. Die Position des Skribors zum Film muss stets an der gleichen Stelle erfolgen. Gegebenenfalls fragen Sie nach, welche Vereinbarung in Ihrer Praxis oder Klinik gilt. Eventuell muss der Film nach der Entnahme aus der Kassette gedreht werden, um ihn in die richtige Position für den Skribor zu bringen.
- Falls zur Beschriftung Etiketten oder ein wasserfester Stift verwendet wird, sollte dies zeitnah geschehen. Nur zu schnell erinnert sich niemand mehr daran, welche Aufnahme zu welchem Tier gehörte. Auch können Bilder vertauscht werden.
- Welche Daten auf der Aufnahme vermerkt werden, ist von Praxis zu Praxis verschieden. Es sollten jedoch zumindest der Name des Halters, die Tierart oder Rasse, der Name des Tieres und das Aufnahmedatum sein.
- **Hüftdysplasie-(HD) und Ellenbogendysplasie-(ED)Röntgen:** Beim HD- und ED-Röntgen zur Begutachtung durch offizielle Stellen muss ein korrekt platzierter Scribor verwendet werden. Eine nachträgliche Beschriftung ist nicht zulässig. Es müssen folgende Daten angegeben werden:
  - Datum der Aufnahme,
  - vollständiger Name des Tieres (Zwingername),
  - Zuchtbuchnummer,
  - Geburtsdatum des Tieres (Wurftag),

- Täto- oder Chip-Nummer,
- Kennzeichnung des Tieres (Tätowierungsnummer oder Nummer des Mikrochips).

Diese Daten müssen auf dem vorgesehenen Feld der Aufnahme gut lesbar sein, sonst ist sie ungültig. Darüber hinaus haben manche Zuchtverbände Extrawünsche hinsichtlich der Beschriftung von Aufnahmen. Lassen Sie sich vom Besitzer die genauen Angaben dazu geben, damit die Aufnahme auch akzeptiert wird.

Dokumentation

- Vermerken Sie z.B. in der Karteikarte unbedingt die Einstellungen, mit denen Sie jede einzelne Aufnahme belichtet haben. Nur so können Sie später angefertigte Kontrollaufnahmen wirklich gut vergleichen. Außerdem fällt das Auswählen der Einstellung beim nächsten Mal viel leichter.
- Röntgenaufnahmen bleiben im Besitz des Tierarztes, der sie 10 Jahre archivieren muss. Sie sind Kollegen zur Einsichtnahme auszuhändigen.
- Wenn ein Tierbesitzer eine Aufnahme für eine zweite Meinung mitnehmen möchte, ist das sein Recht. Sie sollten allerdings in der Kartei das Datum vermerken, an dem die Aufnahme aus der Hand gegeben wurde und um Rückgabe bitten.

Tipps und Tricks

- Die Filmkartons sollten wegen der Druckempfindlichkeit der Filmblätter stehend gelagert werden.
- Die Schutzkleidung ist empfindlich gegen Risse und Knicke. Bleischürzen sollten deshalb nur hängend aufbewahrt werden. Wenn Schutzhandschuhe Löcher oder tiefere Kratzer aufweisen, können sie strahlendurchlässig werden. Mit einem einfachen Test lässt sich das überprüfen: Legen Sie die Handschuhe auf eine Röntgenkassette und machen Sie eine Aufnahme.
- Fertige Röntgenaufnahmen dürfen sich nur im völlig trockenen Zustand berühren, da sie sonst unweigerlich zusammenkleben und nicht ohne Beschädigung wieder zu trennen sind. Wenn keine andere Möglichkeit besteht, föhnen Sie, wenn es schnell gehen muss. Feuchte Röntgenaufnahmen haben noch eine weiche Oberfläche und sind empfindlich gegenüber jeder mechanischen Beanspruchung.

- Wenn eine Kassette bereits bestückt ist, sollten Sie sie außerhalb des Röntgenraumes lagern, damit der Film nicht bereits durch Streustrahlung belichtet wird.
- Reste von Kontrastmittel sind potenzielle Artefakte und sollten sofort von Schutzkleidung, Röntgenutensilien, Tischfläche und auch dem Fell des Tieres entfernt werden.
- Wenn die Gefahr besteht, dass die Kassette während der Aufnahme mit größeren Mengen Blut oder Urin in Kontakt kommt, können Sie eine dünne Plastiktüte oder einen Müllbeutel als Schutzhülle verwenden.
- Bei „Auf-Tisch"-Aufnahmen und unruhigen Tieren verrutscht die Kassette gerne. Es hilft, wenn Sie diese mit Pflaster oder Tesafilm auf der Tischplatte fixieren.
- Entwicklungschemikalien machen schwer entfernbare Flecken. Wenn die Bilder bei Betrachtung noch nass sind, sollten Sie z. B. ein altes Handtuch darunter halten.
- Zur Auswertung der Gefäße auf einer d/v-Thoraxaufnahme (dorsoventral) können Sie sich mit einer Eselsbrücke helfen: Wenn Sie sich ein Ziffernblatt auf der Aufnahme denken, befindet sich etwa auf (s. Abb. 4.4):

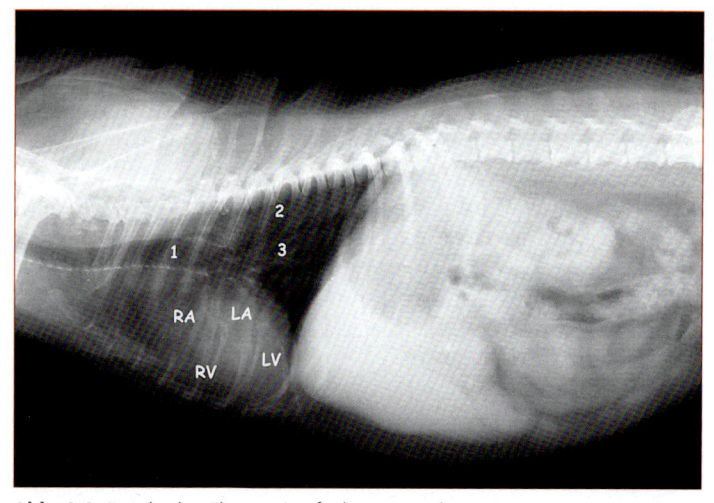

Abb. 4.4 Regelrechte Thoraxseitaufnahme. **1** Trachea, **2** Aorta, **3** Vena cava caudalis, **RA/LA** rechtes/linkes Atrium, **RV/LV** rechter/linker Ventrikel.

- 11–1 Uhr die Aorta,
- 1–2 Uhr die Pulmonararterie,
- 3–5 Uhr der linke Ventrikel,
- 5–9 Uhr der rechte Ventrikel,
- 9–11 Uhr der rechte Vorhof.
- Bei alten Röntgengeräten begleitet manchmal ein lautes Knacken die Aufnahme, wodurch sich das Tier eventuell erschreckt und bewegt. Wenn diese Gefahr besteht, sollten Sie das zu erwartende Geräusch durch laute aber beruhigende Sprache übertönen.
- Es spart Folien und Zeit, wenn Aufnahmen geteilt werden. Dazu belichtet man nur Teile einer Kassette (Belichtungsfeld entsprechend einstellen), deckt zusätzlich den übrigen Teil der Kassette ab (Bleimatte) und beleuchtet im nächsten Schritt den vorher abgedeckten Teil (den bereits belichteten Teil wie oben beschrieben schützen).
- So lassen sich z.B. rechte und linke Pfote direkt nebeneinander darstellen und somit gesunde und kranke Gliedmaße gut miteinander vergleichen.

Probleme und Sonderfälle

- **Misslungene Aufnahmen:** Wenn die Aufnahme nicht gelungen ist, liegt es fast immer an der Einstellung und Lagerung, selten an der Entwicklung! Trotzdem sollten Sie auch an mögliche Fehler wie verbrauchte oder zu kalte Chemikalien denken.
  - Zu dunkle Aufnahmen sind überbelichtet: Senken Sie die mAs.
  - Zu helle Aufnahmen sind unterbelichtet: Erhöhen Sie die kV- und eventuell die mAs-Werte. Letzterer war ausreichend hoch, wenn eine gute Grundschwärzung des Films zu sehen ist.
- **Dyspnoe des Tieres:** Patienten mit Dyspnoe sollten Sie während des Röntgens nicht stressen. Auf eine ventrodorsale Aufnahme müssen Sie unter Umständen verzichten, bis das Tier stabilisiert ist.
- **Traumapatient (1):** Hier gilt: „life before limb!" Sie sollten sich auf die Erstversorgung des Patienten konzentrieren, auch wenn der Besitzer auf die Lösung der für ihn offensichtlichen Probleme drängt („Was ist denn mit dem Bein? Kann das gebrochen sein?"). Erklären Sie, was Sie tun („Es ist jetzt wichtig, die Blutung zu stillen. Sobald Rex stabil genug ist, werden wir auch Röntgenaufnahmen machen") oder bitten Sie eine Helferin, den Besitzer auf diese Weise zu informieren.

- **Traumapatient (2):** Wichtiger als sofortige Aufnahmen der Gliedmaßen ist bei Traumapatienten meist eine Thoraxaufnahme. Bei unklarem Zustand der Blase nach einem Autounfall sollten Sie auch eine Aufnahme des Abdomens anfertigen.
- **Kleine Vögel und Nager:** Hier kann man versuchen, sich auch ohne Narkose einen ersten, vielleicht schon ausreichenden Überblick zu verschaffen: Man röntgt das Tier in einem kleinen Pappkarton. So hat man zwar keinen Einfluss auf die Lagerung, aber der Stress für das Tier und die Gefahr für Sie und Helfer ist sehr gering.
- **Narkotisierte Vögel oder Nager:** Sie können narkotisierte Vögel oder Nager mit Pflaster in der gewünschten Position auf dem Röntgentisch fixieren. Oder Sie befestigen vorsichtig Pfeifenreiniger als Haltevorrichtung an den Gliedmaßen des narkotisierten Tieres quasi als Verlängerung Ihrer (abgedeckten!) Finger.
- **Praxisvertretung:** Problematisch wird es, wenn Sie als Praxisvertreter arbeiten: Der Strahlenschutzverantwortliche ist dann naturgemäß nicht anwesend, eine Genehmigung bezieht sich immer auf eine bestimmte Person und auf diese eine bestimmte Anlage. Der Antrag zum Strahlenschutzbeauftragten (also für Sie) beim Staatlichen Amt für Arbeitsschutz dauert einige Wochen und ist nicht preiswert. Bußgeld erhält aber der ertappte Praxisinhaber, nicht Sie, wenn Sie ohne Genehmigung röntgen. (Rein rechtlich gibt es keine legale Möglichkeit, kurzfristig Vertretungen anzunehmen und mit der Praxisanlage zu röntgen, auch wenn etwas anderes Usus ist.)

Röntgen mit oralem Kontrastmittel

- Das Bariumsulfat wird besonders von Katzen kaum freiwillig gefressen, auch nicht nach dem Vermischen mit Feuchtfutter. Es kann vorsichtig mit einer Spritze eingegeben werden. Dazu ergreifen Sie das Ihnen zugewandte Katzenohr nur mit Daumen und Zeigefinger (die übrigen Finger liegen auf der Katzenstirn) und ziehen es in Richtung gegenüberliegendes Ohr. Der Kopf der Katze kommt nach seitlich und die Maulspalte ist gut zugänglich. Lassen Sie das Kontrastmittel langsam zwischen die Lippen rinnen. Lassen Sie die Vorderpfoten nur bei Bedarf von einer zweiten Person fixieren, da jeder Zwang eher eine Gegenwehr auslöst, anstatt zu helfen. Wenn Zwangsmaßnahmen nötig sind, sollten Sie besser eine Helferin als den Besitzer fixieren lassen.

4.5 Anfertigung von Röntgenaufnahmen

- Legen Sie ausreichend Zellstoff o.ä. bereit, da die Eingabe selten ohne „Spuren" funktioniert.
- Sie können versuchen, dem Patienten bei der Eingabe von Bariumsulfat ein Lätzchen aus Zellstoff zu basteln.
- Entfernen Sie vor dem Röntgen unbedingt alle Rückstände des Kontrastmittels aus dem Fell.
- Richtwerte zur Menge:
  - Katze 8 ml/kg KG,
  - Hund 10 ml/kg KG,
  - sehr große Hunde weniger als 10 ml/kg KG.
- Die Aufnahme erfolgt je nach Indikation direkt nach der Eingabe des Kontrastbreis, nach 15 min und dann alle 30–60 min. Der Brei sollte nach 30–60 min den Magen verlassen und nach spätestens 6 Stunden (Katze: 3 Stunden) den Dünndarm passiert haben.
- Fertigen Sie vor Beginn der Kontrastmittelgabe immer ein Nativbild an.
- Bei Verdacht auf eine Perforation im Magen-Darm-Trakt darf kein Bariumsulfat als Kontrastmittel verwendet werden, jodhaltige Kontrastmittel sind jedoch möglich. Von diesen sieht man nur dann ab, wenn das Nativbild eindeutige Hinweise für eine Perforation zeigt. Notfalls ist eine diagnostische Laparotomie indiziert.

Röntgen der Blase mit Luft als Kontrastmittel

- Wenn Sie die Blase besser darstellen wollen, können Sie mit einer aufgesetzten Spritze und einem Katheter Luft einbringen:
  - Katze 1,5 ml/kg,
  - Hund 2–4 ml/kg.
- Falls auch eine Sonographie der Blase ansteht, sollte diese zuerst durchgeführt werden, damit es durch die eingebrachte Luft nicht zu Artefakten kommt.

Positionierung zum HD-Röntgen

Diese „offiziellen" Aufnahmen für Zuchttiere können meistens ab dem 12. Lebensmonat des Tieres angefertigt werden, manche auch erst nach 16 Monaten. Allerdings sind diese Angaben von der Rasse und vom Zuchtverband abhängig. Gelenkröntgen aus rein medizinischen Gründen ist natürlich jederzeit möglich. Zwei Personen sind für eine korrekte Aufnahme in Rückenlage erforderlich.

Der Rumpf des Hundes wird in einer „HD-Krippe" positioniert.
- Eine Person fixiert den Kopf und die Vordergliedmaßen und „hält gegen", wenn die zweite Person die Hintergliedmaßen an den Sprunggelenken nach kaudal zieht.
- Die Hüfte soll ganz gestreckt sein, die Oberschenkel parallel zueinander liegen und die Patella am unteren Bildrand noch zu sehen sein.
- Die Hüftgelenke müssen nach innen rotiert werden.
- Wenn die Größe des Hundes es zulässt, sollten die Beckenschaufeln mit abgebildet sein.
- Bei einer guten Lagerung kommen die Patellae in der Mitte der Femurkondylen zu liegen.
- Das Becken sollte nicht abgekippt sein.

Röntgen zur Feststellung der Welpenanzahl

Die Welpen sind ab dem zweiten Drittel der Gravidität darstellbar. Orientieren Sie sich beim Zählen an Köpfen und Wirbelsäulen. Die Strahlenbelastung für das Tier ist im Vergleich zum Informationsgewinn zu vernachlässigen. Es kann für den Besitzer sehr beruhigend sein, nach dem Röntgen die genaue Welpenzahl zu kennen, zumal bei kleinen Hunderassen mit nur einem Welpen vermehrt mit Geburtsschwierigkeiten zu rechnen ist.

Ultraschall kann alternativ eingesetzt werden, wobei hier die Anzahl der Welpen jedoch nicht garantiert werden kann. Das Röntgen erfolgt dann nur bei geburtshilflichen Problemen.

5 Behandlung und Beratung

5.1 Impfungen

Die Notwendigkeit von Impfungen wird immer wieder von Laien und Tierärzten diskutiert, sie sind aber ein wichtiger Anteil der tierärztlichen Arbeit. In vielen Praxen ist leider tatsächlich nicht viel mehr als eine „schnelle Spritze" vorgesehen. Für den Tierbesitzer ist es wichtig, bei dem jährlichen Besuch in der Sprechstunde Fragen zur Gesundheit seines Tieres beantwortet zu bekommen. Und vor allem ist eine gründliche allgemeine Untersuchung schon durch die Gebührenordnung Teil jeder Impfung. Dies sollten Sie immer berücksichtigen.

Nutzen Sie die Chance, bei dieser Gelegenheit das Tier wirklich zu „checken" und, wenn nötig, zusätzliche diagnostische Maßnahmen vorzuschlagen, wie z. B. bei älteren Tieren einen geriatrischen Check-up oder eine Zahnsanierung.

Auch Flohschutz und Entwurmung können Sie ansprechen, schon während Sie das Tier untersuchen. Grundsätzlich ist eine Entwurmung vor der Impfung zu empfehlen, da starker Parasitenbefall die Immunantwort schwächen kann.

Mit folgenden Begriffen sollten Sie umgehen können, wenn kritische Besitzer Sie ansprechen:

Impferkrankung

- Die Impferkrankung kann nur entstehen, wenn Lebendimpfstoffe verwendet werden. Diese werden in der Kleintiermedizin aber selten eingesetzt.
- Eine Erkrankung, die im Zusammenhang mit Impfungen bei der Katze beschrieben ist, ist das Fibrosarkom. Es kommt vor allem bei Leukose- und Tollwutimpfstoff, vermutlich als Überreaktion auf Bestandteile der Impfung, zu einem Tumor an der Injektionsstelle. Obwohl inzwischen auch von ähnlichen Reaktionen sogar auf Insektenstiche berichtet wird, ist der Zusammenhang mit Impfungen recht wahrscheinlich. Impfassoziierte Fibrosarkome wachsen stark invasiv, neigen bei nicht sachgemäßer Entfernung extrem zu Rezidiven und müssen deshalb möglichst im Frühstadium und radikal entfernt werden. Unklare Zubildungen an einer Injektionsstelle sollten durch Feinnadelaspiration untersucht werden.

- Empfohlener Injektionsort ist die seitliche Bauchwand. Katzen sollten nicht in die seitliche Brustwand gespritzt werden, da eine radikale OP hier aufgrund der anatomischen Verhältnisse nicht möglich ist.
- Tollwut- und Leukoseimpfstoff sollten an unterschiedlichen Stellen appliziert werden. Verwenden Sie nach Möglichkeit ein Schema, z. B. Leukose immer links.

Impfreaktion

- Es kann durch die erwünschte Reaktion des Immunsystems durchaus vorkommen, dass der Impfling mit Müdigkeit, vielleicht sogar Fieber auf die Vakzine reagiert. Vor allem bei Jungtieren und Zwergrassen sollten Sie den Tierbesitzer darauf hinweisen.
- Sind nach einer der vorherigen Impfungen Probleme aufgetreten, ist besondere Vorsicht geboten. Deshalb immer den Besitzer vor der Impfung dazu befragen (z. B. „Hat Ihr Tier die Impfung immer gut vertragen?").
- Im Falle einer sehr selten auftretenden allergischen Reaktion auf einen der Inhaltsstoffe des Impfstoffs (Antigen oder Adjuvans) können bei den nächsten Impfungen erneut Probleme auftreten bis hin zu lebensbedrohlichen Schockzuständen (extrem selten, aber wenn es passiert, besonders unangenehm, vor allem, wenn Sie den Besitzer nicht vorher aufgeklärt haben!). Solchen Patienten sollten Sie möglichst einen Impfstoff applizieren, der andere Adjuvantien enthält als der zuvor verwendete. Außerdem sollten Sie den Besitzer bitten, möglichst noch für mindestens eine halbe Stunde in der Nähe der Praxis zu bleiben bzw. auch die folgenden Stunden das Tier unter genauer Beobachtung zu halten. So lassen sich bei erneut auftretenden allergischen Reaktionen sofort geeignete Gegenmaßnahmen ergreifen.
- Sind mehrfach Impfreaktionen aufgetreten oder leidet das Tier unter einer Autoimmunkrankheit, ist es eventuell sogar ratsam, auf die Impfung dieses Tieres zu verzichten (Einzelfallabwägung mit Einbeziehung des Besitzers).
- Eine lokale Reaktion an der Impfstelle ist bei der Myxomatose-Impfung des Kaninchens nicht selten. Alle „Knoten", die an der Impfstelle entstehen, sollten nach spätestens 14 Tagen wieder kleiner werden und verschwinden. Kontrollieren Sie dies bei einem Folgetermin. Bei Unsicherheiten können Sie nach dieser Zeit eine Feinnadelaspiration vorschlagen.

Impfdurchbruch

Davon spricht man, wenn die durch das Impfvirus entstandene Immunität nicht gegen das Feldvirus schützt. Dies könnte z. B. bei der Leptospirose der Fall sein, wo der Impfstoff nicht alle Serovare enthält, die beim Hund die Erkrankung auslösen können.

Impfversagen

Das völlige Nichtansprechen auf eine Impfung kann viele Gründe haben. Die meisten liegen im Handling des Impfstoffes.
- Mischen Sie Impfstoffe nur in der vom Hersteller zugelassenen Kombination.
- Mischen Sie niemals Impfstoff und ein anderes Medikament in einer Spritze.
- Bewahren Sie den Impfstoff im Kühlschrank auf, damit er nicht inaktiv wird. Bei Hausbesuchen verwenden Sie am besten eine kleine Kühltasche.
- Halten Sie sich beim Impfschema und den Impfintervallen an die Empfehlungen des Herstellers. „Überziehen" einer Impfung um ein paar Wochen ist in der Regel kein Problem, wenn es sich nicht gerade um die Grundimmunisierung handelt und das Tier sonst regelmäßig geimpft wurde. Sie sollten den Tierbesitzer aber darauf hinweisen, wann die Fälligkeit gewesen wäre.
- Impfen Sie keine Tiere, die allgemein erkrankt sind. Verschieben Sie die Impfung auch bei Lappalien wie Nasenausfluss oder Durchfall.

Umgang mit kritischen Besitzern

Es gibt inzwischen die Möglichkeit, mit einer Blutuntersuchung die Antikörpertiter zu bestimmen. Es ist tatsächlich so, dass viele Impfungen bei einem gesunden, schon mehrfach geimpften Tier länger einen hohen Titer bewirken, als das Impfschema vorsieht. Ein hoher Titer ist aber nicht unbedingt gleichzusetzen mit einer hohen Immunität.
Wenn jemand eine solche Untersuchung für sein Tier möchte, seien Sie flexibel. Halten Sie Rücksprache mit Ihrem Labor oder einem virologischen Institut, da diese Untersuchungen recht kostspielig sind (teurer als die Wiederholungsimpfung). Wenn der Besitzer trotz der höheren Kosten diese Untersuchung wünscht, gehen Sie darauf ein. Betonen Sie die Wichtigkeit

der jährlichen Allgemeinuntersuchung auch ohne Impfung. Weisen Sie auch darauf hin, dass bei fehlender Boosterung Probleme bei Auslandsreisen entstehen können.

Hier kommt es immer wieder zum Problem des „Vordatierens". Besonders bei anstehenden Urlaubsreisen oder Hundeausstellungen muss der Hund einen Tollwut-Impfschutz vorweisen, der seit mindestens 4 Wochen besteht, sofern der Hund nicht durchgeimpft ist. Doch vergessen viele Patientenbesitzer die rechtzeitigen Impfungen und bitten Sie dann darum, den Impftermin vorzudatieren, um an der Grenze keine Schwierigkeiten zu bekommen. Wie Sie mit solchen Anliegen umgehen, sollte unbedingt für die Praxis einheitlich mit dem gesamten Team geregelt werden, da es sich im Grunde um eine Urkundenfälschung handelt.

Impfungen Hund

Tollwut

- **Erreger:** Rhabdovirus
- **Übertragung:** durch Speichel infizierter Tiere; Haustiere können von erkrankten Wildtieren gebissen werden. Zoonose! Auch der Verdacht auf Tollwut ist dem Veterinäramt anzuzeigen.
- **Inkubationszeit:** 10–14 Tage
- **Symptome:** Die Symptome können je nach Verlauf sehr unterschiedlich sein, ein Virusnachweis ist nur postmortal möglich.
- **Therapie:** Es gibt keine Therapie (Tierseuchenrecht!). Die einzige Prophylaxe ist die Impfung.
- **Impfschema:** ab der 12. Woche. Es gibt eine neue Verordnung zur Tollwutimpfung, die derzeit noch zu vielerlei Diskussionen darüber führt, wie lange der Impfschutz tatsächlich als ausreichend anzusehen ist (Stand: Sommer 2006). Für die Einreise nach Großbritannien oder Skandinavien und auch für einige Drittländer wird der Nachweis eines ausreichenden Antikörpertiters durch ein Referenzlabor gefordert. („Pet travel scheme"). Bei Jungtieren kann eine einmalige Impfung manchmal nicht den erforderlichen Titer erzeugen. Tiere, die reisen sollen, können nach 4 Wochen eine weitere Tollwutimpfung erhalten. Da die zeitliche Abfolge genau festgelegt ist, sollte immer in den aktuellen Bestimmungen nachgeschaut werden, damit rechtzeitig vor Reiseantritt mit den Impfungen begonnen werden kann. Die Blutentnahme zur Titerbestimmung darf nämlich erst nach meist 120–180 Tagen erfolgen (abhängig

vom Land). **Achtung:** Die zuständigen Behörden und Labors sind vor der Ferienzeit oft überlastet. Man sollte also genügend Reservezeit einplanen.
- **Impfausweis:** Nur noch der Eintrag der Tollwutimpfung in den neuen, blauen EU-Heimtierausweisen berechtigt zu einem Grenzübertritt. Um einen EU-Heimtierausweis auszustellen, muss das Tier mittels lesbarer (!) Tätowierung (nur Übergangsregelung) oder Transponder/Microchip unverwechselbar gekennzeichnet sein. Die Ausstellung eines Heimtierausweises ist gebührenpflichtig. Die gelben Impfpässe sind nur noch national gültig, auch wenn sie mit „International" beschriftet sind. Die Ausstellung einer Bescheinigung ist immer Bestandteil des Impfpreises. Das Ausstellen eines EU-Heimtierausweises ohne Vorliegen einer Kennzeichnung des Tieres ist nicht zulässig, die Täto-Nummer muss lesbar sein bzw. der Chip muss vor dem Ausstellen des Passes mit dem Lesegerät kontrolliert werden. „Fremdimpfungen" aus anderen Praxen müssen im EU-Pass als solche gekennzeichnet werden. Aktuelle Empfehlungen/Neuerungen zu diesem Pass und den Vorschriften der Länder, die damit arbeiten, gibt es regelmäßig im Tierärzteblatt.

Parvovirose

- **Erreger:** Parvovirus
- **Übertragung:** besonders durch Kot
- **Inkubationszeit:** 7–14 Tage
- **Symptome:** hochakute Magen-Darm-Symptomatik, blutige Diarrhö. Der Herzmuskel kann angegriffen werden. Erregernachweis aus dem Kot ist möglich.
- **Therapie:** symptomatisch (v.a. Infusionstherapie).

Staupe

- **Erreger:** Paramyxovirus
- **Übertragung:** durch Sekrete (Augen, Nase, Speichel), Eintrittspforte für den Erreger sind Schleimhäute.
- **Inkubationszeit:** 2–7 Tage
- **Symptome:** Am häufigsten ist die katarrhalische Form. Sie kann die Atemwege und den Magen-Darm-Trakt betreffen. Auch eine zentralnervöse Form ist beschrieben, als Folge können „Staupe-Ticks" (chronische ZNS-Störungen von unterschiedlich starker Ausprägung) zurückbleiben. Eine weitere mögliche Folge ist das Staupegebiss, bei dem es zu

Zahnschmelzdefekten („Stummelzähnchen") kommt. Staupe-Antikörper können nachgewiesen werden.
- **Therapie:** Die Behandlung der akuten Form erfolgt symptomatisch.

HCC (Hepatitis contagiosa canis)

- **Erreger:** Adenovirus
- **Übertragung:** Speichel, Kot, Harn. Eintritt über die Maulhöhle.
- **Inkubationszeit:** 2–10 Tage
- **Symptome:** Lymphknotenschwellungen, Magen-Darm- und ZNS-Symptome sind möglich.
- **Therapie:** Die Behandlung erfolgt symptomatisch nach Antikörpernachweis.

Leptospirose

- **Erreger:** Leptospiren (Schraubenbakterien)
- **Übertragung:** Hunde infizieren sich über die Schleimhäute durch Nagerurin v.a. in stehenden Gewässern (Pfützen, Seen) und scheiden den Erreger ebenfalls mit dem Harn aus. Zoonose!
- **Inkubationszeit:** 3–5 Tage
- **Symptome:** polyorganisch, meist Schwerpunkt auf Leber- oder Nierensymptomen. Der Erregernachweis kann über Antikörperserologie oder Direktnachweis im Urin erfolgen.
- **Therapie:** Die Behandlung erfolgt symptomatisch (Infusion, Antibiose).

Tab. 5.1 Beispiel für Impfschema der Grundimmunisierung beim Hund.

6. Woche	8. Woche	12. Woche
Parvovirose	Parvovirose	Parvovirose
	Staupe	Staupe
	Hepatitis	Hepatitis
	Leptospirose	Leptospirose
	Zwingerhusten	Zwingerhusten

Wiederholungsimpfung:
jährlich: Tollwut, Parvovirose, Leptospirose, Zwingerhusten
alle 2 Jahre: Staupe, Hepatitis

5.1 Impfungen

Zwingerhusten

- **Erreger:** durch eine Mischinfektion mit Parainfluenzaviren, Bordetellen u. a.
- **Übertragung:** Tröpfcheninfektion; häufiger bei Hunden, die viel Kontakt zu anderen Hunden haben (Ausstellung, Hundesport, Zuchten).
- **Inkubationszeit:** 2–7 Tage
- **Symptome:** Husten, Nasenausfluss, Konjunktivitis.
- **Therapie:** mit Paramunitätsinducern, Schleimlösern, bei Sekundärinfektion Antibiose.

Es gibt zusätzlich zur Impfung, die Komponenten des Zwingerhustens enthält, einen nasalen Impfstoff, der eine lokale Immunität aufbauen soll.

Borreliose

- **Erreger:** Borrelien (Schraubenbakterien)
- **Übertragung:** durch infizierte Zecken. Jagdhunde und Tiere ohne Zeckenschutz sind besonders gefährdet. Inzwischen ist nicht mehr nur Süddeutschland betroffen, Infektionen sind in allen Regionen Deutschlands möglich.
- **Inkubationszeit:** zwischen Infektion und ersten Symptomen können bis zu 5 Monate liegen.
- **Symptome:** häufigstes Symptom sind schubweise, wechselnde Lahmheiten und Gelenkschwellungen, oft in Verbindung mit Allgemeinsymptomen. Der Antikörpernachweis allein ist nicht beweisend für Borreliose. Titerverlauf und Klinik sollten beachtet werden, PCR und Direktnachweis in der Zecke (!) sind möglich. Behandlung symptomatisch sowie mit Doxycyclin über mehrere Wochen.
- **Prophylaxe:** Zeckenschutz.
- **Impfschema:** Die Impfung kann nach einer Grundimmunisierung ab der 16. Woche (2x im Abstand von ca. 3 Wochen) je nach Gefährdung alle 6–12 Monate gegeben werden. Der beste Impfzeitpunkt ist das Frühjahr.

Wichtig: Die Impfung schützt nicht vor Zeckenbefall. Dies wird gerne vom Tierbesitzer missverstanden. Die Borreliose-Impfung ist bei manchen Tierärzten umstritten, da es auch schon zum Ausbruch der Krankheit trotz Impfungen gekommen ist und im Impfstoff nicht alle Serovare vorhanden sind.

Impfungen Katze

Tollwut

Siehe Hund; keine Besonderheiten.

Parvovirose (Katzenseuche)

- **Erreger:** Felines Parvovirus (nah verwandt mit dem Erreger für Hunde)
- **Übertragung:** infizierte Sekrete, Erregereintritt über die Schleimhäute. Jungtiere erkranken sehr viel schwerer und mit schlechterer Prognose als erwachsene. Bei intrauteriner Übertragung kommt es oft zur Kleinhirnhypoplasie der Welpen, die lebensfähig sind, aber mehr oder weniger ataktisch bleiben.
- **Inkubationszeit:** 2–10 Tage
- **Symptome:** starke Diarrhö und Erbrechen, Leukopenie. Erregernachweis im Kot.
- **Therapie:** symptomatisch (Infusion).

Katzenschnupfen

- **Erreger:** Caliciviren, Herpesviren, Chlamydien. Stresssituationen und „Crowding" (viele Katzen auf engem Raum) begünstigen die Infektion in Tierheimen, Zuchten oder Katzenpensionen.
- **Übertragung:** Tröpfcheninfektion über die Schleimhäute.
- **Inkubationszeit:** 2–7 Tage
- **Symptome:** Rhinitis, Konjunktivitis, Stomatitis. Oft bakterielle Sekundärinfektionen. Virusnachweis mit Tupferproben von Sekreten.
- **Therapie:** symptomatisch (Infusion bzw. parenterale Ernährung, virustatische Augentropfen (Trifluridin), Inhalation, bei Bedarf Antibiose.

Leukose (FeLV)

- **Erreger:** Retrovirus
- **Übertragung:** Direktkontakt (gegenseitige Fellpflege, Revierkämpfe) sowie Speichel, Erregereintritt im Nasen-Rachen-Raum.
- **Inkubationszeit:** keine Angabe
- **Symptome:** Beinahe jede akute und chronische Erkrankung eines Organsystems ist denkbar: häufig sind Anämie, Gingivitis, Diarrhö, rezidivierende Atemwegs- und Hautinfektionen, Tumore.
- **Therapie:** keine; Prognose abhängig vom Allgemeinzustand.

5.1 Impfungen

Wichtig: Es gibt auch eine endogene Form der Leukose, die mit gleichen Symptomen einhergeht, aber nicht infektiös ist (Antigen-Nachweis im Blut). Gegen diese Form schützt auch die Impfung nicht!

Feline infektiöse Peritonitis (FIP)

- **Erreger:** Koronaviren
- **Übertragung:** Ob überhaupt eine Übertragung stattfinden kann, ist noch ungeklärt. Wahrscheinlich kommt es durch Mutation des Virus zur Erkrankung der Katze.
- **Inkubationszeit:** keine Angabe
- **Symptome:** Man unterscheidet die trockene Form (Fieber, Inappetenz, Ikterus, Augensymptome) und die feuchte Form (Fieber und Inappetenz im Frühstadium, später Ergüsse von fadenziehendem, bernsteinfarbenen Exsudat in Bauch- und/oder Brusthöhle, oft in Verbindung mit Ikterus). Eine Unterscheidung des Virus von „harmlosen" Koronaviren, die Diarrhö verursachen, ist nicht möglich. Wichtige labordiagnostische Maßnahmen sind ein erniedrigter Albumin-Globulin-Quotient (Globulin hoch, Albumin niedrig) bei gleichzeitig erhöhten Leberwerten. Der sog. FIP-Titer, der ein Koronavirus-Titer ist, sagt nichts darüber aus, ob eine Katze an FIP erkrankt ist, auch wenn der Titer hoch ist.
- **Therapie:** symptomatisch; bei stark gestörtem Allgemeinbefinden Prognose schlecht.

Es gibt einen nasalen Impfstoff, dessen Wirkung umstritten ist. Er schützt nur dann, wenn die Katze zum Zeitpunkt der Impfung noch nicht infiziert ist. Bei sehr besorgten Besitzern oder in Zuchten kann der Impfstoff ohne Bedenken verwendet werden.

Tab. 5.2 Impfschema der Grundimmunisierung bei der Katze.

8. Woche	12. Woche	16. Woche
Katzenschnupfen	Katzenschnupfen	FIP (nach 4 Wochen Wiederholung)
Katzenseuche	Katzenseuche	
Leukose	Leukose	
	Tollwut	

Wiederholungsimpfung:
jährlich: Tollwut, Katzenschnupfen, Leukose, FIP
alle 2 Jahre: Ketzenseuche

Felines Immundefiziensvirus (FIV; „Katzen-Aids")

- **Erreger:** Lentivirus
- **Übertragung:** Speichel, am häufigsten übertragen bei Bissverletzungen.
- **Inkubationszeit:** 2–3 Wochen
- **Symptome:** Zu den klinischen Symptomen kommt es oft erst Jahre nach der Infektion. Verdächtig sind alle Formen von rezidivierenden Infektionen (Stomatitis, Atemwegserkrankungen, schlecht heilende Wunden, Zystitiden). Besonders gefährdet sind unkastrierte Tiere durch die stärker ausgeprägten Rangkämpfe. Die Erkrankung tritt häufig in Verbindung mit einer gleichzeitigen FeLV-Infektion auf. Antikörpernachweis im Blut.
- **Therapie:** keine. In Europa ist derzeit noch kein Impfstoff zugelassen (bisher nur in den USA).

Impfungen Kaninchen

RHD (Rabbit hemorrhagic Disease; „Chinaseuche")

- **Erreger:** Caliciviren
- **Übertragung:** Direktkontakt mit erkrankten Tieren, Stechinsekten, verunreinigtes Grünfutter (von Flächen, zu denen Wildkaninchen Zugang haben)
- **Inkubationszeit:** 1–3 Tage
- **Symptome:** Im klassischen Fall kommt es zu Blutungen der Schleimhäute und zu inneren Blutungen, die Tiere werden vom Besitzer mit Blut an der Nase gefunden. Durch Mutation verläuft die Erkrankung inzwischen fast nur noch perakut, die Tiere werden äußerlich unversehrt aufgefunden. Plötzliche Todesfälle „eigentlich gesunder" Tiere können zu jedem Zeitpunkt des Jahres durch RHD verursacht sein.
- **Impfschema:** Jungtiere in der 4.–6. Woche, Wiederholung nach 4 Wochen; jährliche Auffrischung.

Myxomatose

- **Erreger:** Leporipoxvirus
- **Übertragung:** wie RHD
- **Inkubationszeit:** 3–10 Tage
- **Symptome:** Ödeme und Hautknoten im Bereich des Kopfes und der Anogenitalregion, eitrige Sekundärinfektionen. Behandlung kaum Erfolg versprechend. Tiere, die überleben, bilden eine Immunität aus.

- **Impfschema**: möglichst im Frühjahr mit der Impfung beginnen. Jungtiere in der 4.–6. Woche, Wiederholung nach 4 Wochen; halbjährliche Auffrischung.

Besonderheit: nach der Impfung kann es an der Injektionsstelle vorübergehend zur Bildung eines Hautknotens kommen.

Kaninchenschnupfen

- **Erreger**: verschiedene. Oft sind Pasteurellen und Bordetellen beteiligt.
- **Übertragung**: Tröpfcheninfektion, Übertragung auf Jungtiere durch die Mutter
- **Inkubationszeit**: 3–7 Tage
- **Symptome**: Schnupfen, der schnell eitrig wird, Konjunktivitis. Die Erkrankung kann chronifizieren.
- **Impfschema**: Die Wirkung der Impfung ist umstritten. Einzeltiere werden meist nicht geimpft, eher Bestände von Züchtern. Dann wird ab der 4. Woche, noch einmal nach 14 Tagen und weiter alle 6 Monate geimpft.

Weitere Impfungen

- Als flankierende Maßnahme z. B. in Katzenzuchten mit **Pilzproblemen** wird eine Impfung gegen Mikrosporie angeboten (z. B. mit Insol).
- **Frettchen** sollten, besonders wenn sie zur Jagd genutzt werden, gegen Tollwut geimpft werden. Da sie wie alle Marderartigen sehr anfällig für Staupe sind, sollten sie auch dagegen geimpft werden. Es gibt momentan keinen zugelassenen Impfstoff. Die Verwendung von Staupeimpfstoff für Hunde ist medizinisch sinnvoll.
- Es gibt Praxen, in denen mehrfach Fälle von **Tetanus** bei Hunden auftraten. Deshalb wurden hier auch Hunde gegen Tetanus geimpft. Allerdings ist der Impfstoff nicht für Hunde zugelassen.
- Bei trächtigen Hündinnen kann man Herpesimpfstoff gegen Welpensterben einsetzen.

5.2 Ektoparasitenbekämpfung

Der Verdacht auf das Vorhandensein von Parasiten macht Tierbesitzer nervös. Es wird von vielen Menschen als eine versteckte Kritik an ihrer Hygiene bewertet, wenn bei ihrem Tier z. B. Flöhe vermutet werden. Oft wird sehr

5 Behandlung und Beratung

ablehnend reagiert („Das kann gar nicht sein!"), vielleicht auch eine Begründung geliefert („Bei uns läuft täglich der Staubsauger!"). Erklären Sie den Tierbesitzern, dass Hautparasiten nichts mit mangelnder Hygiene zu tun haben und einen häufigen Befund darstellen. Zeigen Sie die jeweiligen Ansteckungsmöglichkeiten auf und erklären Sie, warum es trotz Baden oder Staubsaugen usw. dazu kommen kann.

- Sie werden häufig Sätze hören wie:
  „Aber er bekommt doch immer diese Tropfen in den Nacken".
  Nicht jeder Tropfen wirkt gegen jeden Parasiten. Lassen Sie sich also den Namen des Präparates und den Zeitpunkt der letzten Verabreichung sagen. Wenn der Tierbesitzer den Namen nicht weiß, können Sie die in der Praxis vorrätigen Produkte zeigen, manchmal wird die Verpackung erkannt. Wenn nicht, sollten Sie nochmals nachfragen, ob es sich bei dem verwendeten Produkt um eines aus der Tierarztpraxis handelt. Diverse Präparate aus Zoohandel, Reformhaus und Internet werden vom Tierbesitzer durchaus als wirkungsvoll eingestuft.
- Manche Tierbesitzer benutzen eine ganze Sammlung von Mitteln gleichzeitig: Flohhalsband gegen Flöhe plus Tropfen gegen Zecken, dann noch das vom Nachbarn empfohlene Pulver. Fragen Sie deshalb gezielt nach, *welche* Präparate *wann* bereits angewendet wurden. Die Mittel mögen gegenüber den Parasiten unwirksam sein, können aber trotzdem ein toxisches Potenzial für das Tier besitzen!
- Sie sollten erwähnen, ob und wie es zu einer Übertragung auf Menschen kommen kann. Wenn Sie es für sinnvoll halten, bieten Sie Produkte zur Umgebungsbehandlung an.
- Oft wird im Anschluss an den Tierarztbesuch noch irgendwo ein Spray zur Umgebungsbehandlung gekauft, weil man noch mehr tun möchte, auch wenn es nicht unbedingt nötig ist. Wenn Sie diesen Tierbesitzern gleich in der Praxis ein wirksames Produkt anbieten, werden sie dankbar sein.
- Wichtig ist auch, bei jedem Befall mit Ektoparasiten das Vorhandensein von weiteren im Haushalt lebenden Tieren zu erfragen. In den meisten Fällen müssen diese mitbehandelt werden (z. B. Flöhe, Cheyletiellen, Sarcoptes), auch wenn sie keine Symptome zeigen, manchmal sogar, wenn sie keinen direkten Kontakt zum erkrankten Tier haben. Wenn z. B. der Hund Flöhe hat und zum Haushalt noch eine Katze gehört, die aber dem Hund konsequent aus dem Weg geht, müssen dennoch beide gegen Flöhe behandelt werden.

- Das Vorliegen von Juckreiz oder Ausschlag beim Tierbesitzer kann wertvolle Hinweise auf die Art des Ektoparasiten liefern. Auch die Frage, ob ein Familienmitglied Symptome zeigt, sollte zur Anamnese dazu gehören.

Milben

Ohrmilben (Otodectes cynotis)

Ohrmilben sind Parasiten des äußeren Gehörgangs, die häufig bei Jungtieren auftreten und öfter bei Katzen als bei Hunden, gelegentlich auch bei Kaninchen. Der Mensch kommt äußerst selten als Fehlwirt vor. Sie beschränken ihren Lebensraum fast ausschließlich auf das Ohr. Bei der seltenen Auswanderung an andere Körperstellen besteht hochgradiger Juckreiz.
Diagnose: Verursacht typisches, schwarz-krümeliges Sekret. (**Achtung**: Auch Hefen können ein dunkles Sekret erzeugen. Im Zweifel Abstrich nehmen. Bei Otitis externa wird *immer* ein Abstrich gemacht.) Bei der Untersuchung mit dem Otoskop können lebende Milben als kleine, helle und sich bewegende Pünktchen gesehen werden. Bei Katzen finden sich häufig Kratzspuren am äußeren Ohr.

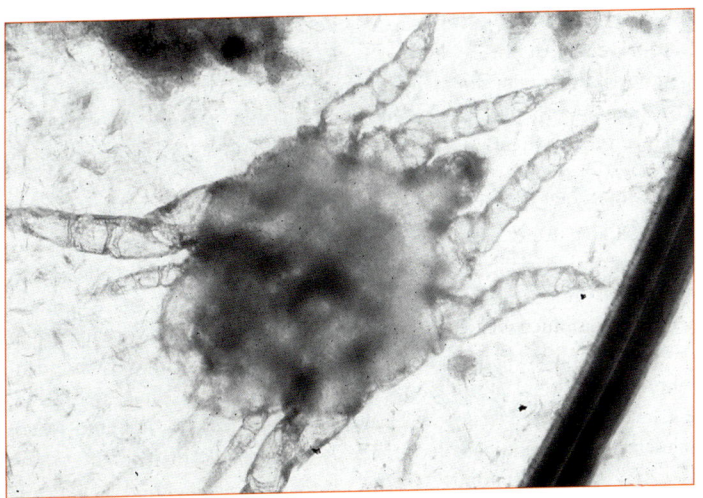

Abb. 5.1 Otodectes cynotis.
(Alle Abb. in Kapitel 5.2 mit freundlicher Genehmigung von Pfizer Deutschland)

Therapie: Akarizide topisch oder systemisch (Vorsicht mit nicht für die Katze zugelassenen Medikamenten wie Ivermectin). Selamectin-Spot-on wird vertragen. Keine Umgebungsbehandlung nötig.
Achtung Ivermectin: Es passiert bei manchen Hunderassen die Blut-Hirn-Schranke und kann schwere neurologische Störungen mit Todesfolge verursachen. Grundsätzlich nicht damit behandelt werden sollten:
- alle britischen Hütehunde (Collies, Bobtails) und deren Kreuzungen („don' treat white feat"),
- Welpen jünger als 3 Monate,
- weiße Tiere mit blauen Augen.

Es ist inzwischen möglich, mit einer Blutuntersuchung („Mdr-1-Test") jede Hütehundrasse auf die Verträglichkeit von Ivermectin testen zu lassen. Allerdings ist das Mittel nicht für Hunde und Katzen zugelassen.

Raubmilben (Cheyletiella spp.)

Raubmilben leben auf der Oberfläche der Haut und ernähren sich überwiegend von Zellmaterial. Sie sind häufig bei Kaninchen und Katzen, auch bei Hunden. Der Mensch ist manchmal Fehlwirt und weist an ungeschützten Stellen rote Hautflecken auf. Sie werden aufgrund des Erscheinungsbildes als „wandelnde Schuppen" bezeichnet. Befallen wird besonders der Rücken. Der Juckreiz kann nur mild sein.
Diagnose: direkt oder durch Tesafilmpräparat.
Therapie: mehrmalige Behandlung im Abstand von 3–4 Wochen mit Selamectin oder Pyrethroiden. Auch Fipronil-Spray soll wirksam sein.

Haarbalgmilben (Demodex spp.)

Diese Milben werden beim Säugen in den ersten Lebenstagen von der Mutter auf die Hundewelpen übertragen und kommen auch beim gesunden Hund in geringer Anzahl in den Haarfollikeln vor. Bei einem geschwächten Immunsystem können sich die Demodex-Milben stark vermehren und Symptome hervorrufen. Dazu gehören Haarausfall und Schuppenbildung, beginnend oft im Gesicht, rund um die Augen kann eine „Brille" entstehen, weitere Stellen für Haarausfall sind Hals, Rumpf und Gliedmaßen. Durch sekundäre bakterielle Infektion entsteht Juckreiz, und es kommt zur Krustenbildung.
Diagnose: Tiefe Hautgeschabsel mit Quetschung der Haut (siehe 3.1, Tiefes Hautgeschabsel). Mikroskopische Untersuchung mit KOH oder Paraffin bei

100-facher Vergrößerung. Eine einzelne adulte Milbe kann ein Zufallsbefund sein, es werden also immer mehrere Geschabsel gemacht. Das Vorhandensein von mehreren, lebenden Milben oder mehreren Entwicklungsstadien nebeneinander (Eier, juvenile Milben, adulte) ist beweisend.

Therapie: Eine lokale Demodikose beim Jungtier mit weniger als 3 befallenen Hautstellen muss nicht immer behandelt werden, da sie oft innerhalb von 8 Wochen spontan abheilt. Diese Tiere sollten vorsichtshalber entwurmt werden, da eine Endoparasitose das Entstehen von Demodikose begünstigen kann. Auf keinen Fall sollte Kortison verabreicht werden und dies für mindestens ein Jahr! Wenn man das Gefühl hat, dass der Besitzer etwas applizieren will, um an den Erfolg der Behandlung zu glauben, kann man in diesem Fall ein 5%iges Benzoylperoxidprodukt verordnen, das einmal täglich in Wuchsrichtung der Haare aufgetragen werden soll.

Eine generalisierte Demodikose kann mit Ivermectin behandelt werden, das jedoch nicht offiziell zugelassen ist. Moxidectin ist hingegen ein für diesen Zweck zugelassenes Mittel, jedoch nur als Spot-on-Präparat, was bei einer generalisierten Demodikose eventuell nicht ausreichend ist. Ivermectin muss in einer Dosierung von einmal täglich 0,3–0,6 mg oral gegeben werden und das so lange, bis zwei Geschabsel in Folge negativ sind. Injektionen

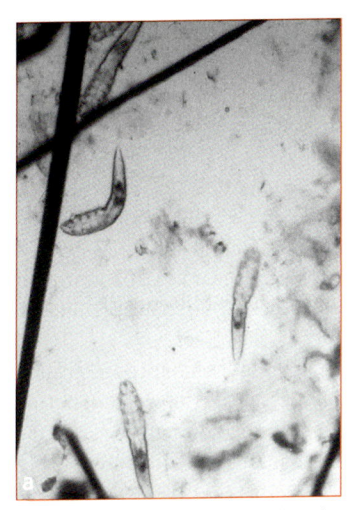

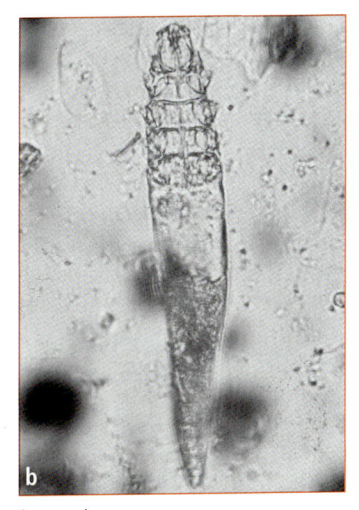

Abb. 5.2a und b Haarbalgmilben (Demodex spp.).

sind unwirksam. Alternativ können Waschungen mit dem Akarizid Ectodex streng nach Anweisung durchgeführt werden, ebenfalls bis zwei Geschabsel im Abstand von 2–3 Wochen nacheinander negativ sind.

Bei Hunden mit generalisierter Demodikose, die älter sind als drei Jahre, sollte immer nach einer Immunsuppression gefahndet werden, z. B. häufige Kortisongaben, eine endokrinologische Ursache (wie etwa Cushing-Krankheit) oder ein noch unentdeckter Tumor.

Befallene Hündinnen erfahren durch hormonelle Einflüsse während der Läufigkeit häufig eine Verschlechterung. Aus diesem Grunde und wegen der genetischen Komponente sollte die Hündin kastriert werden.

Buchtipp: Scott, Miller, Griffin: Muller and Kirk's Small Animal Dermatology. Elsevier Books.

Grabmilben (Sarkoptes)

Grabmilben kommen beim Hund vor, sind stark ansteckend für andere Hunde und können den Menschen als Fehlwirt befallen. Sie verursachen dann juckende Papeln, die Flohstichen ähneln. Die Übertragung erfolgt überwiegend direkt, aber auch indirekt über Vektoren. Hauptsymptom ist ein extrem starker Juckreiz (der Hund kratzt sich, wenn er nicht zu große Angst vor dem Tierarzt hat, auch im Warte- und Behandlungszimmer!) mit ventralem Verteilungsmuster, an den Gliedmaßenvorsprüngen und an den Ohren. Manipulation am Ohr z. B. bei der Entnahme eines Geschabsels löst ebenfalls starken Juckreiz aus. Es kommt schnell zu Sekundärinfektionen der Haut und zu Allgemeinstörungen (Unruhe, geschwollene Lymphknoten).

Diagnose: Der Nachweis ist schwierig und erfolgt über die Untersuchung mehrerer großflächiger und oberflächlicher Hautgeschabsel von noch nicht chronisch veränderten Stellen mit Paraffin. Das Auffinden einer Milbe, von Eiern oder Milbenkot ist beweisend. Es gibt auch einen Elisa-Bluttest. Hier sollte die Infektion mindestens 4 Wochen zurückliegen, sonst ist ein falsch negatives Ergebnis möglich.

Therapie: Waschung (des ganzen Hundes, nicht nur einzelner Stellen) mit Akariziden wie Ectodex. Alternativ Selamectin oder Moxidoctin-Spot-on alle 3 Wochen oder wöchentliche Injektionen mit Ivermectin (zur Frage der Zulassung siehe unter Demodikose). Umgebungsbehandlung mit üblichen Präparaten (s. unter Flöhe).

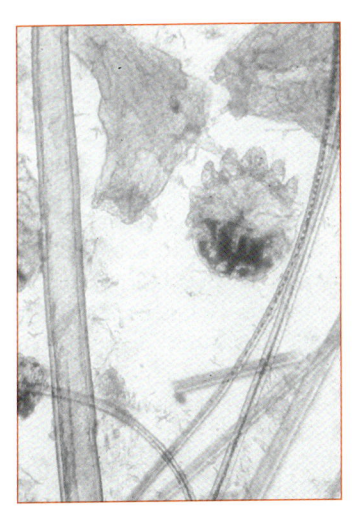

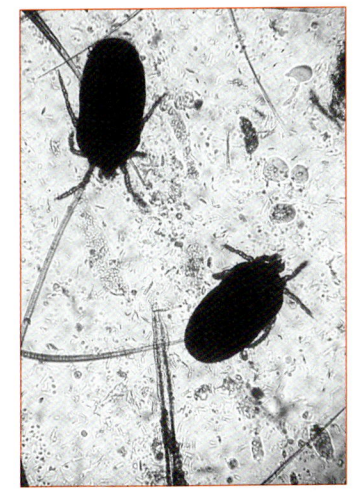

Abb. 5.3 Sarkoptes.   **Abb. 5.4** Herbstgrasmilben.

Herbstgrasmilben

Diese Tiere kommen nur im Spätherbst und mit regional unterschiedlicher Häufung vor. Die orange-roten Nymphen sind mit bloßem Auge erkennbar und verursachen starken Juckreiz. Menschen werden z.B. bei der Gartenarbeit befallen. Bei Hund und Katze sitzen die Herbstgrasmilben überwiegend an den Pfoten (Zehenzwischenräume), manchmal auch am Ohr, am liebsten in der sog. Henry-Tasche. Auch wenn die Larven nicht mehr vorhanden sind, können die befallenen Stellen aufgrund der Mikroläsionen noch einen deutlichen Juckreiz verursachen.

Therapie: Fipronil-Spray (Spot-on ist nicht wirksam) direkt aufsprühen oder mit Handschuh bzw. Q-Tip auftragen. Umgebungsbehandlung nicht erforderlich.

Flöhe

Erwachsene Flöhe leben Blut saugend auf ihrem Wirt. Die Weibchen legen während der Blutmahlzeit bis zu 50 Eier pro Tag, die in die Umgebung des Wirtes auf Teppich, Schlafplatz usw. fallen. Innerhalb einer Woche schlüpfen bewegliche Larven, die sich über ein Puppenstadium z.B. in Bodenritzen oder dem Teppich zum erwachsenen Floh entwickeln. Eine Umgebungsbehandlung ist aus diesem Grund wichtiger Bestandteil der Therapie. Der häufigste Floh ist der Katzenfloh. Er ist wenig wirtsspezifisch und kommt auch bei Hunden, Kaninchen und dem Mensch als Fehlwirt vor. Flöhe haben keine Saison und kommen durchaus auch im Winter vor.

Diagnose: Für Tiere, die auf Flohspeichel allergisch reagieren, reicht ein einziger Stich für eine Reaktion mit massivem Juckreiz. Bei der Untersuchung wird dann u.U. kein Floh gefunden. Hilfreich ist das Scheiteln und Durchkämmen des Fells mit einem Flohkamm, verdächtige dunkle Krümel könnten Flohkot sein und sollten mit etwas Wasser auf einer hellen Unterlage angefeuchtet werden. Wenn sie einen rot-braunen Hof bilden, handelt es sich um Flohkot. Befallene Tiere nagen häufig „anfallsartig" an Kruppe und Schwanzansatz.

Therapie: Es gibt Spot-on-Präparate, Halsbänder, Shampoos und Sprays, die z.T. auch gleichzeitig zeckenwirksam sind. Anzahl und Art der befallenen Tiere im Haushalt sollten bei der Produktwahl bedacht werden. Freigängerkatzen können sich an einem Halsband strangulieren, Puder macht das Fell stumpf usw. Auch der Wirkstoff sollte sorgfältig ausgewählt werden: Besonders bei allergischen Tieren ist eine Repellentwirkung wichtig, d.h. der Floh stirbt ab, bevor er eine Blutmahlzeit nehmen konnte. Als Kontakt-

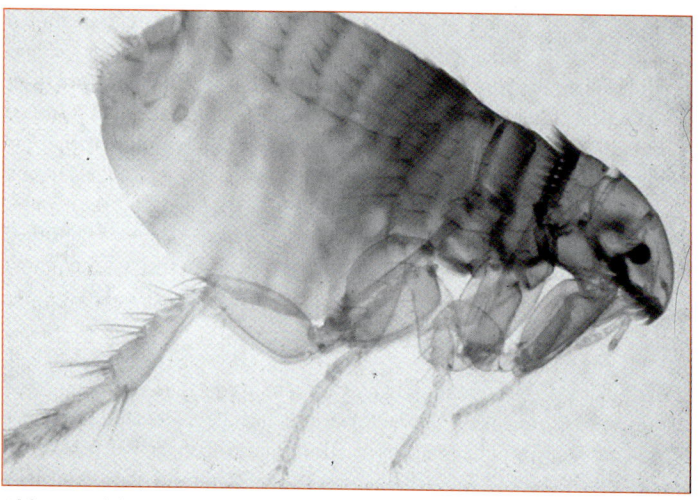

Abb. 5.5 Floh.

gifte gelten Permethrin, Imidacloprid und Fipronil. Permethrin darf bei der Katze nicht angewendet werden.
Bei hartnäckigem Flohbefall sollte der Besitzer auch an mögliche Reservoire wie Auto, selten genutzte Räume, befreundete Familien mit Hund oder Katze, Igelnester, Kaninchenstall usw. denken. Ein weiteres, besonders häufiges Reservoir ist der Staubsauger! Die Beutel sollten gleich nach dem Saugen entsorgt oder mit einem geeignetem Insektizid präpariert werden.

Tipps zur Anwendung von Spot-on-Präparaten

- Da sich diese Produkte mit dem Haarstrich verteilen, wirken sie nicht immer zuverlässig im Kopfbereich. Ein Tropfen aus jeder Pipette sollte deshalb direkt auf den Kopf aufgetragen werden, der Rest wie vom Hersteller beschrieben auf Nacken bzw. Schwanzwurzel.
- Wichtig ist, dass vor dem Auftragen die Haare gescheitelt werden und der Wirkstoff direkt auf die Haut gelangt. Zeigen Sie dem Besitzer die richtige Anwendung mit einer geschlossenen Pipette.
- Inzwischen sind adultizide und ovozide Präparate mit einer umgebungswirksamen Komponente erhältlich oder Sie kombinieren ein Umgebungsspray zusätzlich zur Behandlung des Tieres. Für die Behandlung ganzer Räume gibt es Vernebler (Fogger), mit deren Anwendung Sie sich vertraut machen sollten, da gewisse Vorsichtsmaßnahmen zu treffen sind.
- Weisen Sie den Tierbesitzer darauf hin, das Tier in den nächsten 48 Stunden nicht zu baden und für die ersten Stunden nach der Applikation auch nicht eingehend mit ihm zu schmusen! Bei manchen Tieren kann es auch mal zu Fellverfärbungen am Applikationsort kommen. Sie sollten den Tierbesitzer vorher auf diese Möglichkeit hinweisen, um ihn nicht unerwartet vor vollendete Tatsachen stellen zu müssen.
- Bei der Verwendung von Foggern sollte man bedenken, dass sich der Nebel nur auf oben liegende Flächen niederschlägt. Unter den Möbeln, und da gefällt es den Flöhen und ihrem Nachwuchs am besten, bleibt der Fogger wirkungslos. Deshalb ist es wirkungsvoller, wenn der Kunde sich die Mühe macht und vor allem auch unter den Möbeln ein Insektizid in Sprayform verteilt.

Zecken

Zecken befallen praktisch alle Säugetiere und den Menschen, ihre „Saison" ist von April bis November. Sowohl Larven als auch Nymphen und Adulte sind Blut saugend. Sie lassen sich von Gräsern und Büschen abstreifen (nicht ausschließlich von Bäumen fallen, wie viele Tierbesitzer glauben). Es gibt regional unterschiedliche Arten, am häufigsten kommt Ixodes ricinus vor. Zecken regurgitieren ihren Mageninhalt nach einer gewissen Zeit in die Bisswunde. Dabei können Krankeitserreger übertragen werden, die zur Erkrankung mit Borreliose, Babesiose, Ehrlichiose oder FSME (selten beim Hund) führen können. Inzwischen sind auch Erkrankungsfälle von Hunden mit Babesiose und Ehrlichiose beschrieben, die nicht im südlichen Ausland waren.

Therapie: Es ist wichtig, festsitzende Zecken so schnell wie möglich zu entfernen. Über die Zeit zwischen „Andocken" und Erregerübertragung durch Regurgitation gibt es unterschiedliche Angaben von 12–48 Stunden. Tierbesitzer sollten eine Zeckenzange verwenden und darüber aufgeklärt werden, dass das Beträufeln der Zecke mit Öl oder Klebstoff das Übertragen von Krankheiten sogar fördert. Es macht übrigens keinen Unterschied, ob links- oder rechtsherum gedreht wird, oft lässt sich die Zecke ganz ohne Drehen aus der Haut lösen. Viele Tierbesitzer sehen es als Notfall an, wenn beim Entfernen der Zeckenkopf in der Haut stecken bleibt. Im Normalfall kapselt er sich ein und fällt nach einigen Tagen ab, bei einer sehr seltenen Entzündung an dieser Stelle sollte das Tier in der Praxis vorgestellt werden. Auf keinen Fall erhöht das Steckenbleiben des Zeckenkopfs die Gefahr einer durch Zecken übertragenen Infektionskrankheit.

Prophylaxe: Vorbeugend gibt es wie beim Thema Flöhe erwähnt die verschiedensten Produkte, wirksam gegen Zecken sind z.B. Fipronil und Permethrin. Letzteres darf bei der Katze nicht verwendet werden. Eine Umgebungsbehandlung ist nicht notwendig.

Tipp: In der Praxis können Sie in der Haut stecken gebliebene Zeckenköpfe gut mit einer flach darunter angesetzten Kanüle heraushebeln.

Läuse

Wenn Tierhalter Läuse zu sehen glauben, sind es in der Regel Flöhe. Läuse kommen in der Kleintiermedizin nur sehr selten vor und wenn, praktisch nur an extrem verwahrlosten, ausgezehrten Tieren.

Ektoparasiten beim Vogel

Federmilben

Federmilben werden direkt übertragen und verursachen (meist geringen) Juckreiz und Schäden am Gefieder. Diagnose: Starker Befall ist bei Gegenlicht mit bloßem Auge erkennbar und zeigt sich als eine Aufreihung dunkler Punkte am Gefieder.
Therapie: Ivermectin als Spot-on, in der Dosierung von 0,2 mg/kg, muss je nach Präparat mit NaCl oder Propylenglycol verdünnt werden. Wiederholung nach 2–3 Wochen. Auch das Betupfen oder vorsichtige Besprühen mit Fipronil (Frontkine) ist möglich.

Kalkbeinmilben

Die Milben bohren Gänge in Nasenhaut und Ständer und rufen dadurch borkige Beläge hervor. Öfters ist auch die Kloakenumgebung betroffen.
Therapie: Durch das Beträufeln/Bestreichen mit Paraffinöl oder Vaseline verstopfen die Bohrlöcher, und die Milben sterben ab. Bei Bedarf einmal wöchentlich wiederholen. Auch das Betupfen der betroffenen Stellen mit Fipronil-Spray oder eine Spot-on-Behandlung im Nacken mit Selamectin wie beim Säuger ist wirkungsvoll. Allerdings haben beide Wirkstoffe keine Zulassung für Vögel!

Ektoparasiten bei Heimtieren

- Fipronil darf nicht beim Kaninchen angewendet werden.
- Bei Cheyletiellose des Kaninchens: Therapie mit Selamectin-Spot-on oder Baden mit permethrinhaltigem Shampoo.
- Meerschweinchen erkranken nicht selten an Sarkoptesräude, die wie beim Hund mit extremem Juckreiz einhergeht. Die Tiere magern ab, weil sie vor lauter Kratzen nicht mehr zum Fressen kommen und neigen zur Selbsttraumatisierung. Zur Therapie einmal wöchentlich Injektion mit Ivermectin (0,27%ig), 0,1 ml pro kg, über mindestens drei Wochen oder Selamectin-Spot-on nach Herstellerhinweis.
- Auch Pelzmilben und Haarlinge kommen beim Meerschweinchen häufig vor. Die Therapie erfolgt durch Einsprühen mit Fipronil, alternativ Spot-on mit Selamectin oder Permethrin nach Herstellerangabe.

5.3 Endoparasitenbekämpfung

Allgemeines

Eine Infektion mit Würmern verläuft bei gesunden, erwachsenen Hunden und Katzen praktisch immer ohne klinische Symptome. Die Tierbesitzer argumentieren oft: „Aber ich habe gar keine Würmer gesehen", weil sie nicht wissen, dass selten adulte Würmer ausgeschieden werden und die Eier mit bloßem Auge nicht sichtbar sind. Selbst die Untersuchung einer Kotprobe mit negativem Ergebnis ist nicht unbedingt beweisend, da die Eier intermittierend ausgeschieden werden.

Wenn Sie bei der Anamnese nach dem Entwurmungsstatus fragen, sollten Sie sich nicht nur erkundigen, ob das Tier regelmäßig entwurmt wurde, sondern auch wann zuletzt und womit. „Regelmäßig" ist ein sehr dehnbarer Begriff (einmal jährlich ist auch regelmäßig, für eine Freigängerkatze, die Mäuse fängt, aber nicht oft genug) und oft genug erinnern sich die Kunden nicht mehr an die letzte Gabe einer Wurmkur. Die Frage nach dem verwendeten Medikament ist wichtig, um die Wirksamkeit gegen einzelne Parasiten beurteilen zu können (eine Katze, die zweimal jährlich gegen Rundwürmer behandelt wird, vor kurzem aber Flöhe hatte, wird eine Behandlung gegen Bandwürmer brauchen). Zusätzlich können Sie auf diese Weise sicherstellen, dass der Tierbesitzer nicht auf „Hausmittel" zurückgegriffen hat: Für manche Menschen ist auch die Fütterung von Knoblauch oder Möhren eine Wurmkur! Auch frei verkäufliche „biologische Kuren" oder in Einzelfällen in Apotheken abgegebene Abführmittel tauchen gelegentlich auf.

Eine gute Hilfe für Tierbesitzer sind Entwurmungspläne, in die ähnlich wie in einen Impfpass jede Entwurmung mit dem verwendeten Präparat eingetragen wird.

Eine Wurmkur wirkt jeweils nur gegen die Stadien des Parasiten, die sich gerade im Darm befinden und ist keine Prophylaxe. Eine erneute Infektion auch direkt nach der Wurmkur ist z. B. durch Verzehr eines Zwischenwirtes sofort wieder möglich.

Der Mensch kann sich bei seinem Haustier z. B. durch dem Fell anhaftende Spulwurmeier infizieren.

Hund

Rundwürmer

Zu den Nematoden (Rundwürmern) zählen Spulwürmer (Ascariden, v.a. Toxocara canis und Toxascaris leonina), Hakenwürmer (Ancylostoma) und Peitschenwürmer (Trichuren). Die Infektion erfolgt oral, Eier oder Larven werden aufgenommen. Hakenwurmlarven können auch aktiv über die Haut einwandern. Ein weiterer Übertragungsweg ist vom Muttertier auf die Welpen und zwar sowohl pränatal als auch galaktogen (maximale Ausscheidung durch die Hündin in der 2. und 3. Woche post partum).

Rundwürmer sind mit Ausnahme von Trichuren besonders ein Problem junger Hunde, ältere Hunde infizieren sich besonders über Zwinger und Ausläufe mit Naturboden.

- **Nachweis:** Der Nachweis kann mittels Flotation einer Kotprobe erfolgen (siehe 3.3, Kotprobe), bei Welpen jedoch frühestens im Alter von 3 Wochen.
- **Behandlung:** Welpen werden mit Benzimidazol- oder Pyrantelpräparaten behandelt. Ältere Tiere erhalten Milbemycin. Empfohlen wird, Welpen und Muttertier nach der Geburt am 14. Tag zu entwurmen und dies dreimal im Abstand von 2 Wochen zu wiederholen.

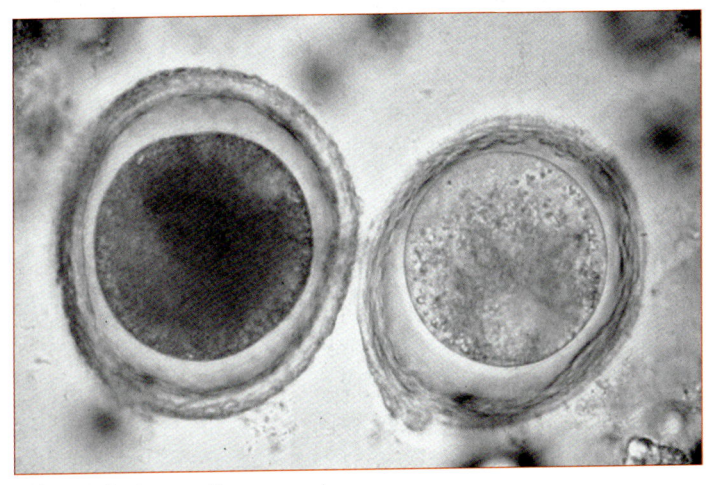

Abb. 5.6 Spulwurm – Toxocara canis.
(Alle Abb. in Kapitel 5.3 mit freundlicher Genehmigung von Pfizer Deutschland)

Bandwürmer

Zu den Zestoden (Bandwürmern) gehören verschiedene Spezies, die alle einen Zwischenwirt benötigen. Wenn der Besitzer reiskornartige, flache Gebilde am After oder im Fell des Hundes entdeckt, handelt es sich in der Regel um Bandwurm-Proglottiden.
Dipylidium caninum: Der Gurkenkernbandwurm (oder Kürbiskernbandwurm) wird durch Flöhe übertragen.
Taenia spp.: Wird durch den Verzehr von rohem Fleisch übertragen, vor allem von Schaf, Kaninchen und Reh. Jagdhunde sind deshalb besonders gefährdet.
Echinococcus granulosus: Der kleine Hundebandwurm wird ebenfalls durch einen Zwischenwirt (v.a. rohes Schaffleisch) übertragen. Die ausgeschiedenen Eier sind infektiös für den Menschen. Ein Befall verursacht hier die Entstehung von Zysten in Leber, Lunge und Gehirn.
Echinococcus multilocularis: Der kleine Fuchsbandwurm ist eine gefährliche Zoonose, die bei einer Erkrankung des Menschen zu tumorähnlichen Zysten in Leber, Gehirn und anderen Organen führt. Der Hund infiziert sich durch den Verzehr von Zwischenwirten wie Mäusen oder Ratten. Der

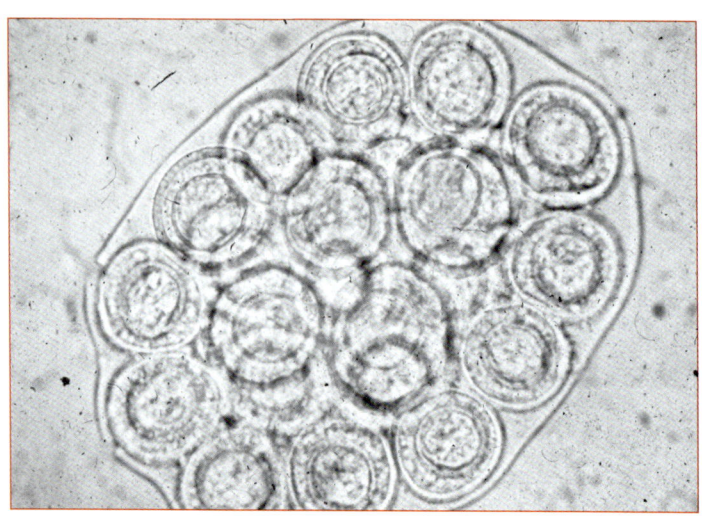

Abb. 5.7 Dipylidium caninum.

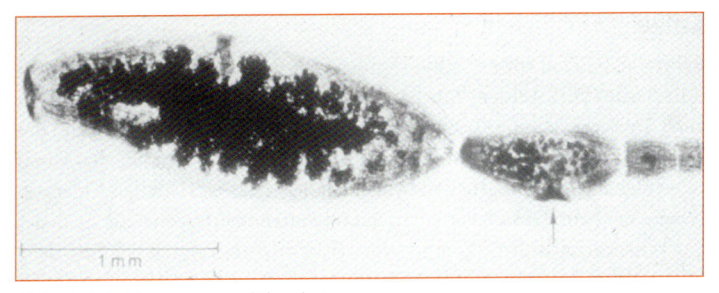

Abb. 5.8 Echinococcus multilocularis.

Mensch kann infektionsfähige Stadien z. B. mit ungewaschenen Waldbeeren aufnehmen, wahrscheinlicher ist aber eine aerogene Aufnahme durch Staub, der z. B. bei der Heuernte entsteht.

- **Nachweis:** Der Nachweis von Zestodeneiern ist per Zinkflotation möglich, wobei die Eier von Echinococcus aber nicht von Taenia spp. unterscheidbar sind. Häufiger werden abgegangene Proglottiden gesehen. Allerdings sollte die Diagnose am 3-Tage-Sammelkot erfolgen, da die Ausscheidung unregelmäßig ist.
- **Behandlung:** Erwachsene Hunde sollten 2- bis 4-mal jährlich entwurmt werden, am besten mit einem gegen Rund- und Bandwürmer wirksamen Medikament. Praziquantel ist ein reines Bandwurmmittel. Häufig werden Kombipräparate mit gleichzeitiger Wirkung gegen Nematoden und Zestoden eingesetzt.

Protozoen

Parasiten, die zu den Protozoen (Einzellern) gehören, sind Kokzidien (Isospora canis bzw. felis, siehe bei Katze) und Giardien. Giardien kommen nicht nur beim Junghund vor, sie können zu chronischer Diarrhö führen.

- **Nachweis:** Der Nachweis von Giardien erfolgt am besten über Einsendung einer Kotprobe ans Labor oder eine Untersuchung mittels Snap-Test in der Praxis. Dort erfolgt ein direkter Erregernachweis bzw. Antigennachweis.
- **Behandlung:** Therapeutisch kann Fenbendazol eingesetzt werden (50 mg/kg KG über 5 Tage) oder Metronidazol (25–50 mg/kg KG über 6–10 Tage). In therapieresistenten Fällen kommen Kombinationspräparate mit beiden Wirkstoffen zum Einsatz.

Katze

Bei starkem Befall können adulte Spulwürmer („spaghettiähnlich") von der Katze erbrochen werden. Am häufigsten kommt Toxocara cati vor, selten auch Toxocara leonina. Trichuris kommt bei der Katze sehr selten vor, der Hakenwurm der Katze (Ancylostoma tubaeforme) ist nicht auf den Hund übertragbar. Der häufigste Bandwurm bei der Katze ist Hydatigera taeniaeformis, der beim Fressen von Mäusen und Ratten übertragen wird. Auch der Gurkenkernbandwurm kommt vor (Übertragung durch Flöhe, siehe Hund). Der Fuchsbandwurm (Echinococcus multilocularis) kann beim Fressen von Mäusen übertragen werden.

Infektionsfähige Spulwurmeier, die versehentlich vom Menschen aufgenommen werden, können durch die Entstehung von Wanderlarven Schäden besonders an Augenhintergrund, aber auch in der Haut anrichten.

- **Nachweis:** Auch bei Katzen ist der Nachweis von Wurmeiern durch Flotation möglich. Die Eier von Toxocara sind groß, rund (beim Hund mit unebener Oberfläche), ohne Polkappen, dickschalig und mit dunkelbraunem Inhalt fast vollständig ausgefüllt. Die Eier von Taenia ssp. sind nur knapp halb so groß, ebenfalls kugelig, haben aber eine dünne,

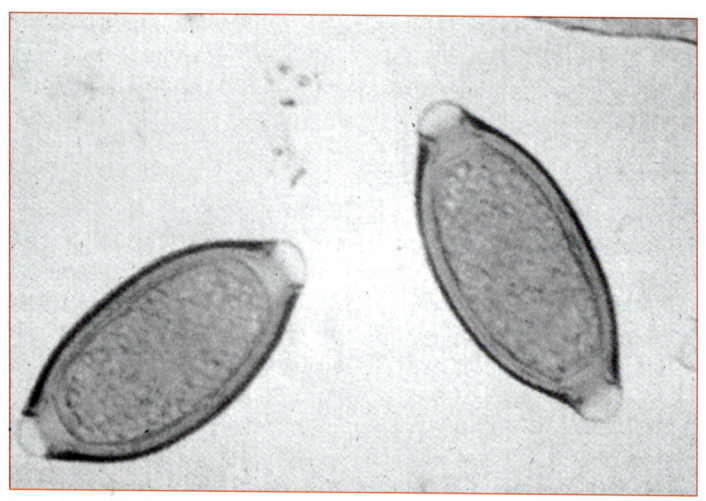

Abb. 5.9 Peitschenwurm – Trichuris.

5.3 Endoparasitenbekämpfung

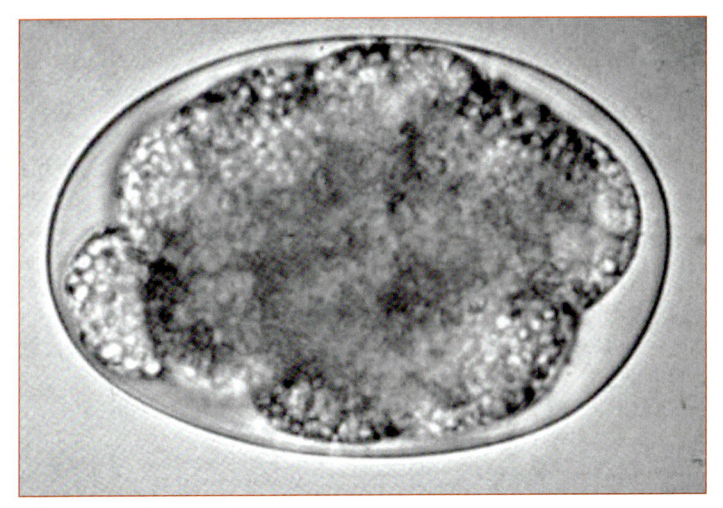

Abb. 5.10 Hakenwurmei.

radiär gestreifte Schale und durchscheinenden Inhalt. Der Gurkenkernbandwurm hat längsovale Eier, die zu Paketen zusammengeklebt sind. Trichuris vulpis (Hund) ist etwa so groß wie ein Spulwurmei, hat aber eine Zitronenform mit 2 Polkappen in der dicken, glatten Schale und einen körnigen Inhalt. Hakenwurmeier sind längsoval, haben eine dünne, ungefärbte Schale und enthalten Furchungskugeln.
- **Behandlung**: Gerade bei Katzen ist die Entwurmungsfrequenz stark von der Haltungsform abhängig. Freigänger sollten 4-mal im Jahr entwurmt werden. Bei sehr fleißigen Mäusefängern kann es nötig sein, einmal monatlich gegen Bandwürmer zu behandeln, da deren Entwicklungszyklus ca. 30 Tage beträgt. Katzenwelpen sollten ab der dritten Woche gemeinsam mit der Mutterkatze 4-mal im Abstand von 3 Wochen entwurmt werden.

Kokzidien

Cystoisospora

Kokzidienbefall ruft überwiegend bei Jungtieren Symptome hervor (Durchfall, Gewichtsverlust). Infektionsquelle sind kleine Nager.

- **Nachweis:** Die Oozysten sind durch Flotation nachweisbar, sie sind deutlich kleiner als Wurmeier, mit dünner, farbloser Schale und kugeligem Inhalt.
- **Behandlung:** Zur Behandlung der Katze (und auch des Hundes) zugelassen sind Sulfonamide, möglich ist auch die Behandlung mit Toltrazuril.

Toxoplasma

Erreger ist Toxoplasma gondii und befällt die Katze durch den Verzehr von zystenhaltigem Fleisch (rohes Schwein, am häufigsten Maus, aber auch direkte Ooyzstenaufnahme). Im Darm der Katze wird der Parasit freigesetzt und es kommt zur Ausscheidung von Oozysten (dem infektionsfähigen Stadium) mit dem Kot.
- **Nachweis:** Der Nachweis erfolgt über eine 3-Tage-Sammelkotprobe. Diese wird nach 14 Tagen wiederholt, um zu prüfen, ob infektiöse Oozysten ausgeschieden werden. Die serologische Untersuchung macht wenig Sinn, weil 70–80% aller Katzen eine Infektion durchgemacht haben und somit einen positiven Befund haben, ohne dass damit gesagt ist, dass sie auch infektiöse Oozysten ausscheiden.
- **Behandlung:** Eine Behandlung der Katze ist meistens nicht nötig, da der Verlauf in der Regel symptomlos ist.
- **Vorbeugung:** Da die Erstinfektion mit Toxoplasmose für Schwangere bzw. das Ungeborene gefährlich ist, sollten Schwangere ohne Antikörper gegen den Erreger den Kontakt mit Katzenkot vermeiden. Dies gilt nicht nur für die Reinigung der Katzentoilette, sondern besonders auch für Gartenarbeit! Der Kontakt mit der Katze selbst ist ungefährlich.

Kaninchen

Die wichtigste Parasitose des Kaninchens ist der Befall mit **Kokzidien**, der besonders beim Jungtier schwere Diarrhö und Tympanie auslösen kann. Die Einzeller werden vom Muttertier auf die Jungen übertragen und intermittierend ausgeschieden, weshalb eine Kotuntersuchung (nativ oder mit Flotation) falsch negativ sein kann.
- **Nachweis und Behandlung:** Das Aussehen der Eier ist bei der Katze beschrieben. Wirksam sind Sulfonamide und Toltrazuril.

Eine weitere parasitäre Erkrankung des Kaninchens ist der Befall mit **Encephalitozoon cuniculi**, einer intrazellulär lebenden Mikrosporidienart. Der Erreger wird vom Muttertier auf die Jungen übertragen und mit Urin und Kot ausgeschieden. Weit über die Hälfte aller Kaninchen sollen serolo-

gisch positiv sein, aber nicht jedes infizierte Tier erkrankt. Kommt es zum Ausbruch der Erkrankung, können ZNS-Symptome (Nystagmus, Ataxie, Paresen, Kopfschiefhaltung), Augenveränderungen (Uveitis, z.T. mit Inseln aus Protein in der Augenkammer) und Niereninsuffizienz auftreten.
- **Nachweis:** Der Nachweis erfolgt über eine Blutuntersuchung.
- **Behandlung:** Es existieren verschiedene Behandlungsprotokolle (Fenbendazol bzw. Antibiose, evtl. Vitamin B, evtl. Steroide, dazu Palliativtherapie), die Prognose ist vorsichtig. Enzephalitozoonose gilt bei immunsupprimierten Menschen als Zoonose.

Oxyuren können bei starkem Befall auch bei Kaninchen zu Magen-Darm-Symptomen führen. Meist verläuft eine Infektion asymptomatisch.
- **Nachweis:** Die Eier dieses Wurmes werden direkt am After abgelegt, deshalb sind sie mit einem Tesafilmpräparat besser nachzuweisen als mit Flotation. Sie sind asymmetrisch oval („nierenförmig") mit körnigem Inhalt.
- **Behandlung:** Für die Behandlung eignet sich Fenbendazol (auch bei dem selten klinisch auffälligen Wurmbefall des Meerschweinchens).

Vogel

Auch beim Vogel werden Wurm- und Kokzidieneier intermittierend ausgeschieden, sie verursachen gelegentlich Diarrhö. Am häufigsten kommt **Capillaria** vor, deren ovales Ei sich durch zwei Polkappen von den ebenfalls vorkommenden Ascaridia unterscheidet. Bandwurmeier sind beim Vogel deutlich größer und rund.

Trichomonaden, die im Kropf parasitieren, können durch eine Kropfspülprobe oder einen Kropfabstrich nachgewiesen werden. Er sollte unbedingt sofort untersucht werden (Nativpräparat auf Objektträger mit Deckgläschen), da Trichomonaden durch ihre Beweglichkeit auffallen und schwer nachzuweisen sind, wenn diese fehlt.
- **Behandlung:** Metronidazol.

5.4 Zahnkorrektur beim Heimtier

Bei Heimtieren ist es nicht selten erforderlich, dass die Zähne wegen einer Fehlstellung korrigiert werden müssen. Fragen Sie, ob aktuell Probleme bei der Futteraufnahme vorhanden sind. Ursache ist oft die Bevorzugung eines bestimmten Futters, das jedoch wieder aus dem Maul fällt. Dann trinken die Tiere viel, weil sie hungrig sind, und an Maul, Kinn und Pfoten können Sekretspuren zu sehen sein. Kontrollieren Sie immer die Backenzähne, auch wenn das Tier „nur" eine Fehlstellung der Schneidezähne haben soll. Oft zieht eine unphysiologische Kautätigkeit weitere Probleme nach sich.

- Ob Sie zunächst nur mit einem Otoskop oder gleich mit einem Maulsperrer bzw. mit oder ohne Narkose arbeiten, richtet sich nach den Gepflogenheiten der Praxis und der Kooperation des Tieres sowie seinem Gesundheitszustand.
- Üben Sie bei Kaninchen auf jeden Fall das Einsetzen des Maulspreizers in Narkose. Bei Routinepatienten zur Kastration können Sie auch Ihren Blick für ein physiologisches Gebiss schulen.
- Bei Tieren, die Ihnen zur Zahnkorrektur vorgestellt werden, sollten Sie nicht vergessen, auch die bukkalen Flächen auf scharfe Kanten abzusuchen. Sie können hierzu den Zungenspatel verwenden, wenn der Maulspreizer eingesetzt ist. Verwenden Sie immer auch eine starke Lichtquelle und legen Sie das komplette Zahn-Equipment bereit.
- Während Sie Spitzen an den Backenzähnen schneiden oder feilen, halten Sie die Zunge mit dem Spatel zur Seite.
- Die Schneidezähne sollten am besten unter Narkose mit einer Trennscheibe gekürzt werden. Die Trennscheibe muss fortlaufend mit Wasser, z. B. aus einer Spritze durch einen Assistenten, gekühlt werden. Die abgetrennten Teilstücke sollten fixiert werden, damit sich keine Teilchen losreißen und Verletzungen verursachen können. Vielfach wird aber eine Zange benutzt, was leicht dazu führen kann, dass die Zähne splittern. Entstandene Spitzen können mit einer Feile entfernt werden. So gelangen auch ungleich lange Schneidezähne auf ein Niveau.
- Versuchen Sie, möglichst nur einmal anzusetzen und beide Schneidezähne zeitgleich zu kürzen. Achten Sie beim Kaninchen darauf, nicht die dahinter liegenden Stiftzähne zu beschädigen.
- Bei sehr widerspenstigen Tieren ist oft eine Sedation oder Narkose notwendig. Das gilt ebenso für umfangreiche Zahnfehlstellungen, da die Tiere bei längeren Prozeduren extrem gestresst werden und eine sorgfältige Behandlung nicht möglich ist.

5.5 Analbeutel ausdrücken

Anzeichen dafür, dass die Analbeutel vermehrt gefüllt sind, sind „Schlittenfahren" (der Hund rutscht auf dem Hinterteil) und Benagen der Analregion. Das routinemäßige Ausdrücken der Analbeutel ist nicht notwendig (sie füllen sich umso schneller wieder), im Normalfall werden sie mit dem Kotabsatz durch den Hund entleert.

Grundsätzlich gibt es zwei Methoden, die Beutel zu entleeren: von innen und durch Druck von außen. Die zweite Methode ist etwas schwieriger in der Durchführung, und dabei lässt sich nicht die Beschaffenheit der Analbeutel überprüfen (Füllungszustand, eventuelle Vergrößerung, Schmerzempfinden als möglicher Hinweis auf eine eitrige Entzündung). Die Beutel sitzen innen am After, die Ausführungsgänge liegen bei ca. 4 und 20 Uhr.

- Halten Sie Zellstoff oder Küchentuch, Handschuh und Gleitgel oder etwas Wundsalbe bereit.
- Eine Hilfsperson fixiert den stehenden Hund und fasst ihn unterstützend so, dass er sich nicht hinsetzen kann.
- Gehen Sie mit dem behandschuhten, mit Gleitmittel benetzten Zeige-

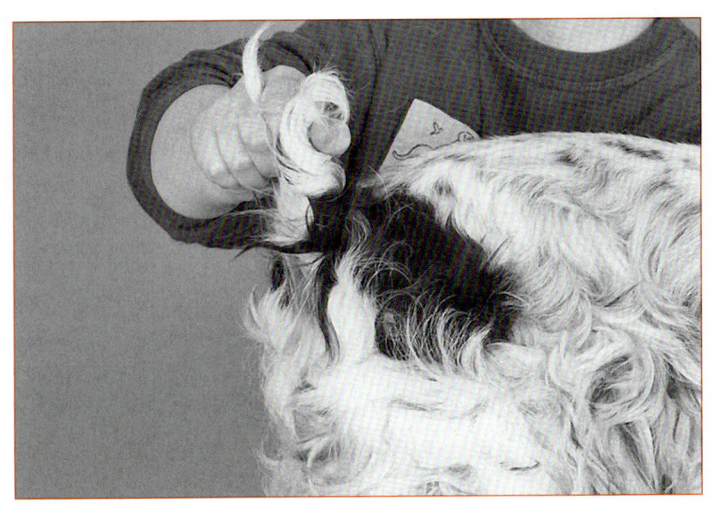

Abb. 5.11 Ausgangshaltung zur Untersuchung der Analregion und zum Ausdrücken der Analbeutel.

finger Ihrer Arbeitshand vorsichtig in den After ein und ertasten Sie den Analbeutel.
- Halten Sie beim Ausdrücken außen mit dem Daumen der gleichen Hand dagegen, aber achten Sie darauf, den Ausführungsgang nicht zusammen zu klemmen. Mit der anderen Hand halten Sie von außen Zellstoff zum „Auffangen" des Sekretes bereit. Greifen Sie leicht um, indem Sie die Hand drehen, und verfahren Sie mit dem zweiten Analbeutel genauso. (Dabei sollte niemand in der „Schusslinie" direkt hinter dem Hund stehen, falls doch einmal etwas daneben geht.)
- Werfen Sie einen kurzen Blick auf das Sekret. Eitrig entzündete Analbeutel sollten gespült werden.
- Am besten entsorgen Sie den verunreinigten Zellstoff, wenn Sie Ihren Handschuh darüber stülpen, indem Sie ihn beim Abstreifen auf links drehen, während Sie das Papier in der Handfläche halten. Der mit Sekret benetzte Zellstoff im Mülleimer kann ohne zusätzliche Umhüllung eine ganze Zeit lang für eine enorme Geruchsbelästigung sorgen!
- Kontrollieren Sie besonders langhaarige Hunde auf eventuell entstandene Verunreinigungen des Fells, die Sie mit etwas feuchtem Zellstoff entfernen sollten.

5.6 Krallen schneiden

Das Schneiden der Krallen wird von vielen Tieren als unangenehm empfunden. Achten Sie besonders bei der Untersuchung von älteren Tieren, die sich nicht mehr viel bewegen, auf den Zustand der Krallen. Gerade unter längerem Fell können bei Klein- und Heimtieren abnorm lange und sogar eingewachsene Krallen verborgen sein.
- Bei Tieren, die nur mit den Spitzen im Teppich hängen bleiben, reicht es auch, nur die Spitzen vorsichtig zu kürzen oder – bei Heimtieren – zu feilen.
- Eine mit der rauen Seite nach oben liegende Kachel in „Hauptverkehrsstraßen" des Heimtiergeheges sorgt auf Dauer für eine bessere Abnutzung der Krallen.
- Beim Hund schneiden Sie die Krallen bis zu einer gedachten Linie, als würden Sie an der Unterseite der Ballen ein Lineal anlegen. Was von der Pfotenunterseite aus betrachtet über diese Linie herausragt, darf gekürzt werden.

5.6 Krallen schneiden

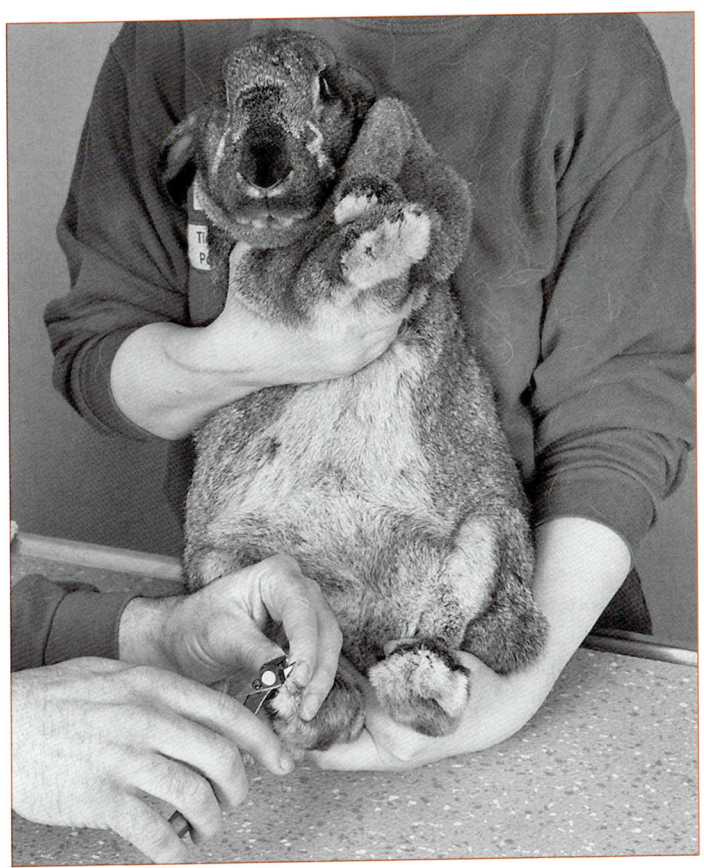

Abb. 5.12 Ausgangshaltung beim Krallenschneiden am Hasen.

- Beim Kaninchen darf gekürzt werden, was aus den „Fellpuscheln" der Pfoten herausragt.
- Meerschweinchen können enorme „Korkenzieherkrallen" aufweisen, bei denen der Verlauf der Blutgefäße schwer einzuschätzen ist. Warnen Sie die Besitzer vor, dass es bluten könnte.
- Heimtiere, die ein starkes Krallenwachstum zeigen, haben oft nicht nur zu wenig Bewegung, sondern werden auch zu üppig mit Kraftfutter und

proteinreichen Leckereien wie Kräckern, Drops usw. gefüttert. Versuchen Sie, die Haltungs- und Fütterungsgewohnheiten vorsichtig zu erfragen und wenn möglich zu verbessern.
- Sollte es einmal bluten, legen Sie möglichst sofort Zellstoff oder ein Handtuch unter. So wird kein Blut auf dem Tisch verteilt und die Blutung wirkt auf den Besitzer weniger bedrohlich. Erklären Sie trotzdem, dass es nur ein paar Tropfen sind, Sie aber etwas zur Blutstillung tun werden. Bei kleinen Tieren reicht dazu oft ein Tupfer mit H_2O_2 oder Eisen-III-Chlorid, zur Not (bei Hausbesuchen) auch Seife oder Klebstoff-Roller. Bei kräftigen Hundekrallen sollten Sie bei Blutungen besser einen Thermokauter zu Hilfe nehmen.

5.7 Ernährungsberatung

Die Informationen über Fütterung und Futtermittel, die auf den Tierhalter einstürmen, sind vielfältig. Es gibt über Rohkost bis zu „Gourmet-Schälchen" alles, was man sich vorstellen kann. Besonders abenteuerliche Fütterungspläne sieht man oft von Züchtern, die „Geheimrezepte" zum Goldstandard erheben. Es ist oft nicht einfach, verunsicherte Tierbesitzer zu überzeugen, dass es andere und oft bessere Fütterungsmöglichkeiten gibt und das Tier nicht zwangsläufig das rohe Ei oder den geriebenen Apfel braucht, um gesund zu sein.

Wenn Ihre Praxis Futtermittel anbietet, nutzen Sie die Infomöglichkeiten, die Ihnen die Industrie bietet. Nur wenn Sie das Programm, die Indikationen und die Inhaltsstoffe gut kennen, können Sie die Produkte auch sinnvoll empfehlen. Einen Überblick über das Sortiment der Praxis kann Ihnen eine gut ausgebildete Tierarzthelferin geben.

Wichtige Fakten zur Ernährung

- **Hunde** sind zwar Fleischfresser. Ihr Verdauungskanal ist aber auf die Verwertung von Beutetieren ausgerichtet, die z.B. Haare und Mageninhalt enthalten. Reine Fleischfütterung macht den Hund auf Dauer krank! Kurzfristig kann eine Ernährung mit Fleisch durch den Mangel an Rohfaser zu Durchfall führen.
- **Katzen** sind noch stärker als Hunde auf die Aufnahme von Fleisch angewiesen, da für sie essenzielle Inhaltsstoffe wie Taurin und Arginin in

pflanzlichen Nahungsmitteln nicht ausreichend enthalten sind. Ein Taurinmangel (mit folgender dilatativer Kardiomyopathie) wird heute durch die verbesserte Ernährung bei Katzen praktisch nicht mehr gesehen.

- Es ist möglich, einen **Hund mit Katzenfutter** zu ernähren, was allerdings wegen des zu hohen Eiweißgehalts nicht günstig ist. Umgekehrt führt dies zu Mangelerscheinungen.
- **Tischabfälle** machen nicht zwangsläufig krank, sollten aber nur als Ergänzung dienen (Reis, Kartoffeln), ungewürzt und ungesüßt sein. Empfindliche Tiere sollten ausschließlich mit Fertigfutter ernährt werden. Die heute erhältlichen Produkte namhafter Firmen sind so ausgewogen, dass eine Ergänzung allerdings nicht notwendig ist. Man muss also keine Möhren raspeln, Pellkartoffeln kochen oder Eier verquirlen (ganz davon abgesehen, dass von rohen Eiern natürlich ein Risiko für Salmonellose ausgeht).
- **Schweinefleisch** sollte wegen der Übertragungsgefahr des Aujezky-Virus nur gekocht verfüttert werden.
- Eine Gabe von **Vitamin-Mineral-Tabletten** ist bei einem gesunden, mit gutem Alleinfutter ernährten Hund nicht notwendig, auch nicht in der Wachstumsphase. Eine übertriebene Versorgung mit Futterkalk oder anderen Kalzium-Präparaten kann sogar Wachstumsschäden hervorrufen.
- Ein Wechseln der **Geschmacksrichtung** eines Futtermittels ist ein Wunsch, der eher vom Besitzer ausgeht als vom Tier. Nötig ist das nicht.
- Die Gabe von **Milch** ist umstritten. Milch wird individuell vertragen, d.h. der einen Katze bekommt sie, die andere bekommt davon Durchfall. Bei Hunden ist es genauso. Auch hier gilt: Bei Verwendung eines guten Alleinfuttermittels reicht die Gabe von Wasser vollkommen aus.
- **Schokolade** ist durch das darin enthaltene Theobromin mit seiner Wirkung auf Magensaftproduktion und (Herz-)Muskulatur tatsächlich schädlich für Hunde, was besonders für Bitterschokolade und Kouvertüre gilt, deren Verzehr auch tödlich sein kann.
- Ob **Knochen** gefüttert werden dürfen, ist ebenso umstritten. Halten Sie sich mit Auskünften an die Praxisphilosophie. Das Kaubedürfnis kann auch mit speziellen Kauknochen befriedigt werden. Ganze Knochen führen oft zu erheblichen Verdauungsproblemen. Sie wollen sicherlich nur ein einziges Mal einen Hundedarm von Knochenkot befreien.

- Ob **Trocken- oder Dosenfutter** ist eine Entscheidung, die von den Wünschen des Besitzers und dem Geschmack des Tieres abhängt. Es hält sich das Gerücht, Kater bekämen von ausschließlicher Fütterung mit Trockenfutter Harngries. Dies ist widerlegt und hängt vielmehr davon ab, wie die Zusammensetzung des Futters und die Flüssigkeitsaufnahme ist. Moderne Hersteller berücksichtigen neue Erkenntnisse zur Ernährungsphysiologie und stimmen die Futtermittel darauf ab.
- Es gibt Tierhalter, die unbedingt **selbst für ihr Tier kochen** wollen. Eine ausgewogene Ernährung ist auch dann möglich, aber viel schwerer umzusetzen als mit gutem Fertigfutter. Hier empfiehlt sich die Zusammenarbeit mit einem Spezialisten für Tierernährung oder die Verwendung eines PC-Ernährungsprogramms.
- **Fütterungsfrequenz:** Einmal täglich ist nur für sehr kleine Hunde zu empfehlen. Katzen benötigen als Jäger kleiner Beutetiere mehrere kleine Mahlzeiten pro Tag (mindestens 3–4). Für die Zahnreinigung des Hundes ist es zwar besser, nur eine Mahlzeit am Tag zu geben, dafür leidet aber die Verdaulichkeit und bei großen Rassen steigt die Gefahr einer Magendrehung. Empfohlen werden 2–3 Mahlzeiten.
- Die **Futtermenge** hängt ab von Größe und Aktivität des Tieres und in großem Maß auch davon, was zwischendurch an Leckereien und Kauartikeln (Schweineohren z. B. sind sehr fetthaltig) gegeben wird. Die Angaben auf den Futterpackungen sind abgestimmt auf die völlig alleinige Gabe, als Anhaltspunkt ist die untere Grenze der für Alter, Rasse bzw. Größe angegebenen Menge gut geeignet.
- Je besser das Futter, desto genauer die **Deklaration der Inhaltsstoffe**.
- Was den **Futterpreis** betrifft: Er sollte auf die Trockensubstanz bezogen werden. Einfacher ist es, zu überprüfen, wie viel Futter täglich gegeben werden muss. Viele hochwertige Futter sind zwar auf den ersten Blick teurer, die tägliche Ration ist aber durch die hohe Energiedichte kleiner und der Preis für eine Tagesportion günstiger als der einer Billigsorte.
- Ein Futterwechsel sollte immer schrittweise erfolgen, am besten durch Untermischen steigender Mengen des neuen Futters in das alte.
- Spezielle, beim Tierarzt erhältliche Diäten sind eine gezielte Ernährungsmaßnahme für die Behandlung von Krankheiten (evtl. in Kombination mit einer weiteren Therapie) und deshalb nicht frei verkäuflich.

Ernährung bei bestimmten Erkrankungen von Hund und Katze

Gegen die meisten dieser Erkrankungen bieten manche Futtermittelhersteller fertige, ausgewogene Diätnahrungsmittel an, die in der Regel über den Tierarzt bezogen werden können (z. B. Hills, Royal Canin, Eukanuba).

- **Niereninsuffizienz:** hochwertiges Protein, phosphatarm.
- **Herzinsuffizienz:** salzarm, leichtverdaulich.
- **Leberinsuffizienz:** hochwertiges Protein, mäßiger Fettgehalt.
- **Akute Magen-Darm-Probleme:** leicht verdaulich, meist auf Basis von Huhn und Reis. Alternativ kann der Besitzer selbst Reis und Hühnerfleisch kochen oder das Fleisch durch Quark ersetzen.
- **Allergie:** neue, für das Tier bisher nicht genutzte Proteinquellen oder hydrolysiertes Protein, auf das nicht allergisch reagiert wird. Auch hier kann der Besitzer selbst kochen. Dies erfordert aber eine intensive Einweisung und eine entsprechende Mitarbeit.
- **Adipositas:** niedrige Energiedichte, hoher Rohfasergehalt. Dadurch entsteht ein gutes Sättigungsgefühl, aber die Verdaulichkeit der Nahrung ist geringer als bei herkömmlichem Futter. Gewichtsreduktion sollte möglichst in Verbindung mit einem Aktivitätsprogramm, einer Einschränkung oder Veränderung der Leckereien-Gabe (Möhrenstücke, kalorienarme Spezialsnacks oder einfach ein Teil des normalen Trockenfutters) und regelmäßigen Gewichtskontrollen erfolgen.
- **Diabetes mellitus:** Zur Stabilisierung des Blutzuckerspiegels wird für Hunde ein Futter zur Gewichtsreduktion empfohlen. Bei Katzen ist ein hoher Proteingehalt bei eher niedrigem Rohfaser- und Kohlenhydratgehalt besser. Diätfutter kann dem Tier in der Startphase durch Anwärmen ohne Fett oder Füttern aus der Hand schmackhafter gemacht werden.

Kaninchen

- Grundnahrungsmittel ist das Heu!
- Die meisten Tiere erhalten viel zu viel Kraftfutter. Ein Esslöffel eines vollpelletierten Trockenfutters pro kg/Tier und Tag ist ausreichend.
- Dazu kommt sauberes Grünzeug (Gras, Löwenzahn, Kräuter, Möhre und Möhrengrün, Apfel usw.) und ab und zu Äste von ungespritzten Obstbäumen oder Haselnuss. Lieblingszweige sind Buche und Rotbuche. Alle Zweige können je nach Jahreszeit mit Knospen und Blättern gegeben

werden. **Achtung:** Durch den Farbstoffgehalt kann sich der Urin rotbraun (wie Blut) verfärben.
- Kohlrabi kann bei manchen Kaninchen zu Blähungen führen, auch bei allen Kohlsorten und bei Klee sollte der Tierbesitzer besondere Vorsicht walten lassen.
- Joghurtdrops werden sehr gern gefressen, können aber durch den hohen Kalziumgehalt (der zu einer vermehrten Ausscheidung von Kalzium über die Harnwege führt) Blasensteine verursachen und gehören nicht zur artgerechten Ernährung.
- Die Verfütterung von altem Brot/Brötchen kann durch das hohe Angebot an Getreide und die vorhandenen aber nicht sichtbaren Schimmelpilzsporen Verdauungsprobleme verursachen. Einen Ersatz dafür benötigt das Tier nicht, doch als Leckereien sind Vollkornknäckebrotstückchen in geringen Mengen geeignet.

Meerschweinchen
- Auch hier ist das Grundnahrungsmittel Heu und Grünzeug.
- Die Kraftfuttergabe sollte auf einen Esslöffel pro Tag beschränkt werden. Meerschweinchen sind auf die Aufnahme von Vitamin C angewiesen und zwar mit 15 mg/d (in Paprika, Petersilie, Grünzeug, Obst).
- Vorsicht auch hier mit Pflanzen, die zu viel Kalzium enthalten und zu Blasengries oder –steinen führen können.

5.8 Erziehungsberatung

Sehr oft werden sich Tierbesitzer mit Fragen zur Erziehung oder zum Verhalten ihres Tieres an Sie wenden. Für komplexe Probleme können auf Verhaltenstherapie spezialisierte Kollegen konsultiert werden, denn eine Beratung zum Thema Aggression oder Unsauberkeit erfordert manchmal Hausbesuche und eine längere Begleitung des Patienten.

Generell sollten Sie jedes Tier, das dem Besitzer auffällig erscheint, zu einer klinischen Untersuchung bestellen. Unsauberkeit kann durch Zystitis verursacht sein, Aggression z. B. durch chronische Schmerzen, bei der Katze auch durch Hyperthyreose.

Erziehungsberatung beim Hund

Fehlende Stubenreinheit

- Welpen werden regelmäßig (besonders nach dem Fressen oder Schlafen) an denselben Ort nach draußen gebracht. Dort wartet man, bis sie ihr Geschäft gemacht haben, und lobt sie dann überschwänglich, um sie stets positiv zu bestärken. Dann geht man sofort wieder ins Haus. Es wird nicht mit Artgenossen gespielt und kein Kotabsatz erwartet. Der Welpe kann somit die Verbindung mit seinem Draußensein herstellen.
- Ein „Malheur" in der Wohnung sollte ignoriert werden, kein Schimpfen, kein Strafen, kein Hineinstupsen und den Hund nicht beim Aufputzen seiner Hinterlassenschaften zusehen lassen.
- Spät abends vor dem Schlafengehen den Welpen unbedingt nochmals rausbringen.
- Beim erwachsenen Hund: gleiche Vorgehensweise wie beim Welpen, evtl. Fütterungszeiten ändern oder zusätzlichen kleinen Spaziergang einplanen.

Urinieren bei Begrüßung

- Es werden keine „Begrüßungsfeiern" abgehalten.
- Der Hund wird beim Betreten der Wohnung zunächst ignoriert.
- Auch ein Ablenkungskommando wie „Sitz!" kann die Pfütze verhindern.
- Fremde Besucher werden außerhalb der Wohnung begrüßt und gebeten, den Hund zunächst zu ignorieren.

Trennungsangst

- Der Hund wird beim Weggehen nicht „getröstet".
- Man sollte auch nicht aus dem Haus schleichen (der Hund merkt es sowieso!), sondern ruhig und ohne zu zögern weggehen.
- Es muss verhindert werden, dass der Welpe dem Menschen auf Schritt und Tritt durch die Wohnung folgt. Solche Hunde können schlecht alleine sein. Als Trainingsmethode wird ein Welpe nur in anderen Raum gebracht und kurz allein gelassen. Zum „Abholen" wird ein Moment abgepasst, an dem das Tier ruhig ist. Die Tür wird nicht geöffnet, während der Hund noch jammert, sondern es muss unbedingt die „Heulpause" abgewartet werden. Die Zeit, die der Hund in einem anderen Raum verbringt, wird dann langsam ausgedehnt.

- Hilfreich sind auch Pheromon-Zerstäuber, das Radio, Spielzeug oder Kauknochen.
- Vor einem längerem Alleinsein sollte auf jeden Fall ein ausgiebiger Spaziergang gemacht werden, evtl. auch vorher gefüttert werden.
- Ein Hund, der ausreichend beschäftigt und gefordert wird, sollte sich das Zerstören gar nicht erst angewöhnen, sondern die Zeiten des Alleinseins hauptsächlich zum Schlafen nutzen. Man prüfe, ob der Hund genug Abwechslung erfährt und die Zeit des Alleinseins nicht extrem lang ist. In solchen Fällen sollte vielleicht ein „Hundesitter" in Anspruch genommen werden und/oder eine Aufgabe an den Hund gestellt werden, statt „nur" spazieren zu gehen.
- Beim Verlassen der Wohnung sollte sichergestellt werden, dass der Hund müde ist, zusätzlich Kauknochen oder Spielzeug anbieten oder Dinge zum „Auspacken" wie einen kleinen Karton, der ein (!) Leckerli enthält. Über den Tierärztebedarf kann der Besitzer auch Würfel und Bälle beziehen, die beim Rollen durch den Hund hin und wieder ein Leckerchen freigeben und durch diesen Überraschungseffekt nicht so schnell langweilig werden.
- In schweren Fällen von Zerstörungswut muss der Hund schrittweise an einen Zimmerkäfig gewöhnt werden. Hier sollte ein Experte helfen. Begleitend können Pheromon-Zerstäuber und eventuell Medikamente gegen Trennungsangst (Clomipraminhydrochlorid) helfen.

Jagdtrieb, Davonlaufen

- Hier sollte ein intensives Training („komm, sitz, platz, bleib" usw.) erfolgen, auch unterwegs. Der Hund wird beim Spaziergang mit Übungen auf den Besitzer konzentriert, statt nur mit ihm zu laufen.
- Man kann sich zwischenzeitlich, wenn der Hund nicht hinsieht, mal hinter einem Baum verstecken und vom Hund suchen lassen.
- Immer wieder wird der Hund für korrektes Ausführen der Kommandos gelobt und belohnt.
- In hartnäckigen Fällen wird das normale Futter nicht zuhause aus dem Napf gefüttert, sondern vom Hund unterwegs Stück für Stück „erarbeitet".
- Wenn der Hund sich entfernt, wird er nicht unablässig gerufen. Man sollte besser sich selbst in Gegenrichtung entfernen oder verstecken. Wenn er kommt, wird er stets gelobt und niemals für „Trödeln" oder Weglaufen bestraft.

5.8 Erziehungsberatung

- Konsequent sein: Wenn man ruft, soll das Kommando auch zu Ende gebracht werden. Aber nicht mehr rufen, wenn der Hund schon durchgestartet ist oder mitten im Spiel mit anderen Hunden steckt.
- Wenn erkennbar ist, dass der Hund losrennen will, sollte ein anderes Vergnügen angeboten werden: Leckerli, Spielzeug oder eine Übung, für die er im Anschluss belohnt wird.
- In schweren Fällen sollte eine Beratung durch spezialisierte Kollegen erfolgen, die eventuell das Training mit einer Schleppleine empfehlen werden.

Übermäßige Angst

Dinge, die ein Hund nicht während der Sozialisationsphase bis zum 4. Monat kennen lernt, schüchtern ihn später zunächst einmal ein. War er also bis dahin immer nur im Grünen, bedeutet ein Ausflug in die Fußgängerzone jetzt für ihn Stress.

- Jeder Versuch, den Hund durch gutes Zureden oder Gabe von Leckerchen zu beruhigen, wird von ihm als Lob empfunden und bestärkt ihn darin, dass es richtig ist, hier Angst zu haben. Auch Strafe bestärkt ihn natürlich in seiner Angst. Wichtig ist, genau zu identifizieren, welcher Reiz die Angst auslöst.
- Eine sinnvolle Maßnahme ist Gegenkonditionierung, also das Erlernen eines Ersatzverhaltens. Dies sollte unter Anleitung eines Experten trainiert werden. Bei Geräuschangst kann eine CD mit dem Angst auslösenden Geräusch mit in die Therapie einbezogen werden.

Gewöhnung an Maulkorb

Um den Hund an das Tragen eines Maulkorbs zu gewöhnen, sollte man sich etwas Zeit nehmen. Dies geht natürlich nicht in der Praxis, der Besitzer kann aber mit ein paar Tipps selbst zuhause mit dem Tier üben.

- Der Hund sollte über mehrere Tage zunächst nur ein Leckerchen (am besten etwas Streichwurst) aus dem Maulkorb heraus fressen.
- Es folgt das Aufsetzen und Befestigen des Maulkorbs inklusive der Belohnung.
- Dann kommt das Aufsetzen und sehr kurze Tragen des Maulkorbes, schließlich das immer längere Tragen. Zwischendurch wird der Hund immer wieder belohnt!
- Zur Ablenkung kann der Hund, während er den Maulkorb trägt, Kommandos ausführen (Sitz, Pfötchen usw.), wofür er ebenfalls belohnt wird.

- Auf diese Weise kann das Tier auch an das Tragen eines Halskragens gewöhnt werden.

Gewöhnung an Tierarztbesuch

Für Welpen empfiehlt sich ein „Tischtraining", womit auch ältere, ängstliche Tiere schrittweise lernen können, dass der Besuch beim Tierarzt nicht zwangsläufig mit Stress verbunden sein muss.

- Der Hund wird nicht nur für etwas Unangenehmes wie die Impfung auf den Behandlungstisch gehoben, sondern die Besitzer kommen einfach mal zwischendurch. Der Hund bekommt Leckereien, passieren tut nichts! Wichtig ist abzubrechen, bevor der Hund in Stress gerät. Wenn also das Angefasstwerden schon Angst auslöst, wird er anfangs nur für das Betreten des Raumes belohnt. Beim nächsten Mal nimmt er vielleicht schon Leckereien aus der Hand, und eines Tages lässt er sich dann anfassen.
- Hunde, die auf dem Tisch stark zappeln, sollten in einem Moment heruntergesetzt werden, in dem sie sich gerade ruhig verhalten. Das kann schwierig sein, versuchen Sie trotzdem, es dem Besitzer zu vermitteln. Für den Hund ist es ein Erfolgserlebnis, wenn sein Zappeln zum gewünschten Ergebnis führt: Er wird für etwas Unerwünschtes belohnt. Verhält sich der Hund auf dem Tisch schlecht und beruhigt sich gar nicht, so wird er nach dem Herabsetzen vom Tisch *nicht* gelobt, sondern ignoriert.
- Welpen kann man schrittweise an Dinge wie Ohrenkontrolle, Inspektion der Zähne usw. gewöhnen, der Besitzer sollte dies auch zuhause üben und belohnen. Für den stressfreien Besuch in der Praxis eignet sich bei wachsenden Hunden regelmäßiges Wiegen. So kann man auch einer zu üppigen Gewichtsentwicklung gegensteuern.
- Angstverhalten in einer Untersuchungssituation sollte möglichst vom Besitzer ignoriert werden. Er soll dem Tier in dieser Situation nicht zureden, es möglichst nicht einmal streicheln. Intensive Zuwendung in einer Angstsituation wird vom Hund als Belohnung empfunden.

Erziehungsberatung bei der Katze

Unsauberkeit

Katzen trennen nach Möglichkeit die Orte für Urin- und Kotabsatz, die Benutzung *eines* Katzenklos ist also aus Katzensicht bereits ein Kompromiss. Als Faustregel gilt: Anzahl der Katzenklos = Anzahl der Katzen im Haushalt

5.8 Erziehungsberatung

plus eins. Toiletten mit „Dach" oder Klapptür werden in der Regel schlechter toleriert.
- Die Toilette sollte mindestens zweimal täglich gereinigt werden, dabei sollte man auf Desinfektionsmittel und Deostreu verzichten.
- Alte Katzen, denen der Einstieg ins Katzenklo schwer fällt, sollten eine Toilette mit niedrigem Rand bekommen.
- Bei Katzen, die unsauber sind, sollte zunächst das Klo attraktiver gemacht werden (siehe oben). Dies kann durch Einmischen von normaler Gartenerde geschehen. Es gibt Katzen, die als Klo nur einen Betonmischkübel mit Sand als Einstreu akzeptieren. Eine Aversion gegen den Einstreu erkennt man manchmal daran, dass die Katze nach dem Kotabsatz den Kot nicht verscharrt. Zusätzlich sollten die Stellen, auf die markiert wird, unattraktiv gemacht werden z.B. durch Abdecken mit Knisterfolie.
- Auch das Füttern auf „Urinstellen" gibt diesen eine neue Definition.
- Andere Gründe für das Markieren sind Veränderungen in der Umwelt wie neu angeschaffte Möbel oder auch Stress, der beim Beobachten anderer Katzen vor dem Fenster entsteht. Dadurch kann im Rahmen eines sog. ungerichteten Verhaltens irgendwo in der Wohnung markiert oder auch ein Mensch oder ein anderer Sozialpartner angegriffen werden.
- Beim Reinigen von mit Urin verschmutzten Stellen sollten keine ammoniakhaltigen Putzmittel eingesetzt werden. Unsaubere Kater und Katzen sollten unbedingt kastriert werden, falls dies noch nicht geschehen ist. Bei Unsauberkeit der Katze hat sich der Feliway-Verdampfer (beinhaltet Pheromone) in Kombination mit einer Verhaltenstherapie bewährt.

Aggression gegen Menschen

Dies geschieht meist aus Langeweile.
- Die Katze sollte eventuell einen Artgenossen als Spielgefährten bekommen oder intensiv beschäftigt werden (Futter nicht aus dem Napf, sondern nur versteckt oder vom Besitzer zum „Erjagen" von Hand geworfen – das geht auch von der Fernsehcouch aus. Spielzeug anbieten, möglichst solches das sich bewegt, „Fitnesstraining" mit dem Laserpointer, Anbieten einer „wechselnden Einrichtung" durch Aufstellen von Kartons an wechselnden Orten).
- Katzenwelpen sollen beim Spielen nicht auf Hände konditioniert werden, sobald das Kätzchen die Zähne ins Spiel bringt, sollte das Spiel unterbrochen und die Katze ignoriert werden.

- Ähnliches gilt für erwachsene Katzen, die beim Streicheln plötzlich die Hand attackieren. Bei diesen Tieren muss das Streicheln bewusst kurz gehalten und die Katze währenddessen gut beobachtet werden. Beim ersten Zeichen von wechselnder Stimmung (Schwanzzucken, Zurücklegen der Ohren, Verändern der Körperhaltung zum „Ausholen") wird die Zuwendung beendet und die Katze ignoriert.

Aggression gegen Artgenossen
- Bei Rangkämpfen sollte nicht eingegriffen werden.
- Man versucht, Rückzugsmöglichkeiten zu schaffen (Aufstellen eines zusätzlichen Katzenbaums, geöffnete Zimmertüren) und das Zusammensein der Katzen mit positiven Dingen wie Fütterung, Spielen in Verbindung zu bringen.
- Es gibt tatsächlich Fälle, wo sich Katzen absolut nicht vertragen, hier kann ein Verhaltensexperte durch einen Hausbesuch klären, ob die Situation noch zu retten ist oder die Tiere getrennt werden müssen.

Zerstörung der Einrichtung
- Auch hier sollte versucht werden, erwünschte Orte zum Krallenwetzen attraktiv zu gestalten. Der ideale „Kratzbaum" (der kein Baum sein muss) liegt zwischen Schlafplatz und Futterstelle, ist senkrecht oder liegend angebracht und besteht aus faserndem Material, in dem die Katze nicht mit den Krallen hängen bleibt.
- Um das Kratzen an unerwünschter Stelle zu unterbinden, kann dort vorübergehend doppelseitiges Klebeband angebracht werden.

5.9 Euthanasie

Das Einschläfern eines Tieres darf niemals zur Routine werden. Bevor Sie eine Euthanasie durchführen, sollten Sie, wenn das Tier länger nicht in der Praxis gewesen ist, unbedingt eine gründliche Untersuchung durchführen, um den aktuellen Gesundheitszustand zu erfassen.

Vorbereitung
- Nicht immer, wenn der Besitzer meint, sein Tier könne kein lebenswertes Leben mehr führen, ist dies auch tatsächlich der Fall. Manchmal lässt

sich durch Beginn oder Änderung einer Behandlung dem Tier noch eine gewisse Zeit schenken.
- Umgekehrt kann es natürlich auch sein, dass der Besitzer ein todkrankes Tier nicht „gehen lassen" will und Sie ihn davon überzeugen müssen, dass ein Weiterführen der Behandlung nicht sinnvoll und nicht im Sinne des Tieres ist.
- Auf jeden Fall sollten Sie sich für eine Euthanasie und auch für eine „eventuelle" Euthanasie, also Fälle bei denen gemeinsam mit dem Besitzer über diese Entscheidung gesprochen werden soll, möglichst viel Zeit und Ruhe nehmen.
- Sie sollten den Verbleib des Tieres klären: Vergraben in mindestens 50 cm Tiefe auf eigenem Grundstück, sofern es nicht im Wasserschutzgebiet liegt oder Abholung durch die Tierkörperbeseitigung in der Praxis. Inzwischen gibt es auch weitere Möglichkeiten wie Verbrennung mit oder ohne Urnenrückführung oder Tierfriedhof. Sie sollten dem Besitzer diese Möglichkeiten aufzeigen und Preise nennen können.
- Für Hunde wird eine Euthanasiebescheinigung (Vordruck) ausgefüllt, die zur Vorlage bei der Stadtverwaltung zur Abmeldung von der Hundesteuer benötigt wird.
- Fragen Sie den Tierbesitzer, ob er bei der Euthanasie dabei sein möchte. Geben Sie auf jeden Fall die Möglichkeit, sich vom Tier zu verabschieden. Halten Sie Taschentücher und einen Stuhl griffbereit.

Durchführung

- Euthanasien sollten möglichst außerhalb der Sprechzeiten vorgenommen werden, Wartezeiten sind unbedingt zu vermeiden.
- Bevor Sie mit der Einschläferung beginnen, sollten Sie dem Tierbesitzer kurz erklären, was Sie tun, dass Sie z. B. mit der Narkose beginnen. Auch über eventuelle Reaktionen des Tieres wie etwa ein mögliches Erbrechen zu Beginn der Narkose, sollte er unterrichtet werden. Verwenden Sie jedoch nach Möglichkeit Medikamente, die diese Nebenwirkung nicht haben. Atemaussetzer während des Einschlafens, Auslaufen von Urin oder starkes Muskelzittern (beim Einsatz des Tötungsmittels T 61, nur nach vorheriger Narkose zu verwenden) können ebenfalls auftreten.
- Nach der Euthanasie sollten Sie jedes Tier abhören und sicherstellen, dass keine Vitalzeichen mehr vorhanden sind. Teilen Sie dies dem Besitzer auch mit.

- In vielen Praxen wird auch vorher abgerechnet bzw. ausnahmsweise eine Rechnung mitgegeben. Oder der Kunde wird gebeten, zu einem späteren Zeitpunkt die Praxis noch einmal aufzusuchen.
- Halten Sie für Heimtiere kleine Kartons als „Särge" bereit oder bedecken Sie das Tier mit Zellstoff oder dem mitgebrachten Handtuch. Tote Katzen sollten Sie nicht zurück in einen nur von vorne zu öffnenden Korb legen bzw. den Besitzer vorwarnen, dass das Tier in Totenstarre möglicherweise schlecht wieder herausgenommen werden kann.
- Fragen Sie nach, ob der Tierbesitzer nach Hause fahren kann oder lieber jemanden anrufen möchte, um abgeholt zu werden bzw. ein Taxi kommen lassen will.
- Wenn es die Räumlichkeiten der Praxis zulassen, geben Sie dem Tierbesitzer die Möglichkeit, einen separaten Ausgang zu benutzen, falls noch andere Kunden in der Praxis sind.

6 Blutentnahme, Injektion und Infusion

6.1 Subkutane Injektion

Subkutan, also unter die Haut, bedeutet, dass die Hautschicht von der Muskelschicht abgehoben und das Medikament dazwischen injiziert wird. Die meisten Injektionslösungen in der Kleintierpraxis werden subkutan verabreicht. Die Medikamente werden bei dieser Verabreichungsweise langsamer aufgenommen als bei einer i.m.- und erst recht als bei einer i.v.-Injektion.

Vorbereitung
- Befragen Sie vor der Injektion den Besitzer, ob bei seinem Tier jemals Unverträglichkeiten auf bestimmte Medikamente aufgetreten sind. Besonders manche Penicilline können Allergien auslösen. MCP kann beim Westi zu extremer Unruhe führen. Solche Mitteilungen müssen dann unbedingt in der Karteikarte bzw. in der PC-Datei festgehalten werden.
- Beachten Sie das Verfallsdatum und die Beschaffenheit der Lösung (Trübungen, Flockenbildung).
- Errechnen Sie die benötigte Menge. Dazu ist es immer sinnvoll, auch ein bekanntes Tier zu wiegen, um zu sehen, ob es vermehrt ab- oder zunimmt.
- Mischen Sie keine Arzneimittel in einer Spritze, wenn Sie sich nicht sicher sein können, zu welchem Ergebnis dies führt. Beachten Sie immer die Herstellerangaben. Viele Lösungen fallen aus und können zu verschiedenen unerwünschten Reaktionen des Gewebes und auch der Immunabwehr führen.
- Meistens werden Sie das Medikament selbst aufziehen. Wenn jedoch z. B. eine Helferin das Medikament aufgezogen hat, sollte sie immer die Flasche, aus der entnommen wurde, hinstellen und die aufgezogene Spritze eindeutig davor legen.
- Erklären Sie dem Tierbesitzer, welches Medikament Sie warum verabreichen.

- Eine Hilfsperson ist nicht zwingend erforderlich. Auch der Besitzer kann das Tier festhalten, sofern er dazu wirklich in der Lage ist und das Tier nicht den Eindruck macht, als ob es gleich beißen würde.
- Wenn der Besitzer sein Tier selbst festhalten soll, zeigen Sie ihm, wie er das am besten tut und geben Sie entsprechende Anweisungen dazu, z.B.: „Jetzt kraulen Sie den Hund kräftig hinter den Ohren, um ihn ein wenig abzulenken".
- Sollten Sie Substanzen verabreichen, die „brennen" (z.B. Buscopan, Vit. B, Ketamin), warnen Sie den Besitzer vor. Das Gleiche gilt für Lösungen aus dem Kühlschrank, die das Tier erschrecken können.
- Sind Nebenwirkungen zu befürchten (z.B. Speicheln bei Katzen nach Gabe von Metamizol), sollten Sie auch das bereits im Vorfeld erwähnen. Damit verhindern Sie, dass später verunsicherte Tierhalter am Telefon beruhigt werden müssen.

Durchführung

- Der Injektionsort ist das subkutane Fettgewebe an der seitlichen Bauchwand. Das gilt für Hunde und Katzen. Speziell bei Katzen sollte wegen der Gefahr der Abzess- und Geschwulstbildung nicht mehr in den Nacken gespritzt werden.
- Beobachten Sie das Tier während der Injektion. Anschließend massieren Sie die Injektionsstelle leicht.
- Loben Sie das Tier und bieten Sie „Leckerli" an.
- Wenn Sie die Therapie mit einem oral einzunehmenden Medikament fortsetzen wollen, sprechen Sie vorher mit dem Besitzer ab, wie das Medikament dem Tier verabreicht werden kann. Katzen sind beispielsweise Spezialisten, wenn es darum geht, eine Tablette oder Paste *nicht* zu nehmen. Bei Fortsetzung der Injektionsbehandlung müssen Sie ihm mitteilen, wann er für eine weitere Injektion in der Praxis erscheinen muss. So können Sie ihre Therapie besser planen und der Besitzer wird mit einbezogen.

Tipps und Tricks

- Der Besitzer kann sein Tier durch Bilden einer kleinen Hautfalte im Nackenbereich, kräftiges Kraulen und Zuspruch ablenken. Er sollte es aber nicht bedauern und bemitleiden.
- Katzen lassen sich sehr gut ablenken, indem sie von einer Hilfsperson leicht im Nacken gehalten und sanft geschüttelt werden.

- Für zähflüssige Lösungen, wie z. B. Amoxicillin, verwenden Sie am besten eine relativ großlumige Kanüle (gelb).
- Kühle Impfstoffe, die sich erst ein wenig der Raumtemperatur annähern sollen, können bereits vor der Allgemeinuntersuchung aus dem Kühlschrank geholt werden.

Probleme und Sonderfälle

- **Gelähmte Gliedmaßen und entzündete Hautregionen**: Injizieren Sie nicht in gelähmte Gliedmaßen oder in entzündete Hautregionen. Wegen der gestörten Trophik ist die Gefahr von Komplikationen im Falle einer Keimeinschleppung viel größer.
- **Hormoninjektionen**: Hormoninjektionen, etwa zur Läufigkeitsunterdrückung, können am Injektionsort zum Nachwachsen weißer Haare und zum Haarausfall führen. Setzen Sie diese Injektionen am besten in die Kniefalte, das führt selten zu Problemen. Klären Sie den Besitzer darüber auf.
- **Blutung**: Sollten Sie einmal versehentlich ein Hautgefäß treffen und Blut aspirieren, dürfen Sie die Injektion nicht fortsetzen. Ziehen Sie die Spritze heraus und drücken Sie die blutende Stelle kurz mit einem Tupfer ab. Nicht wischen! Injizieren Sie dann an einer anderen Stelle.
- **Weißes Fell**: Spritzen Sie bei gescheckten Tieren möglichst nicht in weiße Fellbezirke. Eventuelle Blutungen fallen dort viel unangenehmer auf.
- **Silberpudel**: An Injektionsstellen wachsen manchmal schwarze Haare nach. Besonders bei Ausstellungstieren sollten Sie das Problem mit dem Besitzer besprechen und möglichst eine verdeckte Stelle für die Injektion auswählen.

6.2 Intramuskuläre Injektion

Es gelten die gleichen Prinzipien wie bei der s.c.-Injektion. Allerdings ist die i.m.-Injektion schmerzhafter. Deshalb ist eine gute Fixation wichtig und oft durch den Besitzer nicht gewährleistet. Die i.m.-Injektion wird fast nur für Narkosen genutzt.

Vorbereitung

- Beachten Sie das Verfallsdatum und die Beschaffenheit der Lösung (Trübungen, Flockenbildung).

- Errechnen Sie die benötigte Menge. Dazu ist es immer sinnvoll, auch ein bekanntes Tier zu wiegen, um zu sehen, ob es vermehrt ab- oder zunimmt.
- Mischen Sie keine Arzneimittel in einer Spritze, wenn Sie sich nicht sicher sein können, zu welchem Ergebnis dies führt. Beachten Sie immer die Herstellerangaben. Viele Lösungen fallen aus und können zu verschiedenen unerwünschten Reaktionen des Gewebes und auch der Immunabwehr führen.
- Auch hier gilt: Wenn z.B. eine Helferin das Medikament aufgezogen hat, sollte sie immer die Flasche, aus der entnommen wurde, hinstellen und die aufgezogene Spritze eindeutig davor legen.
- Informieren Sie den Tierbesitzer darüber, welches Medikament Sie warum verabreichen.
- Wenn der Besitzer sein Tier selbst festhalten soll, zeigen Sie ihm, wie er das zu tun hat und geben Sie entsprechende Anweisungen dazu, z.B.: „Jetzt kraulen Sie den Hund kräftig hinter den Ohren, um ihn ein wenig abzulenken".
- Sollten Sie Substanzen verabreichen, die „brennen" (z.B. Ketamin zur Narkose), warnen Sie den Besitzer vor. Das Gleiche gilt für Lösungen aus dem Kühlschrank, deren Kälte das Tier erschrecken kann.
- Sind Nebenwirkungen zu befürchten (z.B. Erbrechen als Reaktion auf die Narkose), sollten Sie auch das bereits im Vorfeld erwähnen. Damit verhindern Sie, dass später verunsicherte Tierhalter am Telefon beruhigt werden müssen.
- Wählen Sie die Kanüle so fein wie möglich. Damit keine Muskelnekrosen entstehen, sollten Sie pro Injektionsort bei Katzen und Kaninchen nicht mehr als 1,5 ml und auch bei großen Hunden nie mehr als 5 ml verabreichen.

Durchführung

- Der Injektionsort ist bei allen Kleintieren die kaudale Oberschenkelmuskulatur.
- Stechen Sie die Kanüle von lateral ein, nicht von kaudal. So verhindern Sie eine Verletzung des N. ischiadicus.
- Aspirieren Sie kurz.

Tipps und Tricks

- Wenn Sie während des Einstechens den Muskel gut zwischen den Fingern fixieren, wird die Injektion besser toleriert, was bei größeren Hunden aber schwierig sein kann. Hier sollte besser die gesamte Gliedmaße fixiert werden.
- Wenn das Tier gar nicht still hält und/oder Sie zu wenig Hilfspersonal zur Fixierung haben, lassen Sie den Besitzer das Tier zwischen die Beine klemmen. Der Besitzer steht dazu über dem Tier und fixiert es mit den Händen am Kopf/Hals und mit den Beinen im Bauchbereich.

Probleme und Sonderfälle

- **Spritzenlähmung:** Bei einer unsachgemäßen i.m.-Injektion kann der N. ischiadicus verletzt werden. Gehen Sie nach der hier beschriebenen Technik vor, um das zu verhindern.

6.3 Intravenöse Injektion

Der Vorteil einer i.v.-Injektion besteht in der raschen Anflutung des Wirkstoffes. Allerdings dürfen nur Medikamente i.v. gegeben werden, die dafür auch zugelassen sind. Nachteilig bei der i.v.-Injektion ist, dass eine stärkere Fixierung des Tieres erforderlich ist. Auch ist die Applikation aufwändiger. Die i.v.-Injektion wird oft zur Narkoseeinleitung genutzt oder aber in Notfällen, wie etwa beim Status epilepticus oder einem allergischen Schock.

Vorbereitung

- Eine Hilfsperson ist immer wünschenswert, da so eine bessere Fixierung erreicht werden kann.
- Scheren Sie die Haare an der Punktionsstelle. Katzen tolerieren es eher, wenn man ganz vorsichtig die Haare wegzupft oder sie mit einer gebogenen Schere dicht über der Haut abschneidet.
- Materialien:
  - Stauschlauch,
  - Spritze,
  - Kanüle,
  - Alkohol,
  - bei Blutentnahme die entsprechenden Blutröhrchen,
  - Tupfer zur Blutstillung.

Durchführung

- Injektionsort ist bei Hund und Katze die V. cephalica an der Vordergliedmaße, v.a. beim Hund auch die V. saphena lateralis an der Hintergliedmaße. Beim Kaninchen kann in die Ohrvene injiziert werden.
- Orientieren Sie sich bei der Vorbereitung und dem Aufsuchen der Vene wie in Kapitel 6.4 „Venöse Blutentnahme" beschrieben.
- Sobald in der Spritze Blut aspiriert wird (wenn die Kanüle gut in der Vene liegt, gelangt das Blut sehr schnell durch den Konus in die Spritze und wird dort „aufgewirbelt"), lösen Sie den Stauschlauch bzw. lassen Sie ihn lösen. Fixieren Sie mit Daumen und Zeigefinger der Hand, die die Gliedmaße hält, den Konus der Kanüle. So lässt sich vermeiden, dass die Kanüle bei einer Bewegung des Tieres aus der Vene gleitet.
- Spritzen Sie langsam und beobachten Sie dabei die Umgebung der Vene oberhalb der Punktionsstelle, um eine Schwellung frühzeitig zu bemerken, die auf eine paravasale Injektion deutet.
- Wenn Sie die Injektionslösung verabreicht haben, ziehen Sie die Nadel heraus und drücken die Injektionsstelle kurz aber kräftig mit einem Tupfer ab.

Tipps und Tricks

- Siehe Kapitel 6.4 „Venöse Blutentnahme".
- Wenn Sie größere Injektionsvolumina geben wollen (z.B. Narkose, Euthanasie), kann es sein, dass Sie die Spritzen wechseln müssen, während die Kanüle in der Vene liegen bleibt. Dies ist schwierig, wenn die Kanülen zu fest auf den Konus aufgesteckt wurde. Denken Sie daran, während Sie die Injektion vorbereiten, und befestigen Sie die Kanüle eher locker am Konus, oder legen Sie direkt einen Venenkatheter, der Ihnen bessere Möglichkeiten lässt.
- Tiere, die in Narkose liegen, haben meist eine schlechte Kreislaufsituation. Die Venen sind dann kaum gefüllt und somit schlecht auffindbar. Befinden sich die Tiere schon länger in Seitenlage, finden Sie die Vene an der *unten* liegenden Gliedmaße meist besser als an der „griffbereiten", oberen Gliedmaße.
- Ein Spritzenwechsel geht einfacher, wenn man zwischen Konus und Spritzen einen Dreiwegehahn einbaut. So kann man die weiteren Spritzen einfach an einem anderen Ende des Dreiwegehahns aufstecken ohne unbedingt die bereits verwendeten Spritzen abziehen zu müssen.

Probleme und Sonderfälle

- **Schwellung oberhalb der Injektionsstelle:** Wenn es oberhalb der Punktionsstelle zu einer Schwellung kommt, müssen Sie die Injektion abbrechen und mit einer neuen Kanüle die Injektion an einer anderen Gliedmaße fortsetzen.
- **Übermäßige Schmerzäußerungen:** Auch Schmerzäußerungen des Tieres können ein Hinweis darauf sein, dass Sie paravenös injizieren. Im Zweifel aspirieren Sie noch einmal kurz, um den Sitz der Kanüle zu überprüfen. Wenn Sie kein Blut aspirieren, setzen Sie die Injektion an einer anderen Gliedmaße fort.

6.4 Venöse Blutentnahme

Allgemeines

Für den Anfänger ist die Blutentnahme immer eine besonders aufregende Maßnahme. Üben Sie so oft es geht an eigenen Tieren oder an Tieren von Bekannten (deren Einverständnis vorausgesetzt). Man kann auch an narkotisierten Tieren üben, allerdings führt die Narkose zum Blutdruckabfall, wodurch sich die Venen schlechter darstellen. Auch in der Praxis/Klinik üben Sie anfangs in ruhigen Situationen mit Kollegen oder Helferinnen, zu denen Sie Vertrauen haben. Jede erfolgreiche Blutentnahme wird Ihnen Sicherheit geben, und irgendwann lassen Sie sich auch nicht mehr vom anwesenden Chef oder von Besitzern nervös machen.

Geben Sie sich ein Schema vor, an das Sie sich immer halten, das bringt Routine in das Verfahren. Die Blutentnahme kann an allen großen, oberflächlichen Körpervenen erfolgen. Am häufigsten wird die V. cephalica beider Vordergliedmaßen und – besonders beim Hund – die V. saphena der Hintergliedmaße punktiert. Andere Venen, die sich gut darstellen lassen, sind die V. mediana (Vordergliedmaße Innenseite), die V. femoralis (Innenschenkel) und die V. jugularis. Die Blutentnahme aus der V. jugularis ist in Deutschland eher unüblich.

Das Tier sollte bei der Entnahme möglichst wenig gestresst werden und nur geringe Schmerzen erleiden, nicht zuletzt weil dadurch das Ergebnis der Blutuntersuchung verfälscht werden kann. So steigt z. B. bei Katzen, die sehr aufgeregt sind, der Glukosewert sofort stark an. Stark aufgeregte Tiere neigen zudem zu einem Stressleukogramm.

Es stehen Ihnen unterschiedliche Verfahren für die Blutentnahme zur Verfügung. Die einfachste und preiswerteste Methode ist die Entnahme mit einer Kanüle. Dabei lassen Sie das Blut vorsichtig in ein beschriftetes Serum- oder Plasmaröhrchen laufen, das ganz dicht an die Kanüle gehalten wird. Zur Hämolyse kommt es dabei kaum, da ohne starken Sog gearbeitet wird, wie er mitunter bei „ungeduldiger" Verwendung z. B. des Monovetten- oder Vacutainer-Systems entsteht. Ferner besteht die Gefahr, dass die Vene kleiner Tiere bei zu starkem Sog kollabiert.

Möglich ist natürlich auch die Verwendung einfacher Spritzen, die eine Mittelstellung zwischen den beiden genannten Systemen einnimmt: größere Hygiene, aber auch größere Hämolysegefahr mit falsch positiven Kaliumwerten. Das Blut darf eben nur sehr vorsichtig aufgezogen und auch nur entsprechend wieder entleert werden.

Sie können die venöse Blutentnahme übrigens auch an eine Tierarzthelferin delegieren, wenn Sie oder ein anderer Tierarzt oder eine ihrerseits ausgebildete Tierarzthelferin sie darin angelernt haben und Sie sich davon überzeugen konnten, dass die Methode beherrscht wird.

Vorbereitung

- Fragen Sie den Besitzer und alle anderen Begleitpersonen, falls anwesend auch Praktikanten, ob Sie „Blut sehen können" oder ob sie lieber während der Blutentnahme den Raum verlassen wollen. Das erspart Ihnen eine Menge Aufregung durch kollabierende Zweibeiner!
- Bevor Sie mit den Vorbereitungen am Tier beginnen, sollten Sie kurz überlegen, in welcher Menge und für welchen Zweck Sie das Blut benötigen. Danach richtet sich Anzahl und Art der bereitgestellten Entnahmeröhrchen. Geht es z. B. um den Gerinnungsstatus, hängt es vom Hersteller ab, welchen Gerinnungshemmer er verwendet. Verbreitet sind besonders EDTA, Heparin, Natriumzitrat oder Natriumfluorid. Für Serumuntersuchungen ist die 2- bis 3-fache Menge an Blut erforderlich. Auf den meisten Laboranforderungsbögen ist hinter der gewünschten Untersuchung die Menge und die Art des einzusendenden Materials vermerkt. Im Zweifelsfall nachschauen!
- Materialien:
  – Stauschlauch oder Staugummi,
  – eindeutig beschriftete Entnahmeröhrchen,
  – Ersatzröhrchen,

6.4 Venöse Blutentnahme

- Desinfektionslösung,
- Tupfer oder Zellstoff,
- Einmalunterlage o. ä.,
- evtl. Schere oder Schermaschine,
- mehrere Nadeln, falls mehrmaliges Stechen erforderlich ist. Nadelstärke: der Tierart und -größe entsprechend:
  - großer Hund: 0,90 x 40 gelb oder entsprechender Butterfly
  - kleinere Hunde, Hundewelpen und Katzen: 0,80 x 40 grün oder 0,7 x 30 schwarz
  - Vögel: 0,60 x 30, 0,55 x 25.

- Platzieren Sie alle Dinge in Griffreichweite, sodass Sie alles erreichen können, ohne Ihre Haltung zu verändern.
- In vielen Praxen ist es üblich, die Punktionsstelle zu scheren. Sie erleichtern sich damit das Auffinden der Vene, und auf den Besitzer wirkt es hygienischer. Dies ist jedoch abhängig von der Situation, der Beschaffenheit des Fells und der Auffindbarkeit der Venen. So wird z. B. helles und dünnes Fell eher nicht rasiert. Eine entscheidende Rolle spielt auch die Frage, was für ein Tier Sie scheren wollen. Besonders Katzen ertragen schon das Geräusch der Schermaschine nicht und sind dann auch nicht mehr so leicht zu fixieren. Bei ihnen lohnt es sich deswegen, die Haare ganz vorsichtig um die Vene herum zu zupfen. Wenn man das behutsam macht, wehren sich die Katzen in den seltensten Fällen.
- Es gibt auch besonders leise Schermaschinen (z. B. Wellaflex), die für den o. g. Zweck gut geeignet sind. Bei langhaarigen Tieren können Sie auch eine Schere verwenden.
Vorteilhaft beim Scheren ist jedoch das bessere Einwirken des Desinfektionsmittels und ein deutlicheres Hervortreten der Vene. Allerdings bedeutet es für das Tier auch größeren Stress, und eventuell reagiert der Tierhalter ablehnend, wenn das Tier z. B. zu einem Wettbewerb soll.
- Legen Sie eine Einmalunterlage oder einige Lagen Zellstoff unter die zu rasierende und/oder Gliedmaße. Neben den Haaren geht auch immer mal etwas Blut daneben.
- Gehen Sie an diese Tätigkeit stets mit Zeit und Ruhe heran. Setzten Sie sich bequem und entspannt auf einen Hocker.

Durchführung

- Wenn Sie scheren möchten, tun Sie es, bevor Sie die Stauung anlegen.
- Lockern Sie die Nadel in der Hülse.
- Legen Sie Stauschlauch (Hund) oder Stauklammer/Staugummi (Katze) an oder lassen Sie eine Hilfsperson per Hand stauen. Dies wird von Katzen sehr gut toleriert. Die Stauung erfolgt an der Vordergliedmaße oberhalb des Ellenbogens (bzw. an der Hintergliedmaße oberhalb des Knies, jedoch möglichst kurz und nur so stark, dass der Puls nicht abgeschnürt wird).
- Beginnen Sie mit der Suche nach der besten Punktionsstelle distal.
- Das Halten des Tieres hängt vom Entnahmeort ab.
- Streichen Sie mit dem Zeigefinger von proximal nach distal über die Vene. Die Vene fühlt sich prall und federnd an. Sie ist aber nicht immer zu fühlen oder zu sehen. Das gilt vor allen Dingen bei Tieren mit „Speckbeinchen". Hier sind anatomische Kenntnisse und die Erfahrung gefragt.
- Sprühen Sie Desinfektionslösung auf die zu punktierende Stelle, ohne dass eine „Pfütze" entsteht, und beachten Sie die Einwirkzeit. Das

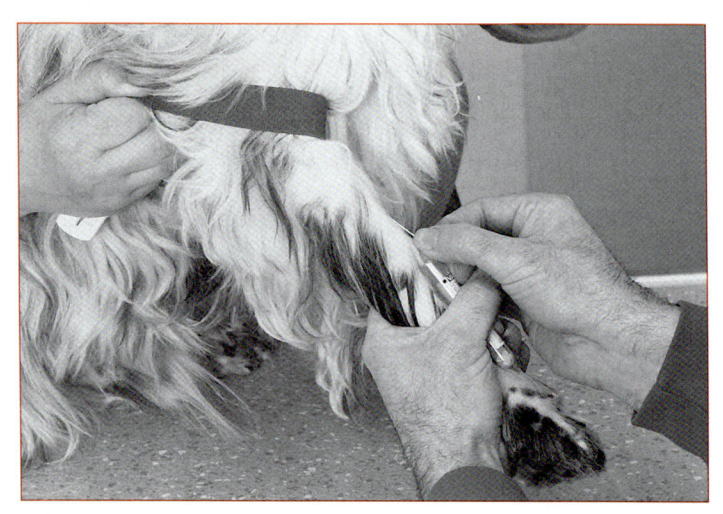

Abb. 6.1 Blutentnahme beim Hund an der Vordergliedmaße. Die fixierende Hand hält hier auch das Auffangröhrchen.

6.4 Venöse Blutentnahme

Sprühen kann jedoch das Tier erschrecken. Sie können auch einen mit Desinfektionslösung getränkten Tupfer verwenden, um die Punktionsstelle zu desinfizieren.

- Die Punktionsstelle sollte getrocknet sein, bevor Sie punktieren, da sonst die Desinfektionslösung zur Hämolyse in der Probe führen kann. Außerdem ist der Stich durch eine Desinfektionsmittelpfütze schmerzhafter.
- Fassen Sie die Gliedmaße des Tieres so, dass Sie gleichzeitig die Haut über der Vene dabei straffen und so fixieren, ohne die Vene dadurch zu komprimieren. Punktieren Sie mit der anderen Hand, wobei der Schliff der Nadel nach oben zeigt. Wenn Blut im Konus erscheint, halten Sie die Kanüle vorsichtig mit der fixierenden Hand fest, damit sie nicht herausrutscht, falls das Tier sich doch bewegt, und lassen Sie das Blut an der Innenwand des Gefäßes herunterlaufen.
- Wenn Sie mit aufgesetzter Spritze Blut entnehmen, müssen Sie nicht umgreifen, doch sollten Sie möglichst langsam aspirieren, um eine Hämolyse der Proben zu vermeiden.
- Nehmen Sie lieber ein wenig mehr Blut ab. Es ist ärgerlich, wenn Sie vom Labor den Hinweis erhalten, dass sie nicht alle gewünschten Untersuchungen machen konnten, weil die Blut- bzw. Serummenge zu gering war.
- Achten Sie beim Röhrchenwechsel darauf, die Punktionsnadel besonders ruhig zu halten.
- Wenn Sie genug Blut gewonnen haben, lösen Sie die Stauung oder lassen sie sie lösen. Dann entnehmen Sie die Nadel, die sie möglichst gleich außer Reichweite des Tieres platzieren, und drücken Sie mit einem Tupfer die Punktionsstelle ab.
- Sollte es dort trotzdem zu einer Nachblutung kommen, können Sie einen Tupfer mit einem einfachen Klebestreifen befestigen, den die Besitzer zuhause entfernen.
- Säubern Sie auf jeden Fall das Tier von eventuellen Blutflecken, bevor Sie es entlassen. Loben und belohnen Sie das Tier!
- Entnahmeröhrchen z.B. zur Gerinnungsprüfung mit Zusätzen müssen unmittelbar nach der Entnahme mehrmals gekippt werden, um eine gute Durchmischung zu erreichen. Sie dürfen die Röhrchen jedoch wegen der Gefahr der Hämolyse nicht schütteln!

Tipps und Tricks

- Stauen Sie nur mit Hilfsmitteln oder mit einer Hilfsperson. Tierhalter sind in der Regel mit dem Stauen überfordert. Schon das Fixieren des Tieres ist oft ein Problem. Der Tierbesitzer kann jedoch während der Stauung und Entnahme beruhigend auf das Tier einwirken. Die Besitzer neigen dazu, gerade im entscheidenden Moment mit dem Kraulen aufzuhören oder sogar zusammenzuzucken. Fordern Sie den Besitzer auf, z. B. aus dem Fenster zu schauen, dann kommen die Probleme gar nicht erst auf.
- Auch wenn Sie scheinbar keine Vene punktiert haben, ziehen Sie die Nadel nur langsam heraus. Nicht selten ist die Vene komplett durchstoßen worden, und Sie gelangen beim Zurückziehen doch noch in ihr Lumen.
- Ein wesentlich besseres Handling erreichen Sie durch den Einsatz von Butterflies. Sie kosten zwar mehr, doch gerade bei längeren Prozeduren oder größeren Entnahmemengen kann der Schlauch Abwehrbewegungen ein ganzes Stück weit kompensieren.
- Auch wenn Sie keine Vene finden – irgendwo muss das Blut ja abfließen. Vielleicht ist die Vene nicht zu sehen, sondern nur zu fühlen, was auch ausreichend sein kann, sofern Sie sicher sind, sie nicht mit einer Sehne zu verwechseln (gefüllte Vene: prall und federnd; Sehne: hart und unnachgiebig).
  - Falls Sie sich nicht sicher sind, ob die zu tastende Struktur eine Vene ist, lockern Sie bei geduldigen Tieren den Stau nochmals kurz. Eine Vene verschwindet wieder. Andere anatomische Strukturen, wie Sehnen, sind durchgehend tastbar.
  - Es gibt immer wieder schlechte Tage, und auch nach jahrelanger Erfahrung trifft man auf Tiere, bei denen man kein Blut bekommt. Nach dem zweiten Fehlversuch sollte man deshalb eine andere Person mit der Entnahme beauftragen.
  - Wenn Sie noch nicht geschoren haben, tun Sie es jetzt. Haben Sie bereits die Nadel eingestochen, kann manchmal durch vorsichtiges seitliches Suchen mit der Nadel nach einer Vene in der Tiefe des Unterhautgewebes die Punktion noch gerettet werden. Allerdings dürfen Sie nicht „herumstochern".
- „Die wichtigste Untersuchung zuerst!" Befüllen Sie das Röhrchen für den wichtigsten Test immer als erstes, verschließen Sie es sofort bzw. stellen

Sie es so, dass es nicht auslaufen kann. In manchen Praxen ist ein Ständer für die befüllten Röhrchen vorhanden. Wenn Sie mehrere Röhrchen füllen müssen, haben oft weder Sie noch die Helferin eine Hand frei, um den Deckel darauf zu befestigen, damit das Röhrchen abgelegt werden kann. Auch ein leerer Leukoplastring kann als Ständerersatz fungieren. Wenn irgend möglich, platzieren Sie diese unverschlossenen Röhrchen nicht auf dem Behandlungstisch. Bei Abwehrbewegungen fliegen sie im hohen Bogen durch den Raum.

- Bei Infektionsverdacht markieren Sie das Blutprobenröhrchen mit einem zusätzlichen Etikett oder fügen einen schriftlichen Hinweis hinzu.
- Besonders wenn Ihnen wenig Hilfspersonal zur Verfügung steht, können Sie die Röhrchen in einem Ständer (selbstgebastelt, z. B. ein Spraydosendeckel, oder aus dem Laborhandel) neben sich stellen. Damit verringert sich das Risiko, dass die Kügelchen aus den Serumröhrchen rauskullern oder bereits gefüllte Röhrchen umfallen.
- Wenn Sie scheren möchten, müssen Sie vor allem bei Katzen mit Abwehrreaktionen rechnen. Es hilft, dem Tier zunächst, das nicht eingeschaltete Gerät zu zeigen und es damit vorsichtig zu berühren. Wenn das toleriert wird, halten Sie die Schermaschine vom Tier weg und schalten sie dann erst ein, um das Tier mit dem Geräusch vertraut zu machen. Es gibt aus dem Friseurbedarf sehr geräuscharme Schermaschinen, die sogar von Katzen gut toleriert werden („Wellaflex").
- Um sich nicht an den benutzten Kanülen zu stechen, sollten Sie bei der Punktion auch einen Abwurfbehälter in Reichweite haben, wie z. B. eine leere Infusionsflasche ohne Stopfen, die am Behandlungstisch fixiert ist.
- Bei weißen Tieren kann ein Stück Zellstoff wie eine Manschette um die Gliedmaße unterhalb der Punktionsstelle gewickelt und während der Blutentnahme mit der Hand, die auch die Gliedmaße fixiert, gehalten werden. So bleibt das Fell sauber. Ansonsten lässt sich Blut auch gut mit Wasserstoffperoxid 3% entfernen.
- Ein Blutanalysegerät kann bereits vor der Punktion eingeschaltet werden, um die Vorlaufzeit zu sparen.
- Wenn Sie Serum benötigen, aber befürchten, nicht sehr viel Blut gewinnen zu können (kleines Tier, unruhiges Tier, „schlechte" Venen, exsikkotischer Zustand usw.), entnehmen Sie dem Serumröhrchen einige Kügelchen. Das Blut gerinnt trotzdem ausreichend und Ihre „Ausbeute" an Serum bei geringer Blutmenge ist höher. Es gibt auch Serumgefäße mit

1 ml Fassungsvermögen, die statt Kügelchen ein Gel als Gerinnungshilfe enthalten. Diese eignen sich in o.g. Fällen auch besser, als die großen Serumröhrchen.

Probleme und Sonderfälle

- **Zweiter Versuch erforderlich:** Wenn Sie an einer anderen Stelle oberhalb des ersten Versuchs erneut punktieren (deshalb distal beginnen!), verwenden Sie eine neue Nadel. Wenn Sie dabei die erste Nadel stecken lassen, wird die Punktionsstelle zwar zunächst nicht dick, doch wirkt es auf den Besitzer abschreckend. Geben Sie ihm eine Aufgabe (Streicheln des Tieres, Röhrchen halten o.ä.), die ihn einbindet und ablenkt.
- **Das Blut fließt sehr langsam oder tropft nur:** Hier kann es besonders bei Katzen helfen, an der Stauung zu „spielen", d.h. lösen und wieder anziehen (geht am besten, wenn vom Hilfspersonal selbst gestaut wird) oder die Gliedmaße etwas seitlich zu neigen oder zu strecken. Falls das Tier liegt, kann es zumindest in sitzende Haltung verbracht werden, was allerdings ohne den Sitz der Nadel zu verändern schwierig ist. Deshalb das Tier am besten schon vorher sitzen lassen. Auch das vorsichtige Vor- oder Zurückziehen oder Drehen der Nadel verbessert oft den Blutfluss.
- **Angeschwollene Einstichstelle:** Lassen Sie eine Helferin oder den Tierbesitzer nach dem Lösen der Stauung und der Entfernung der Nadel die Einstichstelle für 5 min mit einem Tupfer kräftig abdrücken. Sie haben Zeit für andere Dinge.
- **Blutung:** Jede Blutung muss gestillt sein, bevor das Tier die Praxis verlässt.
- **Die Nadel rutscht heraus:** Bei einem unruhigen Tier kann trotz guter Haltung die Nadel herausrutschen. Wegen der Stauung fließt das Blut sehr schnell heraus. Drücken Sie die Punktionsstelle sofort mit einem bereitliegenden Tupfer ab und lösen Sie die Stauung. Wenn die Punktionsstelle anschwillt, müssen Sie die Punktion an einer anderen Gliedmaße mit einer neuen Nadel wiederholen.
- **Entzündete Hautgebiete:** Sie dürfen kein vorgeschädigtes Hautgebiet und keine entzündete Vene punktieren.

Entnahme beim Kaninchen

- Die Blutentnahme erfolgt auch hier aus der V. antebrachii wie oben beschrieben. Bei großen Kaninchen kann auch die Ohrvene punktiert werden.

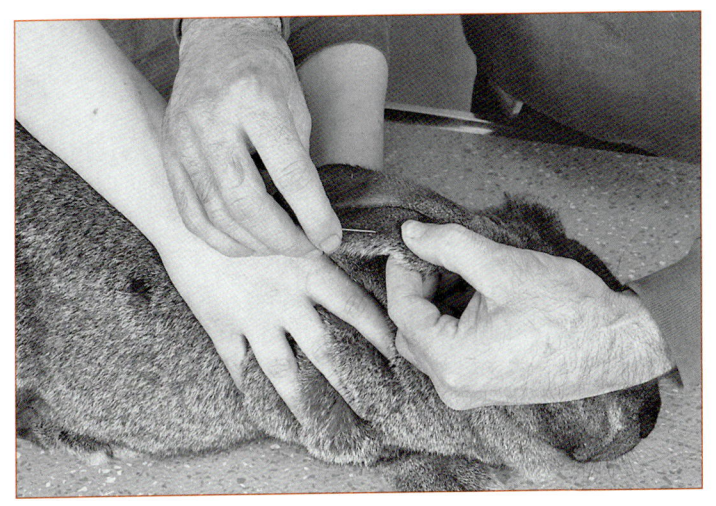

Abb. 6.2 Blutentnahme beim Hasen an der Ohrvene.

- Am einfachsten geht dies, wenn Sie den Konus von der Kanüle abbrechen, da das Blut dort sonst sehr schnell gerinnt.
- Die Stauung erfolgt am besten per Hand, so lässt sich auch die Gliedmaße gut fixieren.

Entnahme beim Meerschweinchen

- Es ist eine Entnahmetechnik beschrieben, bei der das Tier auf dem Schoß einer Hilfsperson mit nach hinten gestreckter Hintergliedmaße fixiert wird.
- Die geschorene Hintergliedmaße wird dann mit einer 0,9 x 14 mm Kanüle auf halber Höhe zwischen Schenkelspalt und Tarsalgelenk von kaudal punktiert. Dafür sollte man aber schon etwas Übung in der Blutentnahme bei größeren Tieren haben.

Entnahme beim Frettchen

- Die Blutentnahme erfolgt wie bei der Katze an der Vordergliedmaße.

Die Techniken zur Blutentnahme beim Vogel entnehmen Sie bitte der Spezialliteratur.

6.5 Venöser Zugang und Infusion

Allgemeines

Intravenöse Flüssigkeitszufuhr ist eine wichtige Maßnahme bei vielen akuten Erkrankungen und im Schock. Ein venöser Zugang (Braunüle, Venüle) ist außerdem sinnvoll zur Einleitung und Erhaltung einer Narkose. Geeignete Venen sind die V. cephalica und die V. saphena lateralis.

Vorbereitung

- Das Vorgehen entspricht in etwa dem bei der venösen Blutentnahme, auch wenn der Venendruck am bereits sedierten Tier meist etwas ungünstiger ist.
- Materialien:
  - Schermaschine,
  - Hautdesinfektionsmittel,
  - Venenkatheter mit Mandrin (Verschlussstopfen),
  - Klebeband zur Befestigung der Braunüle,
  - Tupfer,

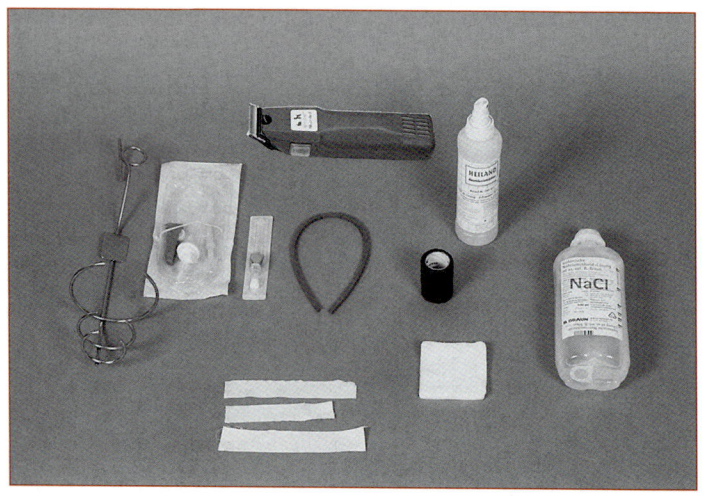

Abb. 6.3 Materialien für den venösen Zugang.

- Stauschlauch,
- elastisches Klebeband zur Sicherung des fixierten Zugangs,
- eventuell Skalpell oder Kanüle (falls Hautschnitt über der Vene geplant),
- eventuell Schere.
- Bereiten Sie – oder eine Helferin – das Klebeband am besten so vor, dass Sie den Venenkatheter sofort befestigen können, sobald er liegt. Dazu schneiden Sie 2–3 Streifen Tape in einer Länge zu, die ausreicht, um jeden Streifen ca. 2x um die Gliedmaße des Tieres zu legen. Wenn Sie das Band nicht durchreißen können, halten Sie eine Schere bereit! Die vorbereiteten Streifen können Sie gut mit einem Ende an der Tischkante befestigen, so sind sie nicht im Weg und trotzdem griffbereit.
- Packen Sie den Venenkatheter und den Mandrin aus und lösen Sie die Ummantelung schon einmal, damit Sie die Braunüle zur Punktion leichter und schneller richtig zur Hand haben.
- Es ist wichtig, dass das Tier gut fixiert wird. Arbeiten Sie am besten mit einer Hilfsperson oder weisen Sie den Besitzer gut ein.

Durchführung

- Scheren Sie einen rechteckigen Bereich über der Vene frei. Seien Sie dabei großzügig. Es erleichtert die Sicht und das Anlegen und spätere Lösen des Klebebandes.
- Desinfizieren Sie die Haut und legen Sie dann einen Stauschlauch an.
- Umgreifen Sie die Gliedmaße mit einer Hand und fixieren Sie die Vene zwischen den Fingern. Achten Sie darauf, die Haut nicht zu straff zu ziehen, weil Sie dadurch Druck auf die Vene ausüben.
- Durchstechen Sie die Haut mit der Braunüle in einem nicht zu steilen Winkel, da Sie sonst beim Vorschieben sehr schnell die Vene durchstoßen.
- Ziehen Sie die Kanüle leicht zurück. Sobald Blut erscheint, ziehen Sie die Kanüle weiter zurück und schieben den Katheter vor. Wenn er gut sitzt, läuft Blut aus der Öffnung und Sie spüren beim Vorschieben keinen Widerstand.
- Lösen Sie den Stau, fixieren Sie den Katheter mit den Fingern der Hand, die die Gliedmaße hält, verschließen Sie ihn und kleben Sie ihn dann vorsichtig fest.

158   6 Blutentnahme, Injektion und Infusion

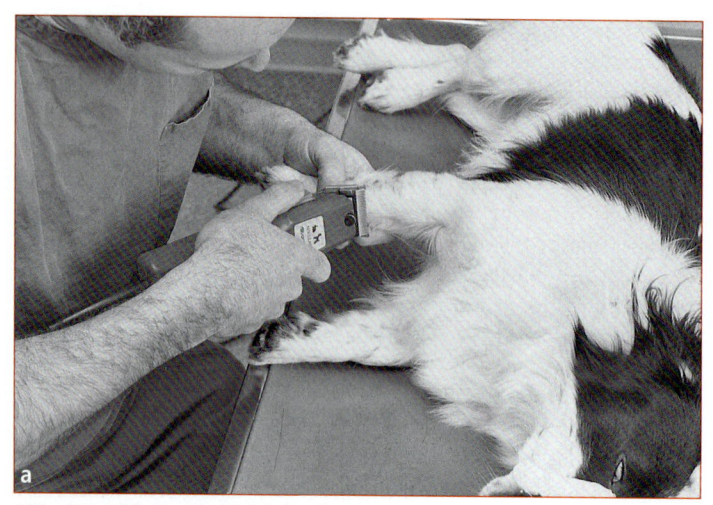

Abb. 6.4a Scheren der Zugangsstelle.

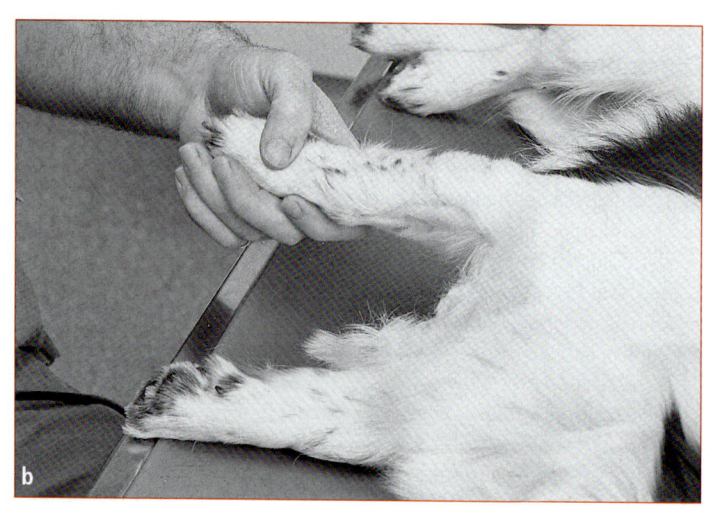

Abb. 6.4b Freie Zugangsstelle.

6.5 Venöser Zugang und Infusion

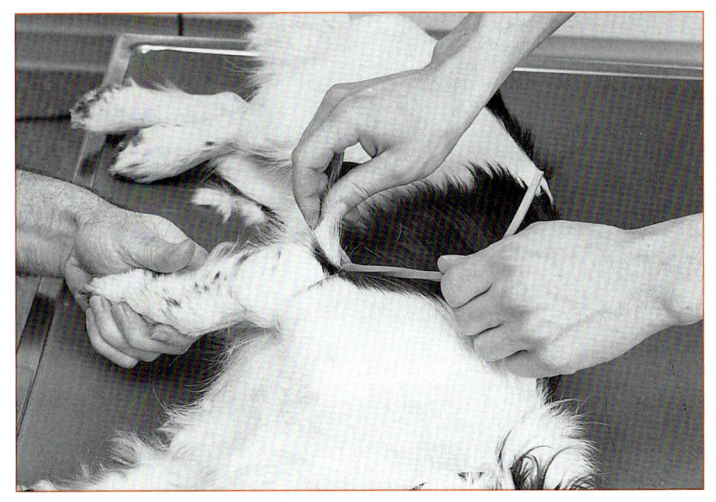

Abb. 6.5 Stauung der Vordergliedmaße.

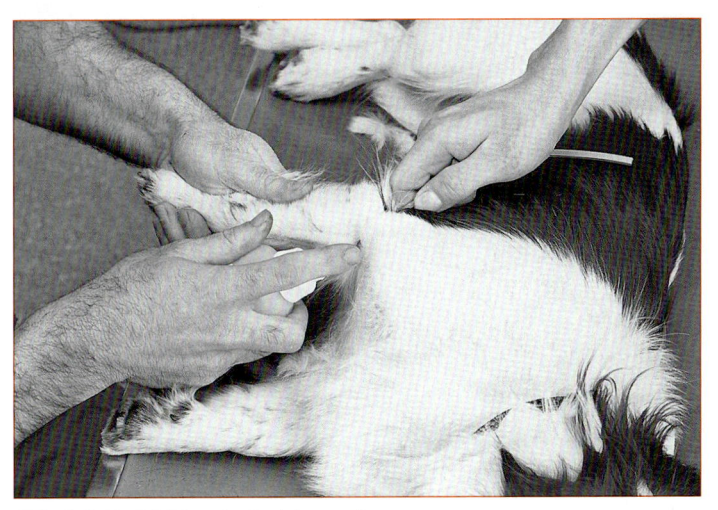

Abb. 6.6 Desinfektion der Punktionsstelle.

160   **6 Blutentnahme, Injektion und Infusion**

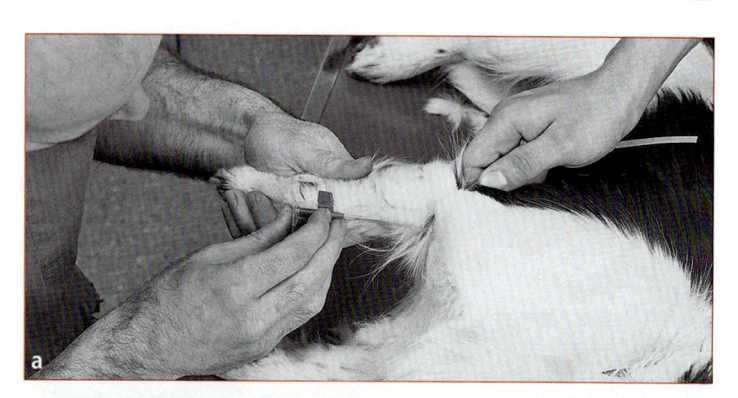

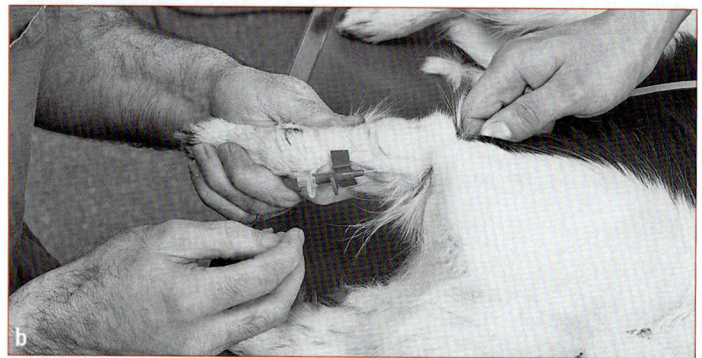

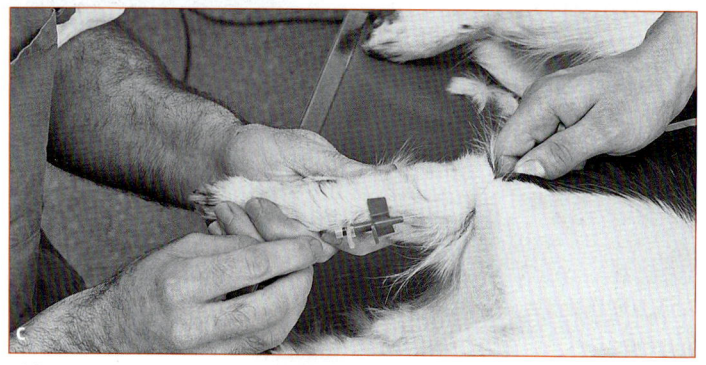

Abb. 6.7a-c Legen des Zugangs und Entfernung des Stauschlauches.

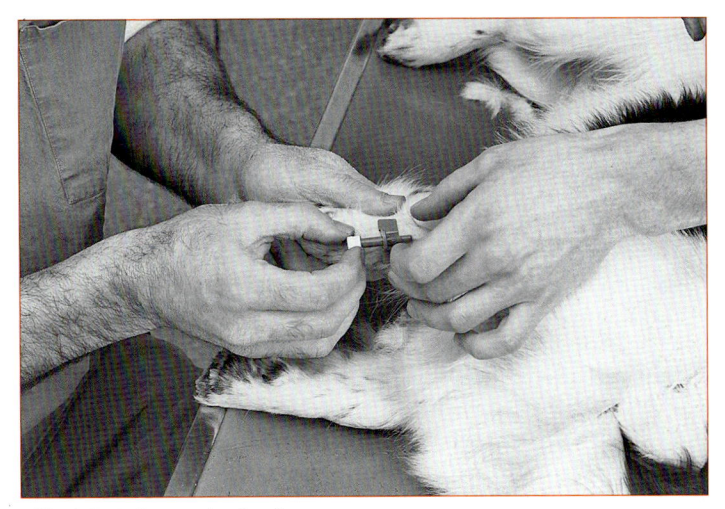

Abb. 6.8 Aufsetzen des Stopfens.

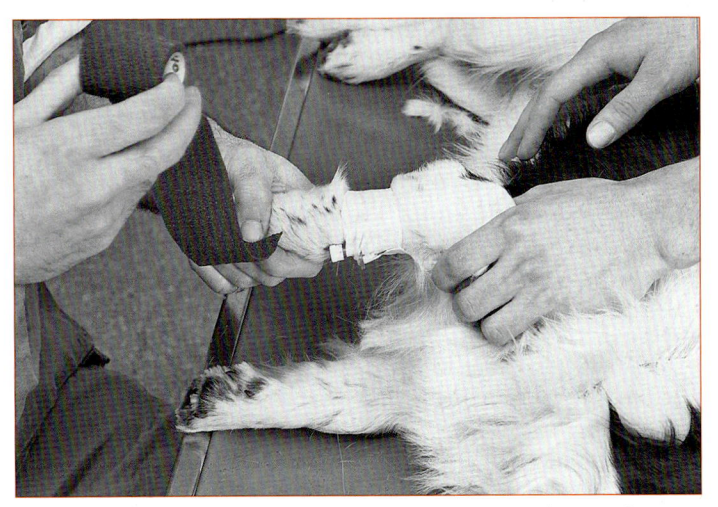

Abb. 6.9 Fixierung des Zugangs mit Klebestreifen und elastischem Band.

Tipps und Tricks

- Bei sehr ausgetrockneten Tieren mit „zäher Haut" kann eine Venensektion, ein Hautschnitt, sinnvoll sein, um die Vene darzustellen. Sie können dazu mit dem Skalpell oder mit einer Kanüle arbeiten. Schneiden Sie mit dem Skalpell etwas parallel zur Vene, um diese nicht zu verletzen, etwa 1 cm längs in die Haut und tupfen Sie austretendes Blut ab. Sie können die Braunüle nun ohne den Widerstand beim Durchstechen der Haut einführen und die Vene wie oben beschrieben punktieren. Ähnlich wirksam ist es, die mit den Fingern gespannte Haut über der Vene mit der Kanüle anzuritzen und durch diese kleine Öffnung den Venenkatheter einzuführen.
- Beginnen Sie möglichst distal mit der Suche und der Punktion, um bei einer möglichen Fehlpunktion weiter oben an derselben Gliedmaße noch eine Chance zu haben.

Infusion

Als Erhaltungsbedarf bei Tieren, die Flüssigkeit i.v. zugeführt bekommen, rechnet man 40–60 ml pro kg und Tag. Dazu kommen mögliche Verluste z.B. durch Blutungen oder Erbrechen. Die Urinproduktion sollte 1–2 ml pro kg und Stunde betragen.

- Bevor Sie mit einer Infusionstherapie beginnen, wiegen Sie das Tier und ermitteln seinen Bedarf.
- Bei Tieren, die während einer Infusion unruhig werden, hecheln oder husten, sollten Sie stets an eine mögliche „Überinfusion" denken und den Tropf langsamer stellen. Unruhe allein während einer längeren Infusion kann auch ein Zeichen dafür sein, dass ein Tier Urin absetzen muss. Nach Möglichkeit sollte ein Hund alle 3 Stunden ausgeführt werden. Katzen sollte ein Katzenklo zur Verfügung gestellt werden.
- Bei den üblichen Infusionssets entsprechen 20 Tropfen einem Milliliter. Katzen reagieren besonders sensibel auf eine zu schnelle i.v.-Infusion.
- Beschriften Sie jede Flasche mit Datum und eventuellen Zusätzen zur Lösung wie z.B. Kalium.
- Geben Sie immer körperwarme Infusionen.
- Wenn Sie nur eine bestimmte Menge infundieren wollen, markieren Sie die Stelle, bis zu der die Infusion abnehmen soll. Dies funktioniert jedoch

6.5 Venöser Zugang und Infusion

nicht mehr, wenn Sie zum Entlüften eine Kanüle in den Boden der Infusionsflasche gesteckt haben.
- Wenn die Besitzer während der Infusion bei ihrem Tier bleiben, schauen Sie ab und zu nach, ob alles in Ordnung ist und die Infusion noch läuft. Wenn die Infusion nicht mehr läuft, ist oft nur ein angewinkeltes oder eingerolltes Bein der Grund. Dies kann der Besitzer auch gut selbst kontrollieren.

7 Rund um den OP

7.1 Aufklärung des Tierbesitzers

Eine Narkose ist trotz aller Notwendigkeit jedem Tierhalter unheimlich. Die Angst, das Tier könnte nicht mehr wach werden, lässt sich auch durch gründliche Aufklärung nicht ganz beseitigen, und tatsächlich bleibt immer ein Restrisiko. In vielen Praxen sind daher Formulare üblich, mit denen die Tierbesitzer bestätigen, über dieses Restrisiko informiert worden zu sein. Nehmen Sie sich aber immer Zeit für wirkliche Information und schieben Sie nicht einfach eine Einverständniserklärung zur Unterschrift über den Tresen.

- Wenn ein Tier telefonisch für eine Routineoperation angemeldet wird, planen Sie Zeit ein, um am OP-Tag mit dem Tierbesitzer zu sprechen. Das Tier sollte in seinem Beisein untersucht werden, damit auf eventuelle Risikofaktoren eingegangen werden kann. Oft ist es sinnvoller, bei Tieren, die zuvor noch nicht in der Praxis gewesen sind, einen separaten Untersuchungstermin vor der geplanten OP anzusetzen. Rechtlich ist es wichtig, dass Sie Ihre Befunde dokumentieren. Nur dann kann es Ihnen in einem Rechtsstreitfall nicht passieren, dass seitens der Besitzer behauptet wird, Sie hätten z.B. das Herz gar nicht untersucht.
- Versuchen Sie, den Tierbesitzer zu beruhigen, aber bagatellisieren Sie die Sache nicht: „Wir nehmen diesen Eingriff fast täglich vor und die meisten Tiere sind schon nachmittags wieder fit."
- Mit Aussagen wie „Ich verspreche Ihnen, der läuft in zwei Stunden wieder raus" sollten Sie vorsichtig sein, denn trotz aller Sorgfalt reagiert jedes Tier eigen, und Verzögerungen in der Rekonvaleszenz sind möglich.
- Fragen Sie, wenn dies in der Praxis üblich ist, ob der Besitzer während der Narkoseeinleitung bei seinem Tier bleiben möchte. Manche Menschen verbinden das Einschlafen ihres Tieres mit einer zurückliegenden Euthanasie und empfinden es als emotional sehr belastend.

> **Das können Sie dem Tierhalter sagen:**
> „Ihre Laila schläft jetzt tief und fest. Sie merkt nicht einmal mehr, ob Sie noch da sind oder nicht. Am besten ist es, wenn Sie sich etwas ablenken. Ich verspreche Ihnen, dass ich Sie benachrichtigen lasse, sobald die Operation vorbei ist. Ich schätze, das wird in ... Stunden der Fall sein."

7.1 Aufklärung des Tierbesitzers

- Die meisten Besitzer möchten ihr Tier möglichst bald wieder bei sich haben. Bieten Sie sehr besorgten Besitzern an, in der Aufwachphase bei ihrem Tier sein zu dürfen. Dies ist natürlich nur dann möglich, wenn es die räumlichen Gegebenheiten der Praxis zulassen und der Praxisablauf einschließlich der anderen Patienten und deren Besitzer nicht gestört wird.
- Denken Sie daran, dass eine gute Narkose mehr verlangt als ein Tier, das anschließend wieder wach wird. Fragen Sie den Besitzer, ob das Tier, wenn er es abholt, schon wieder sicher laufen können soll. Falls dies der Fall ist, planen Sie entsprechend genügend Zeit für die Aufwachphase ein. Der Tierbesitzer muss unter Umständen Unterstützung für den Transport organisieren, wenn das Tier zuhause beispielsweise eine Treppe hinauf getragen oder aus dem Auto gehoben werden muss.
- Wenn Sie färbende Desinfektionsmittel wie z. B. Kodan verwenden, weisen Sie den Besitzer speziell bei weißem Fell oder Ausstellungstieren darauf hin oder verwenden Sie ein farbloses Desinfektionsmittel. Lassen Sie sich aber niemals auf Diskussionen über die Fläche ein, die geschoren werden muss. Hier gehen OP-Planung und Hygiene vor Besitzerwunsch!
- Erfragen Sie bei der Anamnese, ob das Tier schon einmal eine Narkose hatte und wie diese verlaufen ist: Hat es zu Hause noch viel geschlafen oder war es unruhig? Notieren Sie, welche Medikamente das Tier dauerhaft oder im Moment bekommt, um Wechselwirkungen zu berücksichtigen.
- Je gründlicher Sie untersuchen, desto sicherer übersehen Sie nichts, was die Narkose beeinträchtigen könnte. Außerdem können Sie den Besitzer auf kleinere „Mängel" ansprechen, z. B.:
  „Die Krallen sind etwas zu lang. Sollen wir die kürzen, wenn ihr Tier sowieso in Narkose liegt?"
  „Diesen Knoten wollten wir doch schon seit längerer Zeit einmal näher untersuchen. Am besten, wir nehmen nach dem Röntgen hier eine Probe für den Spezialisten. Die Narkose verlängert sich durch diese Probenahme kaum."
- Aus diesem Grund sollten Sie bei der Voruntersuchung auch die Maulhöhle inspizieren. Nicht immer ist es wegen der entstehenden Keimverneblung möglich, im Rahmen einer OP auch eine Zahnsanierung durchzuführen. Genau das können Sie dem Besitzer aber auch erklären,

dann gibt es hinterher keine Enttäuschung („Ich dachte, Sie machen noch den Zahnstein weg!"). Zudem sind Entzündungsherde im Maulbereich ein Kriterium zur Einschätzung des Narkoserisikos (siehe unten).
- Wünsche des Besitzers für zusätzliche Untersuchungen im Rahmen der Narkose (Ohrenkontrolle, Entfernen einer Warze usw.) sollten Sie notieren, damit sie nicht vergessen werden, wenn die Hauptarbeit erledigt ist. Schuldzuweisungen hinterher („Aber du warst doch dabei, als Frau Müller gesagt hat…") ändern nichts an der Verärgerung des Tierbesitzers, wenn Dinge vergessen wurden. Legen Sie am besten eine Liste an (z. B. Kastration Kater, Mikrochip, Ohren säubern), die abgezeichnet wird, wenn die einzelnen Posten erledigt sind.
- Wenn Sie speziell bei geriatrischen Tieren weiterführende Untersuchungen durchführen wollen, sprechen Sie den Besitzer darauf an und erklären Sie, welche Erkrankungen Sie auf diese Weise ausschließen können.
- Katzen und Hunde sollten vor geplanten Operationen 12 Stunden nüchtern sein. Die täglich zu verabreichenden Medikamente z. B. bei Herzinsuffizienz sollten aber meist wie gewohnt gegeben werden. Entscheiden Sie im Einzelfall, wie mit Dauerapplikationen vor der Operation umzugehen ist und instruieren Sie den Besitzer entsprechend.
- Händigen Sie dem Besitzer zum Abschluss eine Narkoseinformation aus, die alle notwendigen Infos noch einmal enthält. Auch die Einverständniserklärung zur Operation sollte dann unterschrieben werden, auch wenn die Schriftform gar nicht gesetzlich vorgeschrieben ist.
- Rechtlich stellt sich die Situation heutzutage so dar, dass Sie im Rechtsstreit nachweisen müssen, dass Sie z. B. auf das besondere Risiko dieses Tieres hingewiesen haben. Tragen Sie dies ausdrücklich in der Patientenkartei ein und/oder bitten Sie zusätzlich ein Mitglied aus dem Praxisteam als Zeuge zu der Unterredung dazu. Auch dies sollten Sie in der Kartei vermerken („Zeuge: Frau Lieschen Müller"). Auf der rechtlich sicheren Seite sind Sie, wenn Sie sich die spezielle Aufklärung vom Besitzer unterschreiben lassen. „Auf das deutlich erhöhte Narkoserisiko bin ich hingewiesen worden und wünsche trotzdem eine Zahnsanierung in Narkose bei meinem 16-jährigen Dackel Seppel". Dies routinemäßig von jedem Patientenbesitzer zu verlangen ist heutzutage noch unüblich, aber bei „Problembesitzern" angebracht.

7.2 Präanästhetische Untersuchung des Tieres

Führen Sie jede präanästhetische Untersuchung mit Sorgfalt durch. Bei einem Narkosezwischenfall werden Sie diese Voruntersuchung verantworten müssen.

- In vielen Fällen ist es sinnvoll, Hämatokrit, Gesamtprotein, Leukozyten, Leber- und Nierenparameter und Blutzucker vorab zu bestimmen. Das spezifische Uringewicht und ein Stick komplettieren die Untersuchung. Es ist wichtig zu wissen, ob die Nieren oder die Leber noch vollständig funktionieren und eine Narkose verstoffwechseln können.

Tab. 7.1 Abschätzung der Narkoserisiken.

Allgemeinzustand	Nähere Ausführung	Beispiel
I sehr gut	augenscheinlich gesunder Patient	Allgemeinuntersuchung ohne Befund, z. B. junges Tier zur Ovariohysterektomie oder zum HD-Röntgen
II gut	leichte Allgemeinerkrankung oder „kritisches" Alter (Welpen unter 8 Wochen oder Katzen und kleine Hunde über 10 Jahre, große Hunde über 8 Jahre)	Zahnsanierung mit Zähnen zur Extraktion
III ausreichend	ausgeprägte Allgemeinerkrankung	Hund unter Herzmedikation, Tiere mit Blutverlust, anorektische Tiere
IV schlecht	schwere, potenziell lebensbedrohliche Allgemeinerkrankung	Magendrehung, starker Blutverlust
V nicht OP-fähig	Allgemeinzustand des Tieres ist sehr schlecht, OP wenn überhaupt nach Stabilisierung	starker Schock, schweres Trauma

- Wiegen Sie das Tier. Kleine Heimtiere sollten auf einer Küchenwaage gewogen werden, da die praxisüblichen Tierwaagen für geringe Körpergewichte zu unpräzise sind.
- Beurteilen Sie Atmung, Puls und kapilläre Rückfüllungszeit. Messen Sie eventuell die Temperatur, wenn Sie Verdacht auf entzündliche Reaktionen des Körpers haben. Nehmen Sie sich Zeit für eine gründliche Auskultation, um Herznebengeräusche feststellen zu können. Tasten Sie die Körperlymphknoten ab.
- Bei Verdacht auf Herz-Kreislauf-Probleme können auch Blutdruckmessung, Thoraxröntgen und/oder EKG sinnvoll sein.
- Trauen Sie Ihren Augen! Tiere, die „alt" wirken, können tatsächlich älter sein, als der Besitzer angibt (Findling aus dem Tierheim o.ä.), oder bereits chronisch krank sein, ohne dass dies bemerkt wurde.

7.3 OP-Planung

- Versuchen Sie, wenn alle OPs in einem Raum durchgeführt werden, die weniger „sauberen" Eingriffe ans Ende des OP-Planes zu legen. Also z.B. erst die Hündin kastrieren, dann das Meerscheinchen mit Atherom operieren und zum Schluss der alten Katze die Zähne ziehen.
- Bedenken Sie, dass aus hygienischen Gründen Narkose, Rasur und Desinfektion nach Möglichkeit in einem separaten Raum erfolgen sollten.
- Sorgen Sie dafür, dass jemand während der Operation den Tierhalter beruhigt und eventuell ablenkt. Vielleicht kann der Tierhalter auch gleich nach der Operation telefonisch über den Verlauf benachrichtigt werden. Lassen Sie im Zweifel immer einen eher späten Termin zum Abholen des Tieres übermitteln.
- Am besten ist es, wenn Sie zwei Hilfspersonen zur Verfügung haben: eine Assistenz und einen „Springer".
- Materialien:
  - Einmal-Rasierer/Schermaschine/Schere,
  - Handstaubsauger (zur geräuschlosen Haarbeseitigung: Paketklebeband),
  - Desinfektionslösung,
  - Tupfer,
  - Stauschlauch,

- venöser Zugang:
  - große Hunde: Braunüle (20 G),
  - kleine Hunde: Braunüle (24 G),
  - Katzen: Butterfly oder kleine Braunülen (24 G),
- zwei vorgeschnittene Streifen Leukosilk,
- Infusionsständer,
- Infusionsbesteck,
- Infusionslösung,
- Nahtmaterial,
- Haube, Mundschutz, Kittel und Handschuhe,
- Skalpelle,
- ggf. Medikamente und Spritzen.
- Falls besondere OP-Materialien erforderlich sind, wie z.B. spezielle Klemmen oder Sonden, sollten Sie bereits am Vortage eine Helferin mit der Sterilitätsprüfung der Utensilien beauftragen, damit sie ggf. den Autoklaven noch bestücken kann.
- Prüfen Sie, ob im OP ausreichend Infusionslösung angehängt ist, und legen Sie ggf. die für das Tier nötige Menge und die Tropfgeschwindigkeit fest.
- Kontrollieren Sie vor Beginn jeder OP an den Füllungsstandanzeigen den Füllungsgrad der Sauerstoffflasche und des Narkosegasbehälters sowie den Zustand des CO_2-Absorbers. Kontrollieren Sie außerdem mithilfe der Herstellerangaben durch Druckerhöhung die Dichtigkeit des Systems.
- Bei einer Injektionsnarkose müssen für den Bedarfsfall weitere injizierbare Mengen bereit liegen.
- Wählen Sie für das Tier geeignete Größen für den Tubus und die Atemmaske des Ambu-Beutels.
- Weisen Sie die Helferin an, das OP-Feld gut auszuleuchten.

7.4 OP-Vorbereitung des Tieres

Vor einer Operation sind auch einige Vorbereitungen des Patienten erforderlich, damit es zu einem raschen und reibungslosen Operationsverlauf kommen kann. Viele dieser Vorbereitungen werden von den Helferinnen übernommen, allerdings müssen Sie zur Not natürlich auch in der Lage sein, diese Aufgaben durchzuführen oder eben eine Helferin entsprechend anzuweisen.

Durchführung

- Fragen Sie den Tierhalter, ob das Tier tatsächlich seit 12 Stunden nüchtern ist (bzw. Wasser trinken bis 30 min vor der OP).
- Ermitteln Sie das aktuelle Gewicht des Tieres, um die Dosierung der Narkose- und Schmerzmedikation berechnen zu können, und ziehen Sie dann das Medikament auf. Falls Sie eine Injektionsnarkose planen, sorgen Sie dafür, dass Medikamente zur Nachdosierung griffbereit sind und eine Person sie verabreichen und die Dokumentation vornehmen kann, während Sie steril sind.
- Bei einer i.v.-Injektion hält eine Hilfsperson das stehende oder sitzende Tier an Kopf, Rumpf und ggf. Schnauze, sodass Sie ungehinderten Zugang z. B. zur Vordergliedmaße des Tieres haben.
- Scheren oder rasieren Sie die Stelle für den venösen Zugang großzügig und mit sauberen Schnittkanten und zwar stets gegen den Strich.
- Wenn Sie eine i.m.-Narkose durchführen (bei nervösen und widerspenstigen Tieren oder wenn die i.v.-Injektion nicht möglich ist), hängt es von der Art der OP ab, ob ein venöser Zugang noch erforderlich ist. Bei Katerkastration ist z. B. kein i.v.-Zugang nötig.
- Bei i.v.-Narkose wird direkt ein i.v.-Zugang gelegt.
- Das OP-Gebiet des prämedizierten/narkotisierten Tieres wird nun großzügig rasiert. Ein Nachrasieren während der OP muss unbedingt vermieden werden.
- Erneut werden alle Haare abgesaugt. Anschließend wird das OP-Gebiet gewaschen und sorgfältig abgetrocknet.
- Tragen Sie reichlich Desinfektionslösung auf das rasierte und gewaschene Gebiet auf und wischen Sie es mit dem Strich streifenförmig von innen nach außen, wobei für jeden Strich ein neuer Tupfer genommen wird.
- Das Desinfektionsmittel muss mindestens eine Minute einwirken können.
- Geben Sie dem Tier vor und eventuell auch während der OP eine Tränenersatzflüssigkeit in die Augen, um einer Austrocknung vorzubeugen.
- Jetzt wird das Tier in den OP gebracht und in Abhängigkeit von der Operation ausgebunden.
- Schließen Sie ggf. die Infusion an.
- Eventuell muss das OP-Feld nach dem Transport und dem Ausbinden noch einmal desinfiziert werden.

Tipps und Tricks

- Wenn zu stramm ausgebunden wurde, kann die Dehnung der Vorder- oder Hintergliedmaße den Fluss der Infusionslösung behindern oder gar unmöglich machen.
- Bei Gliedmaßenoperationen kann man die Pfote mit Einmalhandschuhen und Klebeband abdecken.
- Wenn Patienten für die OP vorbereitet werden, ist eine gute Zusammenarbeit des Teams besonders wichtig. Sprechen Sie kurz ab, wer wofür zuständig ist, sonst wollen zwei Personen scheren und niemand denkt an die Augensalbe.
- Im Bereich von Schnittverletzungen geraten beim Scheren leicht Haare in die Wunde. Durch das Abdecken mit einem angefeuchteten Tupfer (sterile NaCl-Lösung) und nachträgliche Wundspülung mit NaCl-Lösung lassen sich lose Haare besser entfernen.
- Wenn Sie einzelne Haare (z.B. in der Umgebung des Auges) mit einer Schere entfernen möchten, geben Sie etwas Salbe auf die Scherenschenkel. Die Haare bleiben dann daran kleben.
- Halten Sie für potenziell blutige Eingriffe an Körperenden (z.B. Zehenamputation) einen Stauschlauch bereit. Sie können mit besserer Sicht arbeiten, wenn Sie die Blutzufuhr zum OP-Gebiet vorübergehend stoppen und nach dem Lösen der Stauung Blutungsquellen gut lokalisieren.
- Bei Tieren im Zustand zwischen Wachsein und Narkose sollten Sie immer sehr vorsichtig sein. Die Tiere können plötzlich gezielt zubeißen, auch wenn sie im Wachzustand immer brav sind. Denken Sie daran, dass in so einem Fall selbst der Besitzer durch sein eigenes Tier schwer verletzt werden kann. Falls Sie ihn nicht vorgewarnt haben, tragen Sie die Verantwortung! Gleiches gilt natürlich auch für Helferinnen und Praktikantinnen.
- Ein Tier in Einschlaf- oder Aufwachphase ist besonders schreckhaft (s.o.). Fassen Sie es nie abrupt an! Bei Manipulationen wie Transport, An- oder Abhängen von Infusionen o.ä. wird der Kopf von einer Hilfsperson kontrolliert oder ein Maulkorb angelegt.
- Kaninchen und Meerschweinchen oder auch Zwerghunderassen können auf einer Wärmflasche vorbereitet und auch operiert werden, damit sie wirklich nicht auskühlen. Wenn Sie ohne Wärmflasche operieren, sollten Sie zumindest eine isolierende Unterlage benutzen und das Tier nicht direkt auf den kalten, metallischen OP-Tisch legen.

- Zur Auskühlung von Heimtieren kommt es auch rasch durch exzessive Alkoholverwendung bei der präoperativen Desinfektion. Verwenden Sie also nur soviel wie nötig.
- Wenn eine Operation vorgenommen wird, die postoperative Schmerzen nach sich zieht – das sind die meisten –, kann dem Tier bereits zur Narkoseeinleitung ein nichtsteroidales Antiphlogistikum verabreicht werden (z. B. Meloxicam, Carprofen).
- **Hündinnen im Östrus:** Diese haben eine erhöhte Blutungsneigung. Termine für eine Ovariohysterektomie sollten frühestens 90, besser 120 Tage nach der letzten Läufigkeit vereinbart werden.

7.5 Intubation

Allgemeines

Eine Intubation ist zur Durchführung folgender Maßnahmen erforderlich:
- bei einer Inhalationsnarkose (die aber auch per Maske erfolgen kann),
- zur Beatmung mit einem Ambu-Beutel,
- zum Freihalten der Atemwege bei chirurgischen Eingriffen innerhalb der Maulhöhle.

Sie sollten die Intubation schnell und sicher durchführen können.
Verwendet werden überwiegend rote Gummituben, die autoklavierbar sind. Durchsichtige Einwegtuben aus der Humanmedizin werden auch verwendet, sie sind aber nicht autoklavierbar.

Vorbereitung

- Legen Sie sich folgende Materialien zurecht:
  - Tubus in entsprechender Größe,
  - Maulspreizer oder Beißholz; notfalls eine auf die nötige Länge gekürzte Einwegspritze,
  - Leuchte oder Laryngoskop,
  - Spritze ohne Kanüle zum Blocken des Tubus,
  - Mullbinde o. ä. zum Fixieren des Tubus,
  - evtl. Mullkompresse zum Erfassen der Zunge,
  - evtl. Lokalanästhetikum in Form eines Sprays oder Gels,
  - evtl. Nierenschale oder Zellstoff zur Ablage des Tubus (es sollen keine Haare anhaften).

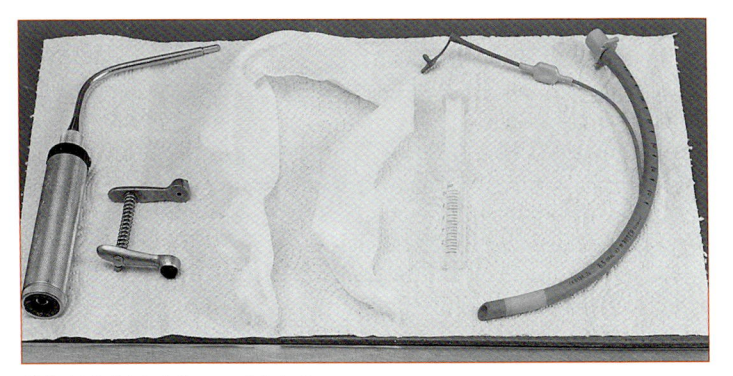

Abb. 7.1 Materialien zur Intubation.

Auswahl der Tubusgröße

Der Tubus soll, um den Totraum möglichst gering zu halten, nach kranial nur wenig über die Inzisivi herausragen, aber noch bequem den Anschluss an das Narkosegerät ermöglichen. Sie können die benötigte Länge abschätzen, indem Sie den Abstand Inzisivi–Spina scapulae abmessen. Die Tubusspitze muss vor dem Brusthöhleneingang zu liegen kommen. Der Tubusdurchmesser sollte weit genug gewählt werden, sodass das Tier nicht am Tubus „vorbeiatmen" kann, weil es dadurch Raumluft erhielte, die die zugeführte Narkosegaskonzentration vermindern würde. Außerdem könnte bei der Exspiration Narkosegas in die Raumluft gelangen. Wenn man durch Aufblasen der Manschette versucht, bei einem zu klein gewählten Tubusdurchmesser „die Trachea dicht zu bekommen", können beim

Tab. 7.2 Auswahl der Tubusgrößen bei Hund und Katze.

Tierart/ Rasse	Gewicht in kg (ca.)/ Beispiel Rasse	Tubusdurchmesser in mm
Katze	2–5	2,0–4,5
Hund: Zwergrassen	2–8 /Yorky	3,0–5,0
kleine Hunde	8–12/Dackel, Jack Russel	5,0–7,0
mittelgroße Hunde	12–25/Collie, Dobermann	7,0–8,0
große Hunde	ab 25/Labrador, DSH	8,0–10,0
Hund: Riesenrassen	über 50/Bernhardiner	10,0–15,0

Blocken des Tubus Schäden an der Trachealschleimhaut entstehen.
Bei den roten Mehrwegtuben ist die Länge an den Durchmesser gekoppelt, Einwegtuben aus der Humanmedizin werden manchmal auf eine gewünschte Länge gekürzt.
Am besten legen Sie sich drei Tuben zurecht: zusätzlich zum vermeintlich passenden den jeweils eine Nummer größeren bzw. kleineren.

- Vor dem Einsatz muss der Tubus überprüft werden:
  - Ist das Lumen frei von Rückständen?
  - Lässt sich die Manschette blocken?
- Bitten Sie nach Möglichkeit eine Hilfsperson um Assistenz.
- Füllen Sie die Spritze mit Luft.
- Schneiden Sie sich einen Streifen Mullbinde oder alten Infusionsschlauch zurecht (30–50 cm Länge; je nach Größe der Hundeschnauze), mit dem Sie später den Tubus fixieren.

Durchführung

- Am einfachsten ist die Intubation eines Tieres in Bauchlage und zusammen mit einer Hilfsperson. Sie sollten für Notfälle jedoch auch die Intubation bei einem Patienten in Rücken- und Seitenlage beherrschen. Üben Sie am besten zunächst *eine* Position, bis Sie sich darin sicher fühlen.
- Für die Intubation ist, besonders bei der Katze, eine ausreichend tiefe Sedation unerlässlich.
- Positionieren Sie das Tier in gerader Bauchlage. Die Hilfsperson fixiert den Kopf, indem sie ihn leicht nach vorne streckt, ohne dabei auf den Kehlkopf zu drücken. Wenn Sie ohne Hilfe arbeiten, fixieren Sie mit einer Hand den Kopf des Tieres, indem Sie Kiefer und Maulspreizer festhalten. Mit derselben Hand müssen Sie dann auch die sanft vorgezogene Zunge fixieren. Achten Sie darauf, dass Sie die Zunge nicht zu straff über die unteren Inzisivi ziehen.
- Benutzen Sie nun 1–2 Hübe Lidocainspray (v.a. bei Katzen wegen des häufig auftretenden Laryngospasmus. Mehr Lidocain sollten Sie wegen der Gefahr von Arrhythmien nicht verwenden.). Der Kehldeckel wird mit der Spitze des Laryngoskops oder mit dem Tubus selbst heruntergedrückt.
- Der Tubus muss zwischen weichem Gaumen und Epiglottis geführt werden. Dabei sollten die Aryknorpel des Kehlkopfes links und rechts vom Tubus sichtbar sein.

7.5 Intubation

- Blocken Sie den Tubus, indem Sie mit der vorbereiteten Spritze über den Zugangsschlauch Luft in die Blockmanschette blasen.
- Halten Sie den Schlauch dann abgeknickt, damit die Luft nicht entweichen kann, und stöpseln Sie ihn zu. Der kleine Ballon am Zugangsschlauch dient der Kontrolle des Füllungszustandes der Manschette.
- Kontrollieren Sie die korrekte Lage.

> **Prüfung der korrekten Tubuslage**
> - Beim Einführen hustet das Tier häufig.
> - Das Vorschieben entlang der Schleimhaut über den Trachealspangen fühlt sich etwas rauer an als das Vorschieben entlang der Ösophagusschleimhaut.
> - Von außen darf nur die Trachea zu fühlen sein, nicht der Tubus.
> - Wenn das Tier ausatmet, beschlägt ein durchsichtiger Tubus an seiner Innenseite.
> - Bei leichtem Druck auf den Brustkorb fühlen Sie nach der Blockung die ausströmende Atemluft deutlicher, wenn Sie Ihre Hand oder besser noch Ihre Augenpartie oder Ihr Ohr direkt vor den Tubus halten.

- Fixieren Sie den Tubus dann durch einen Knoten mit der Mullbinde oder mit einem zurechtgeschnittenen Infusionsschlauch. Führen Sie die Binde um den Unterkiefer, kreuzen Sie sie dort und führen Sie sie dann um den Oberkiefer, wo Sie eine Schleife setzen.
- Bei Katzen und brachyzephalen Hunden kann die Binde zur Fixation auch im Nacken geknotet werden.

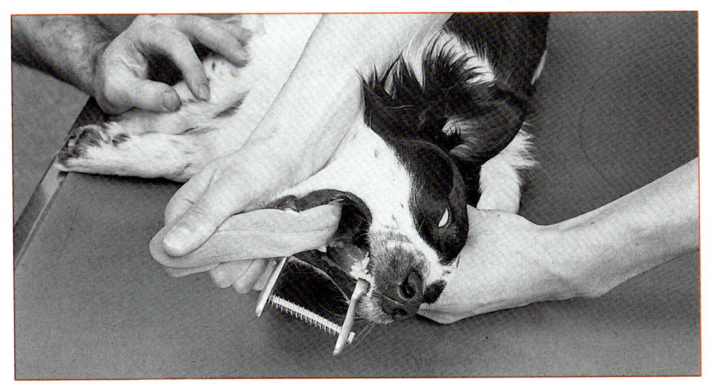

Abb. 7.2 Eingesetzter Maulspreizer. Eine Hilfsperson hält die Zunge.

7 Rund um den OP

Extubation

Der Tubus wird entfernt, sobald der Schluckreflex des Tieres wieder einsetzt. Sie können die Auslösbarkeit des Reflexes durch leichtes Bewegen des Unterkiefers oder des Tubus überprüfen. Entblocken Sie den Tubus durch Öffnen des kleinen Schlauches, lösen Sie die Mullbinde und ziehen Sie den Tubus vorsichtig heraus. Kontrollieren Sie die Atemwege auf Schleimrückstände. Entfernen Sie dann den Maulspreizer.

Tipps und Tricks

- Das Vorschieben des Tubus ist während der Inspirationsphase einfacher.
- Nach erfolgter OP ist es sinnvoll, die Befestigung des Tubus schon zu lösen und die Manschette zu entblocken. Wacht dann das Tier plötzlich auf, lässt sich der Tubus schneller entfernen.

Probleme und Sonderfälle

- **Erbrechen unter Intubation**: Sollte das Tier während der Narkose erbrochen haben, ziehen Sie den Tubus fast vollständig geblockt heraus, um eventuelle Rückstände mit zu entfernen. Nach chirurgischen Maßnah-

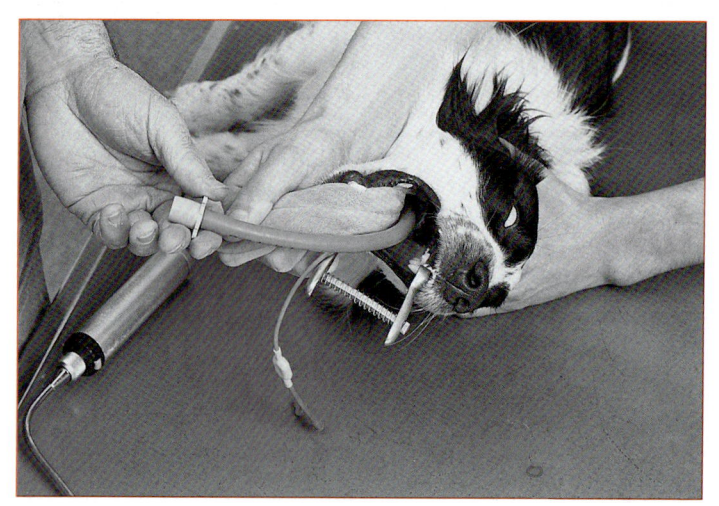

Abb. 7.3 Eingeführter Tubus.

7.5 Intubation

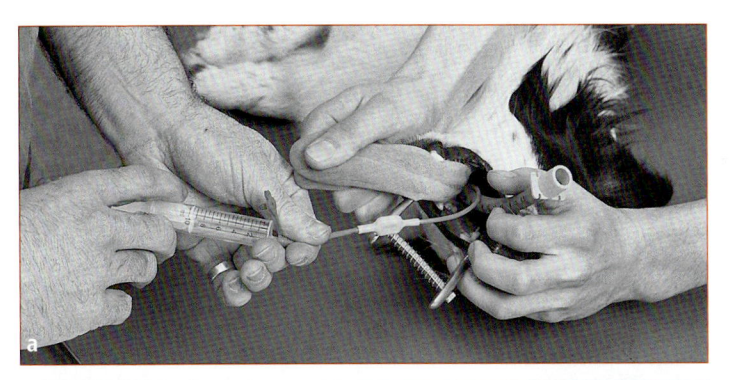

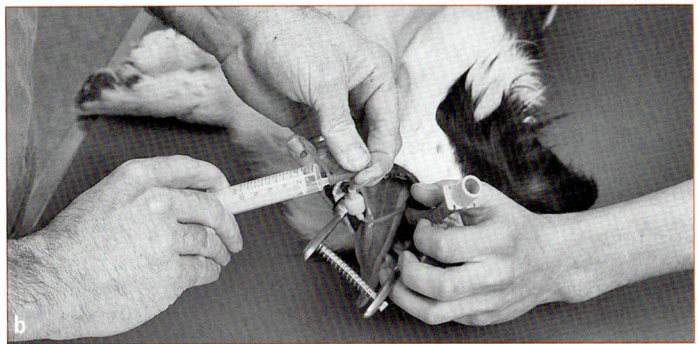

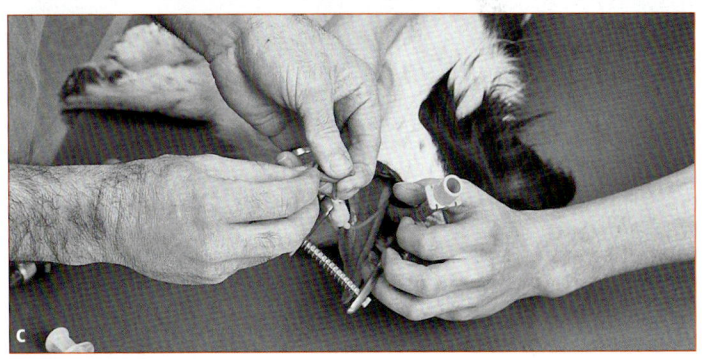

Abb. 7.4a-c Blockung des Tubus – **a)** Luftinsufflation; **b)** Abdrücken des Schlauches, damit die Luft nicht wieder ausströmt; **c)** Verschluss des Blockungsschlauches.

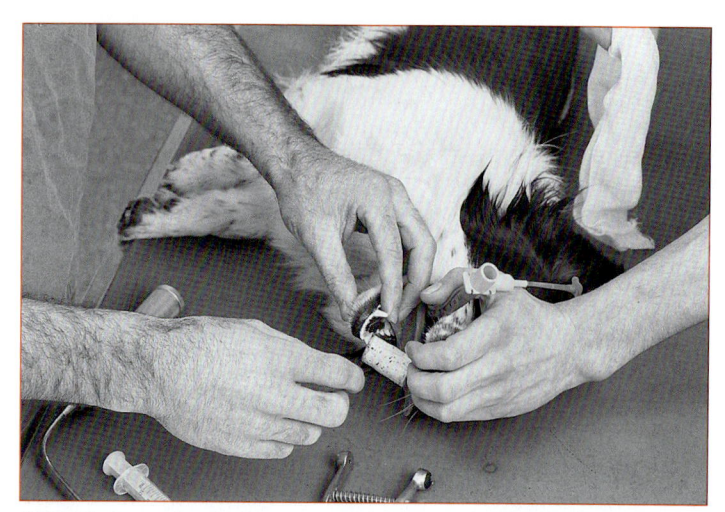

Abb. 7.5 Ersatz des Maulspreizers z. B. durch einen Weinflaschenkorken.

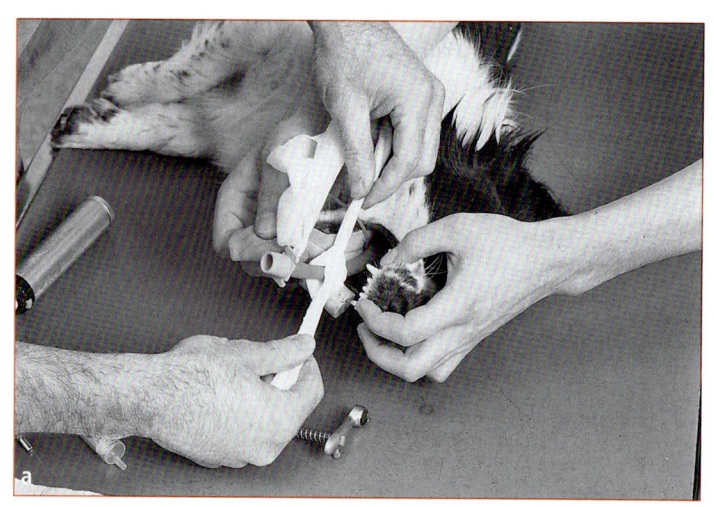

Abb. 7.6a und b Fixierung des Tubus mit einer Mullbinde.

7.5 Intubation

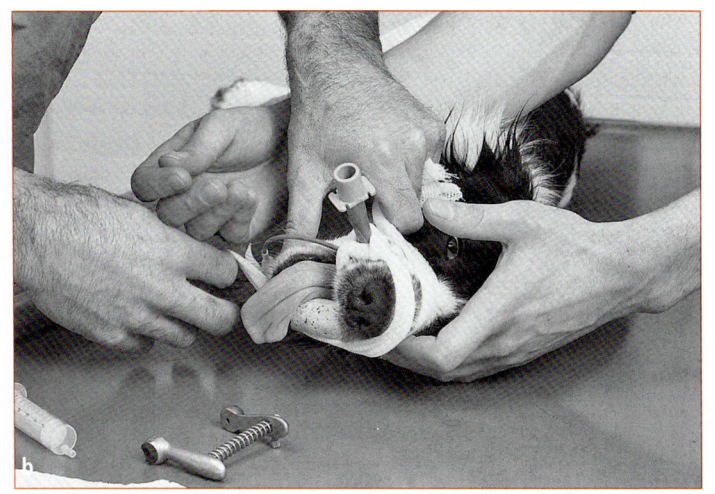

Abb. 7.6b

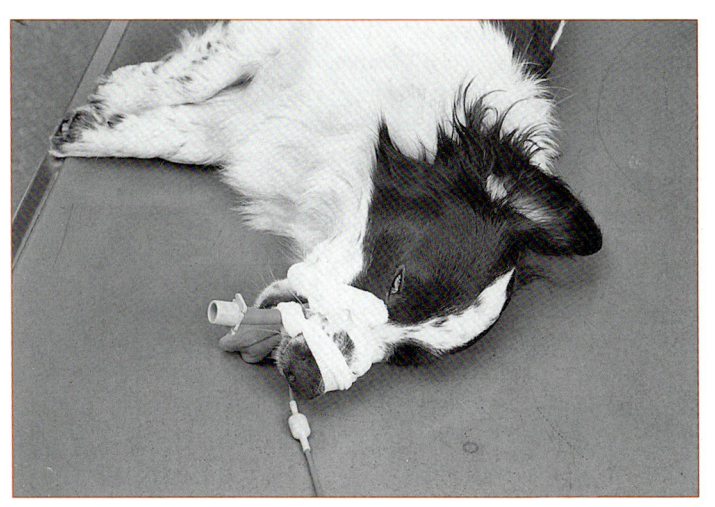

Abb. 7.7 Fertige Intubation.

men in der Maulhöhle und bei Zahnbehandlungen können Sie ebenfalls den geblockten Tubus ziehen. Dabei besteht zwar die Gefahr von Schleimhautverletzungen, jedoch können Sie so die größere Gefahr der Aspiration z. B. von Blut oder „abgesprengten" Zahnteilen verhindern.
- **Heimtiere:** Kaninchen können ab 1 kg Körpergewicht intubiert werden, allerdings ist dies aufgrund der Anatomie der Tiere deutlich schwieriger als bei Hund und Katze.
- **Brachyzephale Rassen:** Hierzu gehören z. B. die Perserkatze, die Französische Bulldogge, der Mops. Sie haben aufgrund ihrer Anatomie ein erhöhtes Risiko für Atemwegsprobleme und sollten möglichst immer intubiert werden.

7.6 Narkosemittel und Narkoseüberwachung

Narkosemittel

Hier soll Ihnen ein grober Überblick zu den häufig verwendeten Anästhetika und Methoden gegeben werden. Zur Vertiefung sei auf die Lehrbücher zur Veterinäranästhesie verwiesen.

Man unterschiedet zwischen Injektions- und Inhalationsnarkotika. Die reine Injektionsnarkose ist mit einem geringeren apparativen Aufwand verbunden, aber im Vergleich zur Inhalationsnarkose auch weniger gut steuerbar und nur für kurze bis mittellange Eingriffe geeignet.

Vor einer Inhalationsanästhesie erfolgt eine Injektionsnarkose oder eine starke Sedation. Im Anschluss wird ein Tubus platziert oder dem Tier eine Maske aufgesetzt, über die es zur Inhalationsnarkose Sauerstoff und Inhalationsnarkotika, verdampft durch ein Narkosegerät, erhält.

Im Gegensatz zu einer Sedation ist bei einer Narkose die Analgesie, also das Erreichen der Schmerzfreiheit, unverzichtbar.

Eine Narkose setzt sich aus mehreren Komponenten zusammen. So wird die Ausschaltung von Sinneswahrnehmungen und Schmerz in Verbindung mit Muskelerschlaffung und Bewusstlosigkeit erreicht, was mit einem einzigen Narkosemittel nicht möglich ist. Durch die Kombination verschiedener Anästhetika werden auch die Nebenwirkungen der einzelnen Komponenten gering gehalten.

7.6 Narkosemittel und Narkoseüberwachung

Die Möglichkeit, das Tier im Notfall schnell beatmen zu können, sollte bei jeder Narkoseform gegeben sein. Deshalb empfiehlt es sich, auch bei einer reinen Injektionsnarkose zu intubieren.

Das Narkosemittel kann am besten über einen Venenkatheter gegeben werden. Nach der Prämedikation per i.m.-Injektion lässt sich so auch besser nachdosieren. Die intravenöse Gabe wirkt schneller, und meist sind geringere Mengen erforderlich. Allerdings kann die i.m.-Injektion bei der Einleitung im Handling praktischer sein.

Eine Infusion empfiehlt sich bei jeder Narkose, auch wenn dies in vielen Kleintierpraxen nicht üblich ist. Heimtiere können ersatzweise eine s.c.-Infusion erhalten.

Mittel zur Injektionsnarkose

Xylazin (2%ig) (α2-Adrenorezeptor-Agonist)
Xylazin wird häufig in Kombination mit Ketamin benutzt. Es wirkt sedierend, schwach analgetisch und schwach relaxierend.

Nebenwirkung: Brechreiz (weniger bei Nahrungskarenz 12 Stunden vor der OP). Die Tiere werden geräuschempfindlich v.a. bei metallischen Geräuschen (Nierenschale fällt vom Tisch, Kettenhalsband auf Tisch ohne Unterlage), was sie in der Einschlafphase sehr stören kann. Das Auslösen von Erbrechen auf Xylazin wird z.B. nach Aufnahme bestimmter Gifte (z.B. Rattengift) auch therapeutisch (v.a. bei Katzen) eingesetzt.

Antidot: Das eigentliche Antidot für Xylazin ist Yohimbin, was aber in der Tiermedizin nicht zugelassen ist. Das für Medetomidin erhältliche Antidot Atipamezol (z.B. Antisedan) kann genutzt werden. Es sollte nicht mehr als ein Zehntel der Xylazin-Dosis gegeben werden. Zu beachten ist der „Ketamin-Overhang" bei Kombinationsnarkosen: Für Ketamin gibt es kein Antidot, und bevor es nicht metabolisiert ist, darf kein Antisedan gegeben werden. Es kann sonst zu Krampfanfällen und Unruhe kommen. Die Gabe des Xylazin-Antidots erfolgt deshalb frühestens 30 min nach der letzten Ketamingabe (Heimtiere besser 60 min). Laut Erfahrungsberichten entsteht bei der i.v.-Injektion des Ketamin-Xylazin-Gemisches bei Katzen eher ein Atemstillstand als nach einer i.m.-Injektion.

Ketamin (10%)
Ketamin wirkt sedierend, analgetisch und bewirkt den Zustand der Katalepsie (Bewegungsunfähigkeit trotz fehlender Muskelerschlaffung).

Nebenwirkung: Es führt öfter zu Krämpfen und sollte nicht bei Tieren mit Epilepsie gegeben werden. Die i.m.-Injektion ist schmerzhaft. In einer Mischspritze mit Xylazin sollten Sie das Ketamin zuerst aufziehen und nicht mischen, so dass nur der letzte „Schluck" unangenehm ist, was besonders bei Katzennarkosen hilfreich ist. Eine gute Ablenkung des Tieres und ein kräftiger Druck auf den Muskel sollten während der Injektion trotzdem genutzt werden.
Antidot: siehe Xylazin.

Medetomidin

Medetomidin ist in seiner Wirkung dem Xylazin ähnlich und wird oft statt diesem mit Ketamin kombiniert. Es kann als Einzelmittel zur Sedation verwendet werden. Die bleibende Geräuschempfindlichkeit ist dann besonders ausgeprägt. Zahnsteinentfernung mit Ultraschall kann somit zum Problem werden. In Kombination mit einem weiteren Anästhetikum ist es auch für schmerzhafte Eingriffe geeignet.
Nebenwirkung: Sie ähneln dem Xylazin. Der Brechreiz ist nicht ganz so stark ausgeprägt. Es kann besonders bei Katzen und Heimtieren zu „Aussetzern" bei der Atmung kommen, die mitunter dramatisch wirken.
Antidot: Atipamezol (z. B. Antisedan). Es wird vom Hersteller eine Tabelle mitgeliefert, die je nach verwendeter Medetomidin-Menge die Menge des Antidots vorschlägt. In vielen Fällen werden jedoch gute Ergebnisse auch mit geringeren Dosierungen erzielt. Auch hier ist ggf. auf den Ketamin-Overhang zu achten.
Besonderheit: Es gibt zahlreiche Publikationen zum Einsatz von Medetomidin beim Heimtier. Diese sind inklusive bewährter Narkosekombinationen und Dosierungsvorschläge beim Hersteller zu beziehen.

Diazepam

Diazepam wirkt als „Minor-Tranquilizer" sedierend und muskelrelaxierend.
Nebenwirkung: Bei alleiniger Gabe kann es zu paradoxen Reaktionen kommen, das bedeutet die Tiere „drehen auf", statt müde zu werden oder zeigen ein merkwürdiges Verhalten wie exzessives Schnüffeln. Bei i.v.-Gabe wirkt Diazepam in sehr geringer Dosierung appetitanregend, was bei anorektischen Tieren in Ausnahmefällen genutzt wird. Diese Wirkung lässt nach ca. 15 min wieder deutlich nach. Es wirkt auch krampflösend und kann z. B. bei einer Reaktion auf Ketamin nachgegeben werden. Je nach pharmazeutischer

Formulierung kann Diazepam nicht in einer Mischspritze mit anderen Anästhetika gegeben werden.
Antidot: kein Antidot bzw. nur das teure Flumazenil.

Acepromazin (1%) (Phenothiazin)
Acepromazin wirkt als „Major-Tranquilizer" ausschließlich sedierend. Wie beim Diazepam kann es zu paradoxen Reaktionen des Tieres kommen (siehe oben).
Nebenwirkung: Es ist stark blutdrucksenkend, und die Dosierung kann bei oraler Gabe durch den Tierbesitzer sehr unterschiedlich sein, da die Tiere individuell unterschiedlich auf das Medikament reagieren. Es bewirkt meist einen starken Nickhautvorfall, auf den man die Tierbesitzer hinweisen sollte.
Achtung: Die orale Gabe vor Flugreisen und Autofahrten oder an Silvester nimmt Tieren nicht die Angst vor Geräuschen, es macht sie nur handlungsunfähig. Die Gabe kann Angstverhalten deswegen beim nächsten Anlass sogar verstärken. Dies sollten Sie dem Besitzer mitteilen. Unter Acepromazin kühlen die Tiere besonders leicht aus, da es die Thermoregulation des Körpers einschränkt. Es wird meist nur zur Prämedikation genutzt.
Antidot: kein Antidot.

L-Methadon (Opioide)
Sie müssen eine BTM-Nummer haben, um z. B. L-Polamivet beziehen zu können. Es wirkt sehr gut analgetisch und sedierend, die Tiere schlafen recht lange nach. L-Polamivet fällt unter das Betäubungsmittelgesetz, die Anwendung muss genau dokumentiert werden.
Nebenwirkung: Viele Hunde heulen in der Aufwachphase und sind geräuschempfindlich.
Antidot: Naloxon (z. B. Narcanti).

Propofol
Dieses Medikament auf Sojabasis ist ein reines Hypnotikum, es hat keinerlei analgetische Wirkung. Es muss streng i.v. gegeben werden. Da wegen der kurzen Wirkdauer alle 5–10 min nachdosiert werden muss, sollte eine Braunüle liegen. Es eignet sich sehr gut für kurze Eingriffe, wie z. B. Entfernung einer Granne aus dem Ohr oder Wundtoilette bei einem bissigen Hund.
Antidot: kein Antidot.

Mittel zur Inhalationsnarkose

Nachdem Halothan wegen seiner potenziellen Toxizität auch für den Anwender nicht mehr zugelassen ist, findet überwiegend Isofluran Verwendung. Es hat den Nachteil, dass es stechend riecht und die Tiere sich gegen eine Maske wehren und dabei gestresst werden. Es sollte immer eine Narkoseeinleitung per Injektion (z. B. Prämedikation mit Acepromazin, Einleitung der Narkose mit der Kombination Ketamin/Diazepam) gegeben werden, um diesen Stress zu minimieren. Sehr kleine Tiere wie z. B. Wellensittiche, die keine Injektionsnarkose bekommen sollen, können durch Einleiten des Gases in eine Narkosebox anästhesiert werden.

- Bei Hund und Katze wird zum Anfluten eine 4%ige Isoflurankonzentration verwendet, zur Aufrechterhaltung genügen 1,5–2%.
- **Medikamente:** Tiere, die Medikamente mit einem verlängernden oder verstärkenden Einfluss auf die Narkose bekommen, sollten zur Narkoseeinleitung eine Dosis erhalten, die 10% niedriger liegt, als die für das Körpergewicht ermittelte Dosis.
- **Sectio (1):** Wegen der atemdepressiven Wirkung auf die Welpen sollte möglichst auf Medikamente wie Xylazin zur Einleitung verzichtet werden. Die Inhalationsnarkose ist zur Aufrechterhaltung zu bevorzugen.
- **Sectio (2):** Nach Entwicklung der Welpen kann ggf. auch auf Xylazin o. ä. zurückgegriffen werden. Die Narkose sollte nach der OP möglichst antagonisiert werden.

Tab. 7.3 Medikamente, die in Wechselwirkung mit Narkosemitteln treten.

Antibiotika	Chloramphenicol systemisch verlängert die Wirkdauer von Anästhetika. Tetrazyklin und Aminoglykoside verlängern die Wirkung von Muskelrelaxantien.
Phenobarbital	beschleunigt den Abbau vieler anderer Medikamente
Phenylbutazon (kaum noch gebräuchliches NSAID)	verstärkt die Wirkung von Narkosemitteln
H_2-Rezeptorenblocker (Cimetidin)	verlängert die Wirkdauer der Anästhetika
Digitalispräparate (Lanitop)	verstärken die arrhythmogene Wirkung von Anästhetika wie Xylazin ($\alpha 2$-Adrenorezeptor-Agonisten)

Narkoseüberwachung

Die große Kunst bei der Narkoseüberwachung besteht darin, trotz der zahllosen reibungslosen Abläufe im seltenen Falle einer Komplikation sofort ruhig und konzentriert zu reagieren. Schnell schleicht sich Routine ein und die Gedanken schweifen ab. Machen Sie sich bei jeder Narkose erneut klar, worum es geht und treten Sie an die Aufgabe stets so heran, als sei es Ihre erste Narkose. Auch gesundheitlich stabile Tiere sollten Sie als grundsätzlich gefährdet ansehen.

Die Narkoseüberwachung besteht vorwiegend in der Kontrolle der Vitalfunktionen (Atmung, Puls, Blutdruck, Körpertemperatur und Tiefe der Narkose). In der Regel werden diese Parameter im Abstand von 5 min ermittelt, bei schwierigen Abläufen oder besonderen Risiken auch öfters.

Der Anästhesist in der Kleintierpraxis ist zwar ein Idealzustand, aber auch ungewöhnlich. Meistens wird ohne einen Anästhesisten operiert, und die Narkoseüberwachung erfolgt durch einen Helfer.

Vorbereitung

- Halten Sie bei jeder Narkose ein Notfallset bereit, das mit den wichtigsten Notfallmedikamenten und Narkotika-Antidots, einem Ambu-Beutel und einer Ringerlaktatlösung bestückt sein sollte.
- Vor der Operation muss sicher gestellt sein, dass Infusionsflaschen in ausreichender Menge vorrätig sind.

Durchführung

- Zunächst werden die Werte des Tieres vor der Narkose erhoben.
- Der Operateur wird von der Assistenz laufend über die Messergebnisse unterrichtet.
- Beurteilen Sie die **Atemfrequenz** und die Atemtiefe (deutliche, unangestrengt wirkende Hebungen des Brustkorbs).
  Normale Frequenz:
  – Hund 10–40/min,
  – Katze 20–40/min.
  Junge Tiere atmen schneller als ältere, kleine Tiere schneller als schwere, große.
  Jedes Atemproblem des Tieres muss ernst genommen werden und könnte einen Narkosezwischenfall einleiten.

- Die **Herzfrequenz** wird idealerweise auskultatorisch über dem Herzen ermittelt, was jedoch aufgrund der sterilen Abdeckung des Tieres häufig schwierig oder sogar unmöglich ist. Als Alternative gilt die **Pulsmessung**, die an der Innenseite des Oberschenkels erfolgt (A. femoralis). Versuchen Sie, auch auf Stärke und Regelmäßigkeit des Pulses sowie auf den Füllungszustand des Blutgefäßes zu achten. Bei großen Hunden kann die A. lingualis unter der Zunge im Maul palpiert werden. Allerdings ist die palpatorische Messung der Herzfrequenz weniger verlässlich, was besonders in Krisensituationen und bei sehr niedrigem Blutdruck der Fall ist.
  Normale Frequenz:
  – Hund 70–180/min,
  – Katze 110–240/min.
  Junge und kleine Tiere weisen eine höhere Frequenz auf.
  Ebenso kann ein EKG-Gerät bei Risikopatienten angeschlossen werden. Einige Geräte geben bei jedem Herzschlag ein akustisches Signal, und die Schreibfunktion kann eventuell ausgeschaltet werden. So erhält der Operator laufend die akustische Information über die Herzfrequenz.
- Puls und Sauerstoffsättigung lassen sich auch mit dem Fühler des Pulsoximeters überwachen, der an die Zunge geklemmt wird. Die Beobachtung der **Schleimhautfarbe** erlaubt auch Rückschlüsse auf die **Sauerstoffsättigung** des Blutes. Naheliegend ist die Prüfung an der Zunge, die rosarot sein sollte. Eine blasse Schleimhaut spricht für eine Anämie, eine bläuliche Verfärbung für Zyanose.
- Der **Blutdruck** lässt sich auch bei der Narkoseüberwachung gut mit dem Blutdruckmessgerät Memoprint kontrollieren.
- Zur Prüfung der **Narkosetiefe** eignet sich der **Lidreflex**. Tippen Sie dazu im medialen Augenwinkel mit dem Finger an den Übergang von der Haut zur Lidbindehaut, was zum reflektorischen Lidschluss führt. Im Stadium der chirurgischen Toleranz sollte der Lidreflex nur schwach oder gar nicht auslösbar sein.
- Die grobe **Hauttemperatur** kann durch Betasten der Gliedmaßen und Ohren geschätzt werden, aber achten Sie immer auf die sterilen Kautelen. Allerdings behindert das Ausbinden der Gliedmaßen meist die Blutzirkulation, und die Akren fühlen sich unnatürlich kühl an. Wenn möglich, orientieren Sie sich deshalb an Stellen oberhalb der Anbindung oder an anderen Körperstellen. Eine deutliche Unterkühlung des Tieres weist auf eine Kreislaufproblematik hin, die ein zusätzliches Narkoserisiko

Tab. 7.4 Körpertemperaturen und ihre Bedeutung für die Anästhesie.

Temperatur	Maßnahmen
> 36 °C	keine Maßnahmen
32–34 °C	– geringerer Anästhetikumbedarf – Aufwachzeit verlängert – gedämpfte Temperaturregulation
28–30 °C	– kein Anästhetikumbedarf – Erholungszeit stark verlängert – Hypoventilation – Blutdruckabfall – drohende Azidose
25–26 °C	– EKG-Veränderungen – drohende Extrasystolen – Bradykardie

darstellt. Eine leichte Unterkühlung ist noch normal. Die Temperaturbestimmung im Anus ist zwar normalerweise sehr genau, doch lockert das Narkosemittel den Afterschließmuskel teilweise, was das Ergebnis verfälscht (siehe Tab. 7.4).

- Der Tubus wird erst gezogen, wenn das Tier wieder einen Schluckreflex besitzt.
- Die Narkoseüberwachung endet erst, wenn das Tier wieder ganz wach oder wenigstens „ansprechbar" ist.

Probleme und Sonderfälle

- **Welpen:** Welpen unter 8 Wochen metabolisieren die verabreichten Medikamente schlechter, da die Leber noch nicht voll funktionsfähig ist. Auch der Wärmehaushalt ist noch nicht so stabil wie beim erwachsenen Tier. Halten Sie das Tier bereits während der OP-Vorbereitung warm und kontrollieren Sie regelmäßig die Temperatur.
- **Heimtiere:** Sie haben ein besonders hohes Narkoserisiko. Sie sollten nicht fasten, sondern bis direkt vor der OP Futter zur Verfügung haben (Heu ist ausreichend). Sie neigen zur Auskühlung und sollten stets gut gewärmt werden. Die Tierbesitzer können bei längeren Transporten und kühlen Außentemperaturen eine Wärmflasche mit in den Transportkorb legen.

7.7 Eigene OP-Vorbereitung

Die hier aufgeführten Vorgehensweisen mögen manchem übertrieben erscheinen. Sie werden wohl auch überwiegend nur in Kliniken und in wenigen, chirurgisch spezialisierten Praxen ganz eingehalten, und selbst dann zum Teil wohl auch nur bei Operationen, die eine ganz besondere Asepsis erfordern, wie z. B. Knochenoperationen oder Operationen am offenen Bauch. Bei kleineren Operationen, wie z. B. der Katerkastration, wird in aller Regel ganz anders verfahren.

Dennoch seien die hohen Standards hier als hygienisch optimale Vorbereitungen festgehalten. Aber letztlich muss natürlich jeder Operator selbst entscheiden, was er davon übernehmen möchte und was nicht. Sie müssen als Operator aber immer die von Ihnen betriebene Hygiene verantworten können. Im Zweifel ist ein Zuviel an Hygiene besser als ein Zuwenig.

Umkleiden

- Machen Sie es sich zur Gewohnheit, sowohl die eigenen Bewegungen als auch die der Mitarbeiter daraufhin zu überwachen, ob Keime eingeschleppt oder herausgetragen werden könnten.
- Gehen Sie vor dem Umkleiden auf die Toilette. Vor längeren OPs sollten Sie mit dem Kaffeetrinken zurückhaltend sein und auch sonst nicht zu viel Flüssigkeit zu sich nehmen, damit ein aufkommender Harndrang Sie nicht ablenkt.

> **Wichtige Keimreservoire**
> - das Personal,
> - die Tiere,
> - Oberflächen von Geräten, Wänden und Fußböden
>   (besonders im Zusammenhang mit stehendem Wasser),
> - die Raumluft.

- Führen Sie vor dem Umkleiden eine hygienische Händedesinfektion durch.
- Legen Sie Schmuck an Händen und Unterarmen und auch eine Armbanduhr ab.
- Ziehen Sie OP-Kleidung und die desinfizierten OP-Schuhe an.
- Alle Haare müssen unter eine OP-Haube gesteckt werden.
- Der Mundschutz muss den Nasenrücken und das Kinn vollständig bedecken. Knoten Sie ihn hinter dem Kopf gut fest. Drücken Sie den Draht

fest an die Nase. Falls Sie Brillenträger sind, muss diese unbedingt fest sitzen. Eventuell müssen Sie sie zusätzlich festbinden. Prüfen Sie, bevor Sie den OP-Trakt betreten und mit der Händedesinfektion weitermachen, ob die Brille wegen des angelegten Mundschutzes beschlägt. Haube, Brille und Mundschutz müssen jetzt ihren endgültigen Sitz haben!
- Führen Sie abermals die hygienische Händedesinfektion durch.

Chirurgische Händedesinfektion

Durch die chirurgische Händedesinfektion töten Sie die pathogenen Keime an Händen und Unterarmen bis zu den Ellenbogen und verringern die dortigen Stammkeime. Tiefer gelegene Keime an den Haarfollikeln und Schweißdrüsen werden nicht erreicht. Nach 20–30 min setzt die Wiederbesiedlung der Haut ein.

- Stellen Sie die Wassertemperatur so ein, dass sie für Sie angenehm ist.
- Waschen Sie Ihre Hände und Unterarme gründlich mit Seife. Spülen Sie den Seifenschaum von den Armen und Händen ab und wiederholen Sie das Ganze (Abb. 7.8).
- Halten Sie Ihre Hände und Unterarme immer etwas erhöht, damit das Wasser von den Händen über die Ellenbogen ablaufen kann (Abb. 7.9).
- Trocknen Sie die Arme mit jeweils einem sterilen Handtuch von der Hand zum Ellenbogen hin ab (Abb. 7.10).
- Jetzt reiben Sie die Hände und Unterarme gründlich mit einem Desinfektionsmittel ein (auch zwischen den Fingern).
- Betätigen Sie Seifen- und Desinfektionsmittelspender ausschließlich mit dem Ellenbogen.
- Mit dem Beginn der Waschung dürfen Sie nichts mehr berühren oder anfassen, was nicht eindeutig steril ist.
- Versehentliche Verstöße gegen diese Regel machen ein erneutes Durchlaufen der gesamten Prozedur erforderlich!
- Falls Sie sehr viel operieren, sollten Sie Ihre Haut wegen der häufigen Hautdesinfektionen mit alkalifreien Seifen und Cremes vor Schädigungen wie Rhagadenbildung oder Infektionen schützen. Wenn Sie bereits unter einer infektiösen Hauterkrankung der Hände leiden, sollten Sie bis zur Ausheilung nicht operieren. Haben Sie eine empfindliche Haut und entwickelt sich bei Ihnen nach den Waschungen ein juckendes Ekzem, können Sie auf ein jodhaltiges Desinfektionsmittel ausweichen, wie z. B. Braunosan.

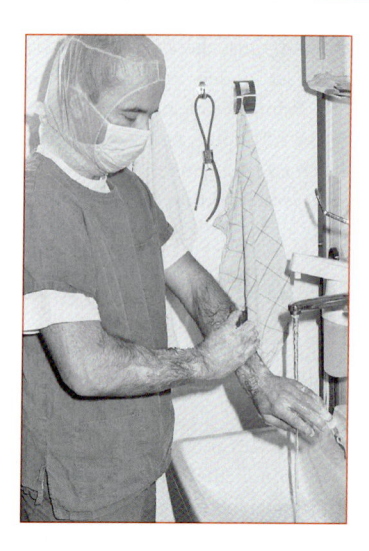

Abb. 7.8 Waschen der Unterarme und Hände. Das zusätzliche Bürsten kann zu Mikroverletzungen der Haut führen und wird heute kontrovers gesehen.

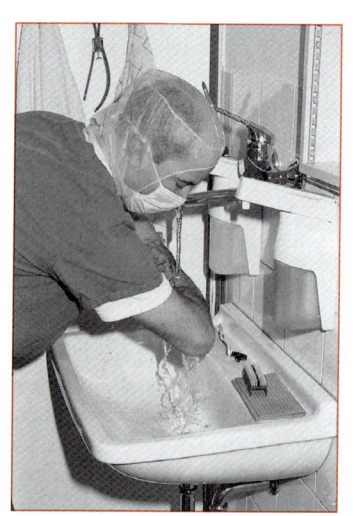

Abb. 7.9 Abspülen der Seife immer zum Ellenbogen hin.

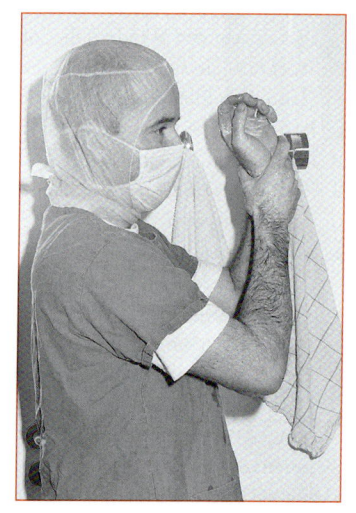

Abb. 7.10 Einreiben mit Desinfektionslösung immer von den Händen zu den Ellenbogen hin.

Steriles Ankleiden mit einer Hilfsperson

- Eine ebenfalls sterile zweite Person hält den Kittel vor Ihnen und lässt ihn sich entfalten.
- Gleiten Sie mit beiden Armen gleichzeitig in die Ärmel.
- Rutschen Sie mit den Händen nacheinander in die vorgehaltenen Handschuhe.
- Geben Sie das linke Kittelband der sterilen Hilfsperson. Wickeln Sie sich nach rechts in das Band und den Kittel hinein.
- Verknoten Sie dann die Kordeln vor Ihrem Leib.
- Nehmen Sie die sterile Ruhestellung ein (Halten Sie die Hände erhoben und gefaltet. Die Arme werden im Ellenbogen gebeugt).
- Lassen die obere Kordel im Nacken von einer unsterilen Hilfsperson zubinden.

Steriles Ankleiden ohne Hilfsperson

- Hierbei greifen Sie die Innenseite des vor Ihnen auf einem Tisch in geöffneter Verpackung liegenden Kittels und lassen ihn sich nach unten entfalten. Gleiten Sie dann hinein. Ziehen Sie aber nicht die Ärmel mit den Händen hoch!
- Sterile Handschuhe anziehen ohne Hilfsperson: Das Päckchen mit den sterilen Handschuhen muss vor Ihnen geöffnet ausgebreitet sein. Greifen Sie mit zwei Fingern die nach außen umgeklappte Öffnung des Handschuhs an der Umschlagkante und gleiten Sie mit der anderen Hand hinein. Greifen Sie dann mit dem sterilen Handschuh von außen in die Umschlagfalte des anderen Handschuhs und rutschen Sie mit der anderen Hand hinein (Abb. 7.11).
- Klemmen Sie das linke Band des Kittels unter einen sterilen Gegenstand (z. B. sterilen Instrumentenkorb, der auf einer sterilen Unterlage steht).
- Wickeln Sie sich dann vorsichtig rechts herum ein, ohne dass der Instrumentenkorb dabei heruntergerissen wird.
- Knoten Sie die Kordel vor dem Leib zu, und nehmen Sie die sterile Ruhestellung ein.
- Ist voraussichtlich eine Spülung notwendig und steht kein Absauggerät zur Verfügung, sollten Sie sich eine sterile Einmalschürze umhängen, weil feuchte Kleidung schnell unsteril wird.

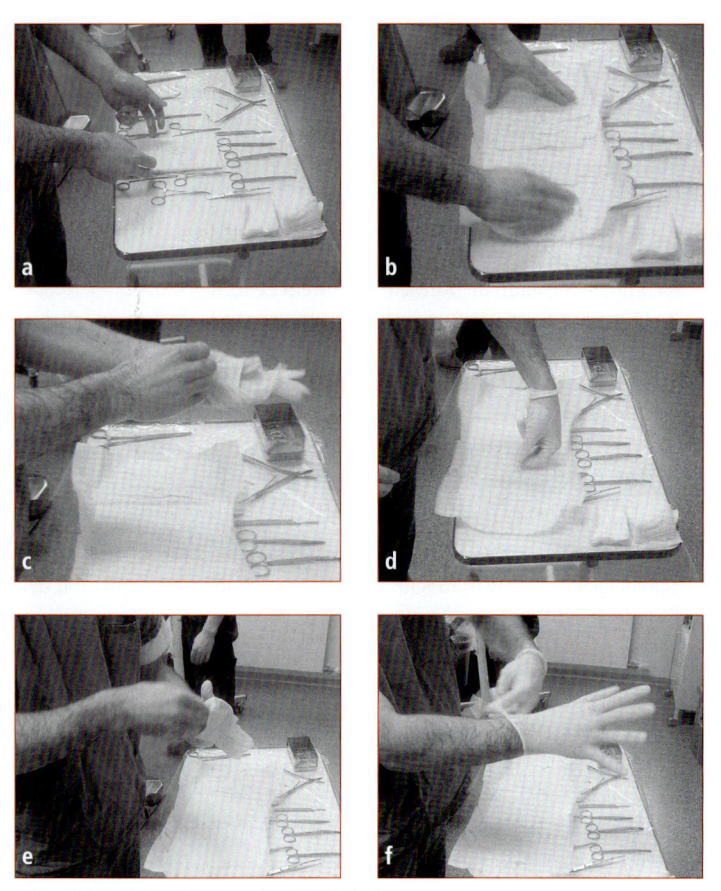

Abb. 7.11a-f Anziehen steriler Handschuhe.

- Wird ein unsteriler Gegenstand berührt, müssen neue sterile Handschuhe und ggf. auch ein neuer Kittel angezogen werden.
- Wechseln Sie bei längeren Operationen nach zwei Stunden die Handschuhe.

7.8 Verhalten im OP und Assistenz

Zu Beginn Ihrer chirurgischen Karriere werden Sie bei größeren OPs zunächst Ihrem Chef zuarbeiten. Versuchen Sie dabei zu lernen. Fragen Sie, warum etwas auf eine bestimmte Art und Weise gemacht wird. Versuchen Sie, sich vor der OP einen Überblick über die Methode zu verschaffen, Ihre Anatomiekenntnisse aufzufrischen und evtl. im OP-Atlas den Zugang nachzuschlagen, damit es nicht beim Fäden schneiden und Klammern entfernen bleibt. Vielleicht dürfen Sie, wenn Sie die Theorie beherrschen, an einem toten Tier die OP üben. Es lohnt sich bestimmt, hierfür mal eine Mittagspause zu opfern, wenn Sie sich dafür beim Operieren sicherer fühlen.

Hinweise zum Verhalten im OP

- Alle Beteiligten sollten nur Aufgaben verrichten, die auch ihrem Ausbildungsstand entsprechen. Das gilt auch für die Vorbereitung des OP-Platzes mit Desinfektion und Abdecken des OP-Feldes mit den OP-Tüchern. Auch das richtige Ausbinden will gelernt sein! Wenn man das noch nie gemacht hat, sollte man sich das am besten von einer Tierarzthelferin zeigen lassen, die darin Routine hat. Verantwortungsvollere Aufgaben sollten Sie deshalb erst delegieren, wenn eine Technik z. B. an einem toten Tier geübt oder unter Aufsicht durchgeführt wurde.
- Es ist wichtig, vor größeren Operationen gut gefrühstückt zu haben, da es immer zu unerwarteten Komplikationen kommen kann, die den Ablauf erheblich verlängern, ohne dass eine Pause möglich wäre.
- Vor Beginn der Operation sollte die Haltung und Position am Tisch so bequem wie möglich sein, damit sie über längere Zeit ohne Veränderungen beibehalten werden kann.
- Wenn Sie assistieren, stehen Sie in der Regel auf der dem Operateur gegenüberliegenden Seite und sind aktiv an der Operation beteiligt. Sie übernehmen neben den Haltefunktionen auch Aufgaben wie Nähen, Blutstillung oder Präparation.

- Der Operateur achtet mit darauf, dass die assistierende Person immer gute Sicht hat und dass keine Ablenkungen von außerhalb drohen.
- Es wird stets nur das Allernötigste gesprochen, was aber auch vom Operateur bzw. Chef abhängt.
- **Selbstverletzung unter der Operation:** Wenn Sie sich etwa an Instrumenten eine offene Verletzung zugezogen haben, muss die Wunde sofort ausgiebig desinfiziert und versorgt werden.
- Vor dem Verlassen des OPs führen Sie erneut die hygienische Händedesinfektion durch.
- Auch beim kleinsten Loch im OP-Handschuh (z. B. Nadelstich) sollten Sie ihn sofort austauschen, da sich in den Handschuhen ein buntes Keimmilieu ansammelt, das in den OP-Bereich sickern könnte.
- Heimtiere und andere sehr kleine Tiere „verschwinden" oft auch mit dem Kopf unter einem Abdecktuch. Dieses kann dann bei einem intubierten Tier, das an kein Narkosegerät angeschlossen ist, angesaugt werden und so zum totalen Atemwegsverschluss führen. Auch ohne Tubus muss darauf geachtet werden, dass genügend Frischluft unter ein Kunststoffabdecktuch gelangt. Eventuell arbeiten Sie in solchen Fällen gleich mit einem OP-Abdecktuch aus Baumwolle.

Fäden schneiden

Als erstes müssen Sie sich darüber im Klaren sein, ob die Fäden gezogen werden (in der Regel Hautnähte) oder nicht. Zu ziehende Fäden werden i.d.R. an beiden Enden ca. 1 cm lang gelassen. Verbleibende Fäden werden wesentlich kürzer abgeschnitten. Dies richtet sich nach der Art des verwendeten Fadenmaterials und danach, ob die Fadenenden an der Stelle Probleme verursachen können oder nicht. Fragen Sie in Zweifelsfällen bevor Sie schneiden.

- Fassen Sie die Fadenschere mit Daumen und Ringfinger. Der Zeige- und Mittelfinger ruhen stabilisierend auf den Branchen (Abb. 7.12).
- Wenn Sie freie (!) Sicht haben, führen Sie die geschlossenen Branchen an den leicht gespannten Faden heran. Öffnen Sie die Schere leicht und schneiden Sie mit der Spitze den Faden über dem Knoten ab.
- Sie können den Andruck der Schneiden durch leichtes Verkanten der hinteren Schenkel erhöhen, indem Sie den Ringfinger im Mittel- und Endgelenk beugen. Dadurch gelingt Ihnen ein sauberer Schnitt.

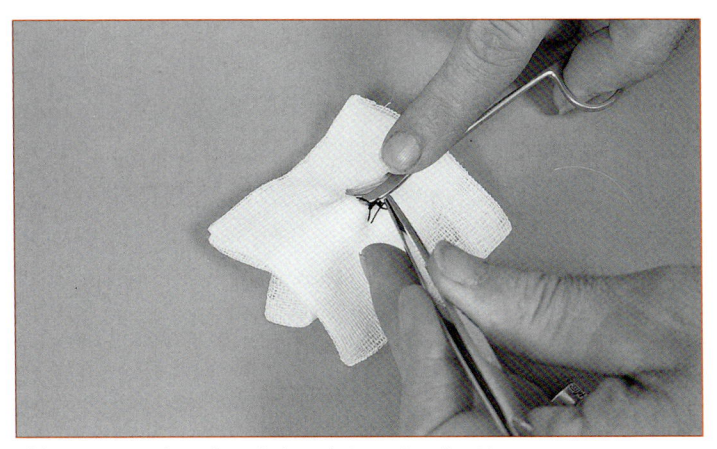

Abb. 7.12 Korrekte Scherenhaltung beim Fadenschneiden.

Absaugen

- Arbeiten Sie mit dem Absauger immer ohne Gewebekontakt.
- Führen Sie ihn stets langsam und unter Sicht an die Flüssigkeit heran.
- Wenn Eiter oder Darminhalt abgesaugt wurde, darf der Sauger keinesfalls in aseptische Operationsbereiche gelangen.
- Sobald er nicht mehr verwendet wird, sollte er ausgetauscht werden.

Tupfen

Sogar beim Tupfen können entscheidende Dinge falsch gemacht werden.

- Fassen Sie einen sterilen Tupfer mit einer sterilen Klemme. Oft werden Tupfer aber auch direkt mit der Hand benutzt.
- Drücken Sie ihn vorsichtig auf die entsprechende Stelle.
- Keinesfalls dürfen Sie reiben oder wischen, weil Sie dadurch z. B. Serosa-Verletzungen erzeugen, die zu komplikationsträchtigen Verklebungen führen können.
- Bei stärkeren Blutungen werden mehrere Tupfer auf einmal erfasst und verwendet. Achten Sie streng darauf, den Überblick über die Tupferanzahl am und im Tier zu behalten. Mit Blut vollgesogene Tupfer sind oft „unsichtbar" und dürfen nicht in der Körperhöhle/Wunde vergessen werden. Also stets sorgfältig mitzählen!

7.9 Nahtmaterialien und Nahttechniken

Die Wahl des geeigneten Nahtmaterials richtet sich nach dem Gewebe, das versorgt werden muss.

Nadeln

Bei den Nadeln unterscheidet man zwischen traumatischen und atraumatischen. Traumatische Nadeln sind nach Sterilisation wieder verwendbar und haben ein Nadelöhr, in das der Faden eingefädelt wird (wie bei einer „Nähnadel"). Dadurch wird der Stichkanal größer und das zu nähende Gewebe stärker traumatisiert. Nadel-Faden-Kombinationen sind atraumatisch (d. h. nur minimales Wundtrauma), weil der Faden stufenlos mit der Nadel verbunden ist. Diese Kombinationen werden in sterilen Briefchen geliefert. Zur Unterscheidung von Briefchen, die nur Faden enthalten, ist außen eine Nadel aufgedruckt. Sie sind nicht wieder verwendbar.

Die Form der Nadeln ist unterschiedlich:

- runde Nadeln: wenig traumatisch, Verwendung besonders für Gefäße und Weichteile, aber auch für Muskulatur,
- dreieckige Nadeln mit außen liegender Schnittkante: Verwendung besonders für „zähe" Gewebe wie Faszien und Haut,
- lanzettförmige Nadeln (sog. „Spatulanadeln"): Verwendung besonders am Auge.

Nadelcode
- R = Rundkörpernadel,
- S = schneidende Nadel.

Vor dieser Bezeichnung steht ein Buchstabe, der die Art der Nadelkrümmung angibt:
- H = halbkreisförmig,
- D = 3/8-kreisförmig,
- G = gerade.

Die Zahl dahinter gibt die Länge der Nadel in mm an. Ein „s" hinter dieser Zahl bedeutet eine besonders starke Ausführung.

Fäden

Bei den Fäden unterscheidet man zwischen resorbierbaren (sich auflösenden) und nicht resorbierbaren. Die Wahl des richtigen Fadens richtet sich nach dem Material, der erwünschten Resorptionsdauer, der Reißfestigkeit und der Knotensicherheit.

Zusätzlich unterscheidet man zwischen monofilen und polyfilen Fäden. Ein polyfiler Faden besteht aus geflochtenen bzw. verdrillten Einzelfäden. Er lässt sich gut knoten, hat aber eine „Dochtwirkung", d. h. durch die Kapillarwirkung der Einzelfäden werden Sekrete angesaugt, und eine Infektion könnte sich leicht in den verschiedenen Geweben ausbreiten, die durch einen solchen Faden zusammengehalten werden.

Ein monofiler Faden hat diese Dochtwirkung nicht, ist aber wegen seiner Stärke eher starr und nicht so gut zu knoten.

Alle Fäden werden in sterilen Heftchen oder auf Spulen geliefert. Die Verwendung von Einzelbriefchen ist teurer, bei Fäden „von der Rolle" besteht jedoch die Gefahr des Brüchigwerdens und der mangelnden Sterilität.

Die Zerfallsdauer resorbierbarer Fäden wird vom Hersteller angegeben.

Es gibt noch immer zwei Systeme, mit denen die Fadenstärke auf den Verpackungen angegeben wird. Das metrische europäische System ist für alle Fadenmaterialien gleich, das amerikanische USP-System kann differieren.

Tab. 7.5 Umrechnungstabelle für Fadenstärken.

USP	Catgut USP	mm	metric
7–0	8–0	0,05–0,069	0,5
6–0	7–0	0,07–0,09	0,7
5–0	6–0	0,1–0,14	1
4–0	5–0	0,15–0,19	1,5
3–0	4–0	0,2–0,24	2
2–0	3–0	0,3–0,34	3
0	2–0	0,35–0,39	3,5
1	0	0,4–0,49	4
2	1	0,5–0,59	5
3	2	0,6–0,69	6
4	3	0,7–0,79	7
5	4	0,8–0,89	8
6	5	0,9–0,99	9

Wenn Sie unsicher sind, welchen Faden Sie für welche Indikation verwenden sollen, bitten Sie einen erfahrenen Kollegen, Ihnen die in der Praxis oder in der Klinik üblichen Kombinationen zu nennen.

In der Regel ist für Haut, Unterhaut und Faszie ein Faden von 1,5–3,5 metric, je nach Größe des Tieres, gut geeignet.

Resorbierbarer Faden – Catgut

Sehr häufig wird in der Kleintierpraxis Catgut eingesetzt. Es wird aus dem Dünndarm von Schaf und Rind gewonnen und wurde deshalb eine Weile als BSE-Risikomaterial eingestuft. Inzwischen ist dieser Faden wieder lieferbar.

- Die Resorptionsdauer beträgt etwa 14 Tage.
- Bei Catgut genügen 2–3 Knoten für einen sicheren Verschluss.
- Es gibt auch eine mit Chrom beschichtete Variante, die 1–2 Wochen länger zur Resorption benötigt. Hier sind allergische Reaktionen auf Chrom nicht selten.
- Weitere resorbierbare Fäden bestehen aus Polyglykolsäure (z.B. Vicryl, Dexon, Maxon) oder Polydioxanon (z.B. PDS). Sie benötigen etwa 100 Tage bis zur kompletten Auflösung. Die Reißfestigkeit wird je nach Fadentyp mit etwa 3 Wochen angegeben. Bei diesen Fadenmaterialien sollten 5–6 Knoten gemacht werden, um sicher zu sein, dass sie sich nicht wieder lösen. Monofiler Faden ist grundsätzlich sperriger und weniger knotensicher als polyfiler.

Nicht resorbierbarer Faden

Seide ist kaum noch gebräuchlich. Die modernen Fäden bestehen aus Polyamid (z.B. Supramid, Ethilon) oder Polyester (z.B. Synthofil, Ethibond, Mersilene).

- Alle diese Fäden müssen gezogen werden.
- Stahldraht wird heute praktisch nur noch für Drahtzerklagen bei Knochenbrüchen und in der Kieferchirurgie verwendet.

Nahttechniken am Beispiel der Hautnaht

- Die unsterile Hilfsperson öffnet die Außenverpackung und lässt den sterilen Inhalt auf die sterile Unterlage fallen.
- Öffnen Sie die Innenverpackung und ziehen Sie, mit dem Nadelhalter in der führenden Hand, Nadel und Faden heraus.

- Sorgen Sie für eine etwa mittige Position der Nadel im Nadelhalter und korrigieren Sie sie gegebenenfalls.
- Nehmen Sie die chirurgische Pinzette in die andere Hand und fassen Sie damit den Wundrand, um ihn anzuheben. Beim Nähen sollte die Bewegung locker aus dem Handgelenk und nicht aus dem Ellenbogen erfolgen.
- Stechen Sie die Nadel in der Nähe des Pinzettenansatzes senkrecht zur Haut ein.
- Öffnen Sie den Nadelhalter und fassen Sie die auf der Gegenseite hervortretende Nadel erneut. Führen Sie sie dem Nadelbogen folgend durch die Haut.
- Für den Ausstich am gegenüber liegenden Wundrand gehen Sie in gleicher Weise vor, d. h. auch mit gleichem Abstand zum Wundrand zur gleichmäßigen Verteilung der Zugkräfte. Bei engem Wundrandabstand sowie bei sehr dünner Haut werden beide Wundränder in einem Zug und ohne Umsetzen des Nadelhalters erfasst.
- Setzen Sie den Knoten. (siehe Abb. 7.13)
- Die Spannung des Knotens sollte einerseits die Adaptation der Wundränder sicherstellen, aber gleichzeitig nicht durch zu starken Zug am Faden Einschnitte und Gewebequetschungen erzeugen.
- Schneiden Sie die Fadenenden jeweils etwa 1 cm oberhalb des Knotens ab.

Knoten

Das Knoten der Fäden ist natürlich in erster Linie eine praktische Tätigkeit, die sich kaum beschreiben lässt. Sie können es zu Hause in Ruhe üben. Setzen Sie die verschiedenen Knoten z. B. am Henkel einer gefüllten Kaffeetasse. So zwingen Sie sich selbst dazu, beim Knoten nicht zu zerren. Sie können sich auch beim Metzger Schweinefüßchen besorgen, die Ihnen ein „fleischiges" Gefühl beim Knoten vermitteln. Dann können Sie sich auch noch ein paar enge und feuchte Handschuhe anziehen, um die Simulation zu vervollkommnen.

Wir haben hier die wichtigsten Knotentechniken grafisch dargestellt.

- Knoten sollten möglichst klein sein, da dies auch zu geringeren Gewebereaktionen führt.
- Sie sollten beim Knoten immer ein Fadenende unter Spannung halten, ohne jemals daran zu zerren und zu reißen.

200 7 Rund um den OP

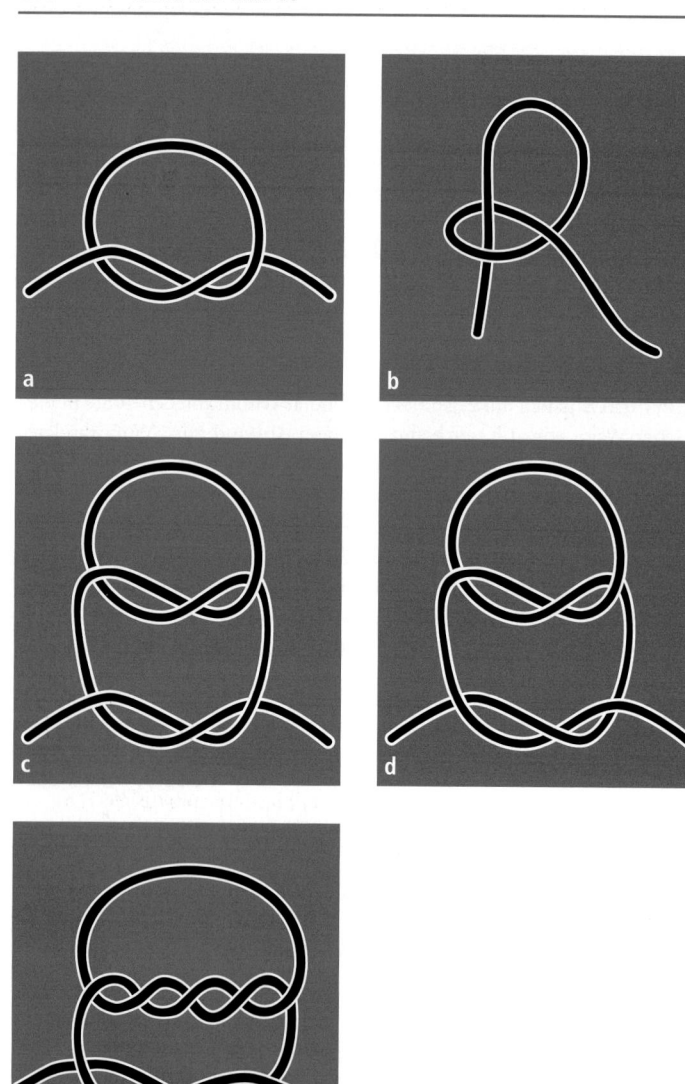

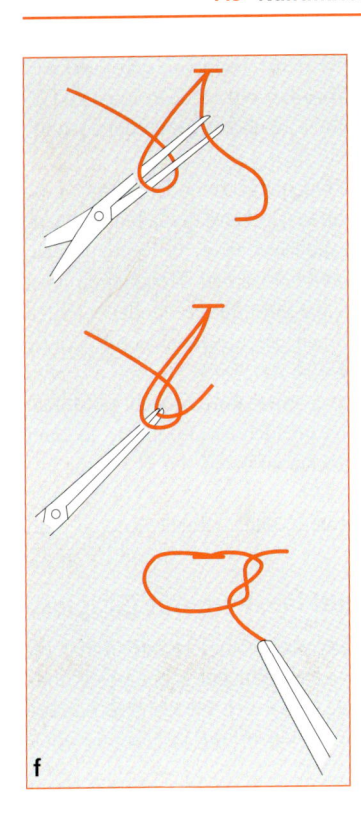

Abb. 7.13a-f
a) Nicht überschlungener Knoten
b) Überschlungener Knoten
c) Weberknoten. Beim Endknoten schlingen Sie die Fadenenden in der gleichen Richtung wie beim Grundknoten.
d) Schifferknoten. Beim Endknoten schlingen Sie die Fadenenden entgegen der Richtung des Grundknotens, wodurch der Knoten einen zuverlässigen Halt bekommt. Er ist somit auch der Knoten der Wahl.
e) Chirurgischer Knoten. Umschlingen Sie den Grundknoten zweimal, und setzen Sie darüber einen einfachen Knoten. Dieser Knoten eignet sich besonders für den Verschluss von unter Spannung stehenden Wundrändern.
f) Instrumenteller Knoten. Wickeln Sie die Spitze der Péan-Klemme einmal in das längere Fadenende ein, und fassen Sie dann mit der Klemme das kürzere Ende. Bei der zweiten Umschnürung gehen Sie, um Faden zu sparen, in der umgekehrten Richtung vor.
(Zeichnungen Lutz Kamieth, http://www.plan-e.de)

- Der Knoten muss stets so fest sein, dass er sich nicht von selbst lockert.
- Adaptierende Knoten dürfen Sie nicht zu fest setzen, da es sonst zu Gewebenekrosen kommen kann. Sie sollten möglichst neben dem Wundrand platziert werden.
- Berücksichtigen Sie die postoperative Ödematisierung der Wunde. Eine direkt nach der OP noch nicht zu straffe Naht kann deshalb am folgenden Tag durchaus einschneiden. Um die Haut nicht zu traumatisieren, dürfen die Fäden deshalb nicht fest geknotet werden. Trotzdem müssen die Knoten natürlich „sitzen". Wenn Sie eine dünne Sonde zwischen Wunde und Ihren Knoten legen, können Sie auf dieser Sonde kräftig anziehen. Wenn Sie fertig sind, ziehen Sie die Sonde vorsichtig wieder unter den Hautheften heraus. Das ist zwar etwas umständlich, gibt Ihnen aber die Sicherheit fester und nicht einschneidender Einzelhefte. Es kann auch helfen, den ersten Knoten eher locker zu machen und erst die folgenden kräftig anzuziehen.
- Besonders für den ungeübten Operateur gilt: Schnelle Knoten sind schlechte Knoten!

Wundverschluss mit einem Hautklammergerät (Stapler)

Der Wundverschluss mit Einwegklammern aus Metall ist praktisch und gut gewebeverträglich, aber relativ teuer. Es sollten nur gut adaptierte Wundränder geklammert werden. Die Methode eignet sich für kleinere Schnittwunden, jedoch nicht für Nähte, die unter Spannung stehen und einer Unterhautnaht bedürfen.

- Sie können die Haut, die Sie klammern möchten, mit einer Pinzette anheben oder den Stapler direkt ansetzen.
- Klammern Sie mit mittig platziertem Gerät, sodass rechts und links des Schnittes gleich große Hautbereiche zu sehen sind.
- Entfernen Sie zu lockere oder schiefe Klammern sofort mit der entsprechenden Zange und klammern Sie an dieser Stelle neu.
- Die Klammern können nur mit einer speziellen Zange entfernt werden.
- Schieben Sie das Maul dieser Zange unter die Klammer und schließen Sie es.
- Die Klammer wird so weitgehend schmerzfrei angehoben und aufgebogen.

Fäden ziehen

Wenn Tierbesitzer zum Ziehen der Fäden des Patienten erscheinen, erkundigen Sie sich immer nach dem Zeitpunkt der OP oder schlagen Sie ihn in der Kartei nach. So vermeiden Sie, Fäden zu früh zu entfernen, weil der Termin eigentlich nur eine Wundkontrolle hätte sein sollen und Sie können bei Tierbesitzern, die sich mit dem Termin stark verspätet haben, auf evtl. eingewachsene Fäden hinweisen, deren Entfernung unangenehm sein kann. Beurteilen Sie die Umgebung der Wunde und den Heilungsverlauf, bevor Sie die Fäden ziehen.

In der Regel werden Hautnähe nach 7–10 Tagen entfernt.

(Zur Versorgung von Schnitt- und Bissverletzungen: siehe Kapitel 8.5)

7.10 Verbände

Ein Verband dient nicht nur dem Wundverschluss und der Heilung in einem geschützten und sauberen lokalen Milieu. Ein Verband ist auch ein wichtiger Bestandteil des Schmerzmanagements. Wenn Sie ein Tier mit einer Fraktur vorgestellt bekommen, das Sie überweisen möchten, sollten Sie für den Transport nach Möglichkeit einen Verband anlegen.

Vorbereitung

- Für die meisten Verbände benötigen Sie folgende Grundausstattung:
  - Verbandsschere zur Entfernung eines eventuellen alten Verbandes,
  - sterile und saugfähige oder beschichtete Wundauflagen,
  - Watte oder Zellstoff zur Polsterung (ggf. steril),
  - Binden aus Kreppmaterial,
  - Mullbinden (elastisch oder selbsthaftend, z. B. Coflex),
  - Klebeband,
  - Spatel,
  - Tupfer,
  - evtl. zum Schutz vor Nässe Isolierband, Gaffa-Tape aus dem Baumarkt oder „Hundeschuh" (Abb. 7.19),
  - evtl. Haushaltsschere für den Zuschnitt von Verbandsmaterialien.
- Für spezielle Verbände können weitere Utensilien erforderlich sein, wie z. B. Schienen, selbsthärtende Kunststoffverbände („Cast"), Schlauchbinden oder ein Fertig-Bauchverband.

- Platzieren Sie die Utensilien am besten in der benötigten Reihenfolge in Reichweite des Arbeitsplatzes.
- Wichtig ist eine ausreichende Fixierung des Tieres entweder durch den Tierbesitzer oder durch eine Hilfsperson.
- Bereiten Sie vor Beginn die Klebestreifen zur Fixierung des Verbandes in ausreichender Zahl und Länge vor und kleben Sie sie z. B. an das Kopfende des Behandlungstisches.

Durchführung

- Um einen unbekannten alten Verband zu reproduzieren, merken Sie sich bei der Verbandabnahme die Reihenfolge der Schichtung.
- Inspizieren Sie Wunde oder Wundnaht und achten Sie auf Entzündungszeichen oder Druckstellen.
- Decken Sie alle verletzten Bereiche mit einer Wundauflage ab. Erforderliche Salben oder Lösungen können Sie dabei direkt auf die Auflage geben (Abb. 7.15).
- Legen Sie darüber die Polsterung (Abb. 7.16 u. 7.17).
- Schließen Sie das Ganze mit fixierenden Bandagen und Klebestreifen ab (Abb. 7.18).
- Kleben Sie alles so ab, dass keine Watte mehr sichtbar ist. Die Tiere zupfen gerne an solchen Stellen und ziehen die Polsterung heraus, wodurch sie den Verband verschieben und lockern.

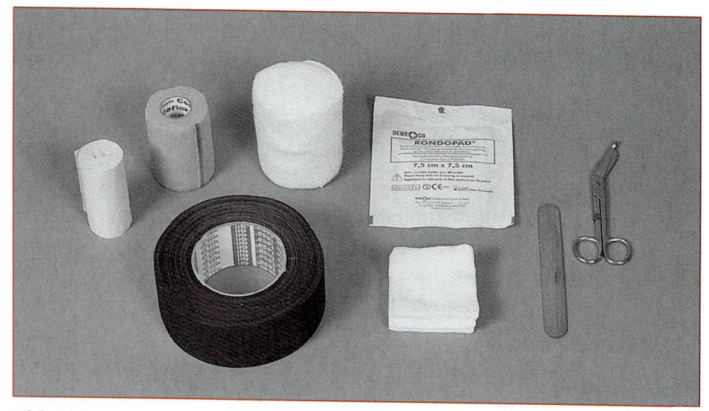

Abb. 7.14 Grundausstattung für Verbände.

- In der Regel sollte der Verband nach 2–3 Tagen gewechselt werden, sofern er nicht nass oder verrutscht ist. In diesem Fall muss er möglichst schnell gewechselt werden.
- Fragen Sie den Tierbesitzer nach auffälliger Schmerzhaftigkeit, Schwellungen oder unangenehmen Gerüchen, die von dem Verband ausgehen.
- Erklären Sie dem Tierbesitzer, worauf er zu achten hat. Machen Sie ihm die Notwendigkeit des Leinenzwangs für Hunde bzw. des „Stubenarrestes" für Katzen klar, und weisen Sie ihn darauf hin, dass der Verband auf jeden Fall vor Nässe geschützt werden muss. Für kurze Spaziergänge kann das relativ einfach mit einem Gummihandschuh oder einer Plastiktüte geschehen, die mit einem Klebeband befestigt wird.
- Für Katzen sollte immer ein Halskragen mitgegeben werden, da sie auf Dauer meist keinen Verband dulden.
- Wenn ein Tierbesitzer am Telefon Bedenken wegen des Verbandes äußert, sollte er lieber einmal zu oft einbestellt werden.

Tipps und Tricks

- Die meisten Gliedmaßenverbände lassen sich gut am liegenden Tier anlegen (verletzte Gliedmaße nach oben). Bauchverbände oder Verbände, die über den Rücken geführt werden (z. B. Kniegelenkverband) werden am stehenden Tier angelegt.
- Zur Wahl des Halskragens: Wählen Sie im Zweifel lieber eine Nummer zu groß, vor allem bei Hunden mit langer, spitzer Schnauze. Der Kragen sollte immer etwas über die Nase hinaus reichen. Demonstrieren Sie dem Tierbesitzer, wie der Kragen angelegt wird. Wenn das Halsband wegen seiner Breite nicht durch die Halteschlaufen des Kragens gezogen werden kann, können Sie einen Mullstreifen in angemessener Länge mitgeben. Katzen mit Halskragen dürfen selbstverständlich die Wohnung nicht verlassen. Geben Sie im Zweifel immer einen Halskragen mit, den „Entfesselungskünstler" zumindest dann tragen sollten, wenn sie alleine sind (auch über Nacht).
- Durch spezielle Sprays oder ein paar Tropfen China-Öl lassen sich viele Tiere davon abhalten, an dem Verband zu „knabbern".
- Bei kleinen Heimtieren können Sie zur Schienung Holzmundspatel aus der Humanmedizin verwenden. Zuerst wird jedoch die Gliedmaße mit Watte gepolstert, damit keine Druckstellen durch den Spatel verursacht werden.

Spezielle Verbände

Stark blutende Wunde

Bei einer stark blutenden Wunde müssen Sie einen Druckverband anlegen.
- Dazu wird ein Polster, z.B. eine Mullkompresse oder eine sterile elastische Bindenrolle, auf die blutende Wunde gedrückt.
- Mit einer (weiteren) elastischen Binde wird ein fester Druckverband um das Körperteil herum angelegt und festgeklebt.

Verschmutzte Wunde

- Mit einer Schere oder Schermaschine schneiden Sie die Haare rings um die Wunde herum ab.
- Spülen Sie die Wunde dann mit isotonischer Kochsalz- oder Ringerlösung aus einer Spritze oder indem Sie sie über ein Infusionsbesteck direkt aus der Flasche tropfen lassen, jedoch nicht mit H_2O_2, da dies vorhandene Keime noch tiefer ins Gewebe treibt. Auch mit Antibiotika sollte nicht gespült werden, weil dadurch die Wundheilung gestört wird.
- Wenn Sie etwas „Druck" brauchen, um z.B. feine Haare aus dem Wund-

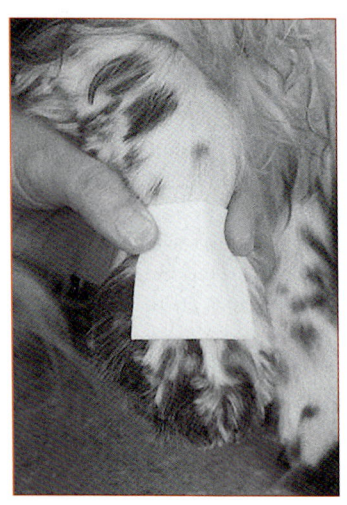

Abb. 7.15 Sterile Wundauflage.

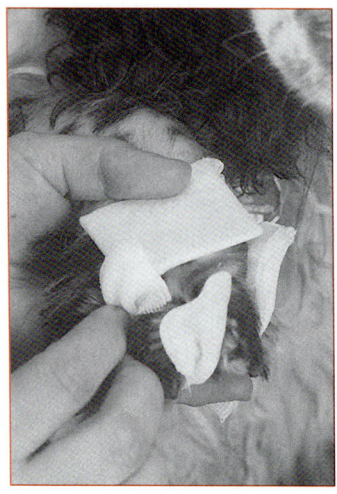

Abb. 7.16 Polsterung der Zwischenzehenbereiche.

7.10 Verbände

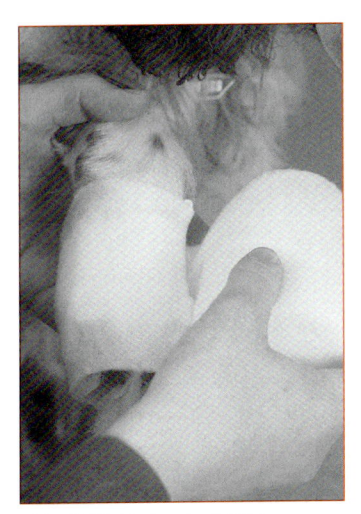

Abb. 7.17 Verband mit Watte.

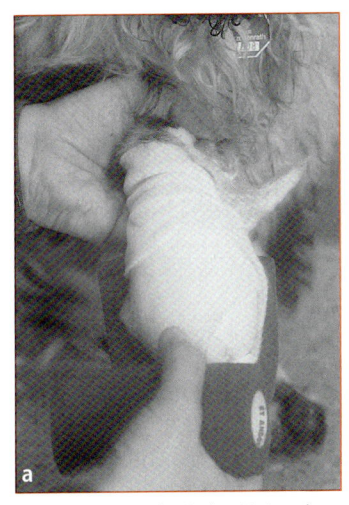

Abb. 7.18a-c Elastischer Verband (bei Druckverband fest, sonst locker).

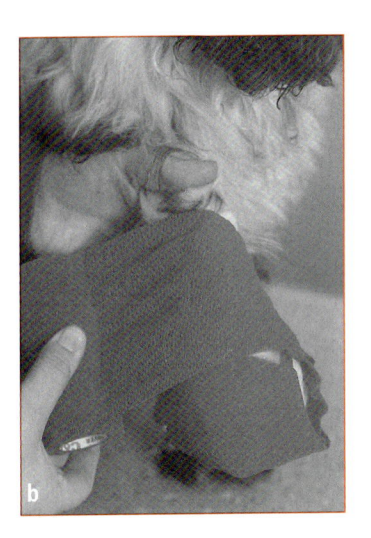

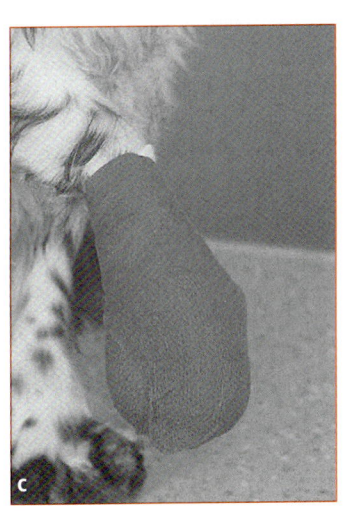

7 Rund um den OP

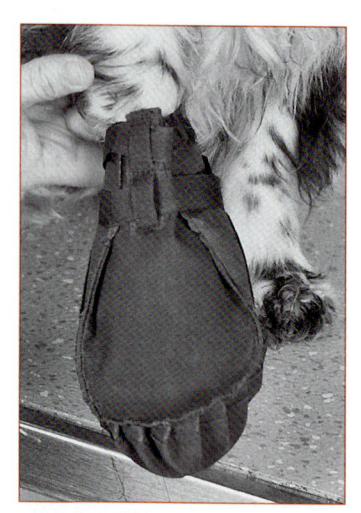

Abb. 7.19 Hundeschuh.

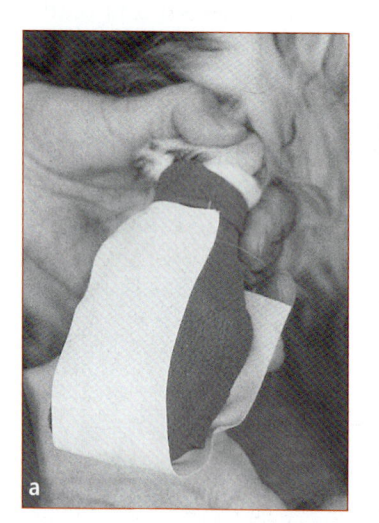

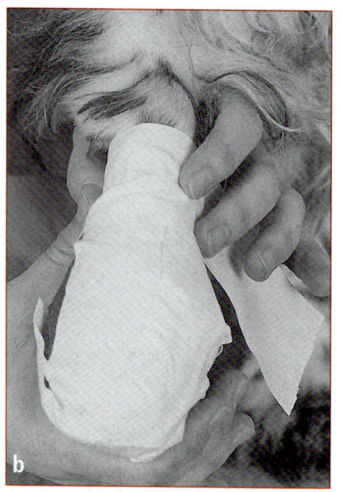

Abb. 7.20a und b Alternativ zum Hundeschuh reichlich Klebestreifen als Knabberschutz. Auch sollte dabei etwas Fell mitbeklebt werden, um ein Verrutschen zu verhindern.

gebiet zu entfernen, können Sie eine Kanüle direkt über dem Konus abbrechen. Dann können Sie mit aufgesetzter Spritze „sprühen".
- Stellen Sie eine Nierenschale unter die Wunde und spülen Sie die Wunde aus. Allerdings kann die Nierenschale bei Bewegungen des Tieres umgestoßen werden. Statt dessen können Sie auch ein dickes Handtuch unterlegen.
- Legen Sie eine sterile Wundauflage oder einen sterilen Flächentupfer auf die Wunde.
- Wickeln Sie dann einen leichten Verband nach vorheriger Polsterung mit einer elastischen Binde.

Kopfverband

Relativ häufig muss nur ein Ohr fixiert werden. Doch sollte dazu dann der gesamte Kopf in den Verband mit einbezogen werden, weil sonst eine Fixierung nicht zu gewährleisten ist. Ein Halskragen ist immer nötig, da die Tiere sonst versuchen, sich den Verband abzustreifen.
- Bei Hängeohren legen Sie, je nach Ohrgröße, für die Polsterung Tupfer oder vorgefertigte Bindenstücke unter und über die hochgeklappten Ohren, und befestigen Sie sie eher locker mit Klebestreifen.

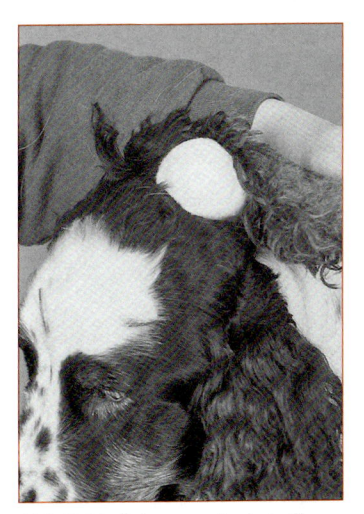

Abb. 7.21 Polsterung des betroffenen Ohrs.

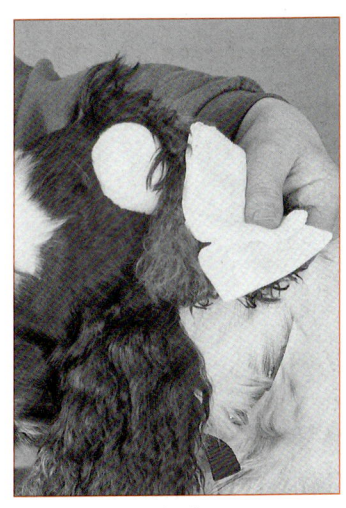

Abb. 7.22 Wundauflage.

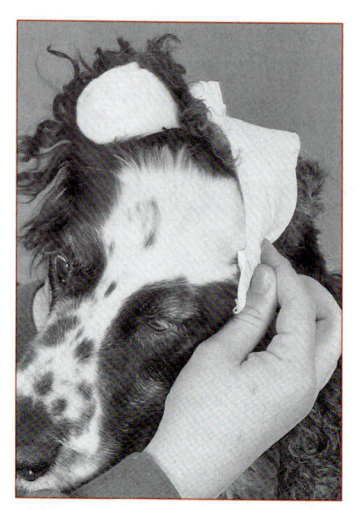

Abb. 7.23 Zwischenfixierung.

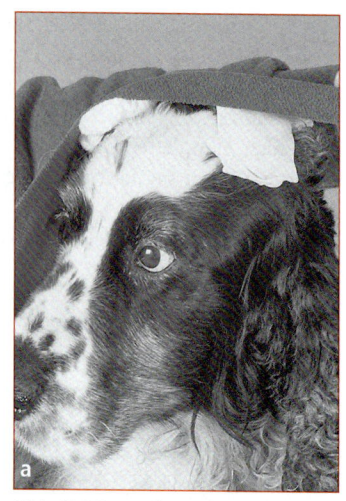

Abb. 7.24a-c Elastischer Verband unter Aussparung des gesunden Ohrs.

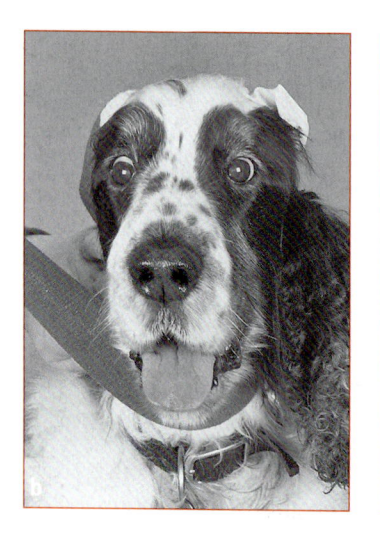

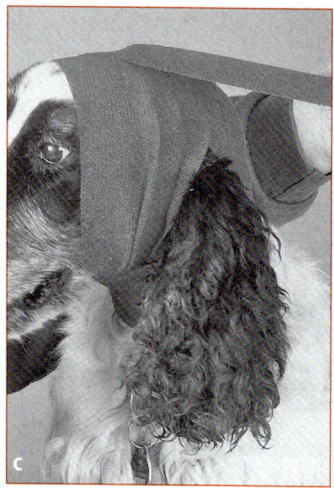

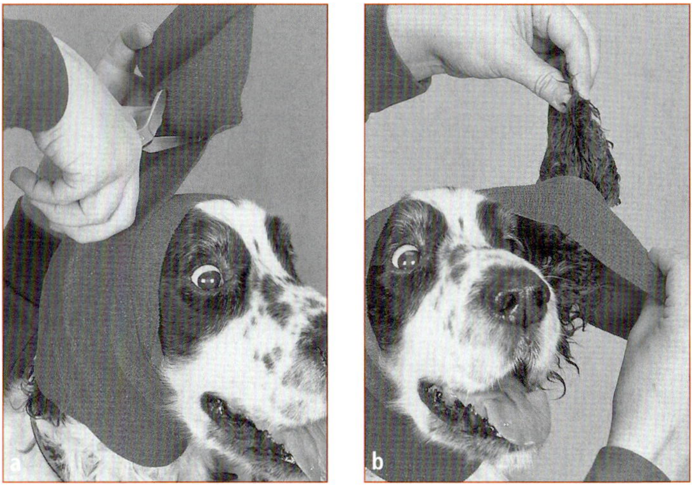

Abb. 7.25a und b Einschneiden des elastischen Verbandes für das gesunde Ohr.

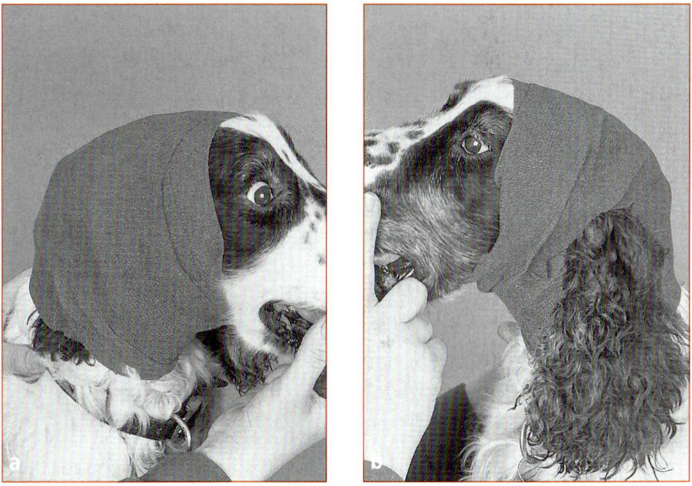

Abb. 7.26a und b Fertiger elastischer Verband von beiden Seiten.

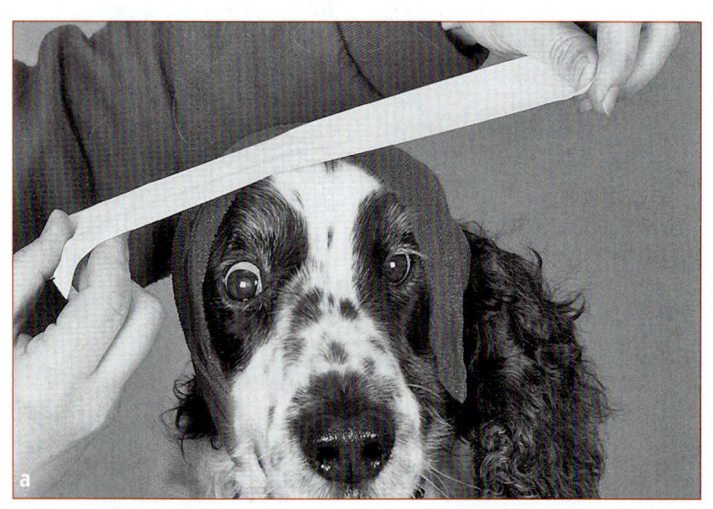

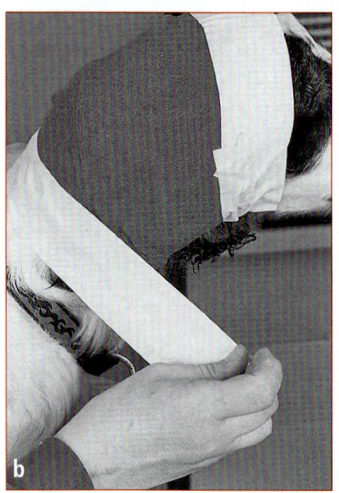

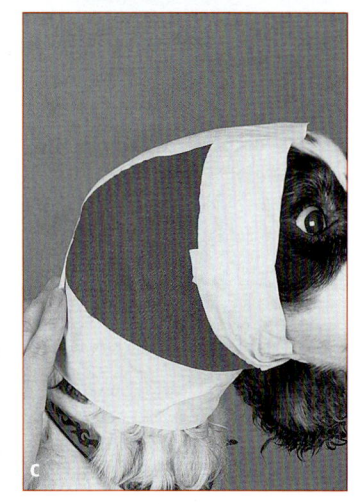

Abb. 7.27a-c Fixierung des Verbandes.

Abb. 7.28 Kontrolle der Enge am Hals.

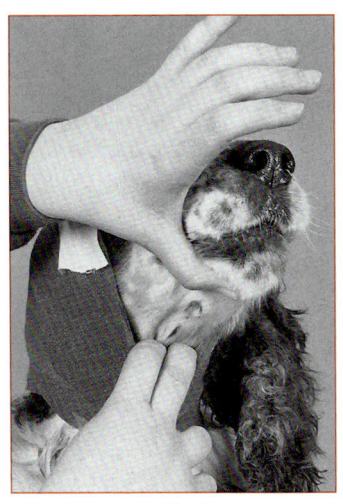

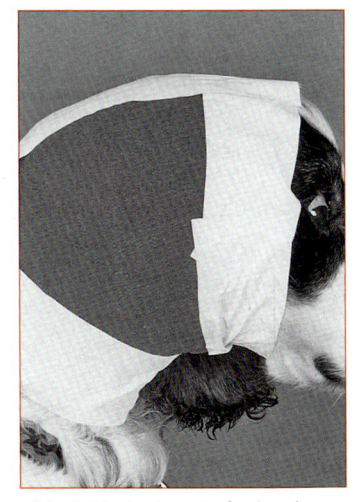

Abb. 7.29 Fertiger Kopfverband.

- Sie können die Stellen, wo sich im Verband die Ohrspitzen befinden, mit Edding markieren. So wird beim Verbandswechsel dort nicht hinein geschnitten.
- Darüber wird dann der eigentliche Verband gelegt.
- Nicht selten sitzt ein solcher Verband im Kehlgang zu eng. Grundsätzlich sollten Sie einen Kopfverband am besten im Bereich des Kehlgangs aufschneiden. Die Schnauze wird dabei angehoben, und es wird von oben nach unten gearbeitet. Reicht das nicht aus oder zeigt das Tier zu Hause ungewöhnliche Atemgeräusche (Schnarchen, „Schnorcheln"), muss der Verband vollständig erneuert werden (Abb. 7.28).
- Weisen Sie den Tierbesitzer auf die möglichen Komplikationen hin, damit er das Tier daraufhin beobachten kann.
- Wenn nur ein Ohr verbunden werden muss, eignet sich auch ein Stülpa- bzw. Schlauchverband, der über den Kopf gezogen wird. Man schneidet dann an der Seite des gesunden Ohres ein und zieht das Ohr durch den Verband. Das gibt mehr Halt.

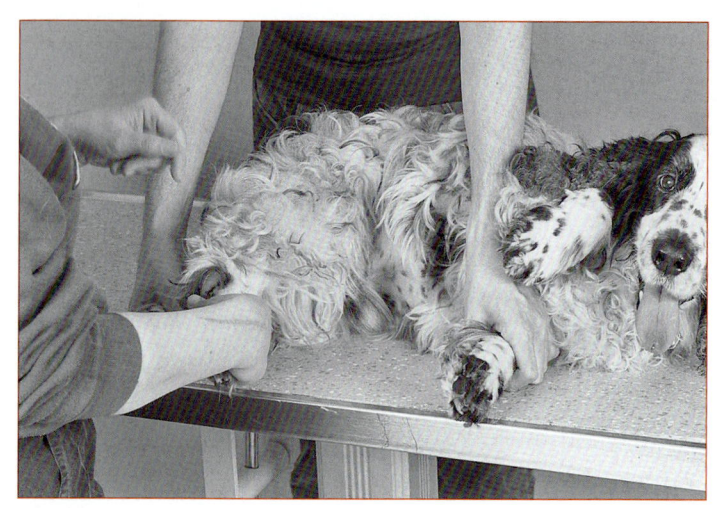

Abb. 7.30 Eine Hilfsperson oder der Patientenbesitzer halten das Tier.

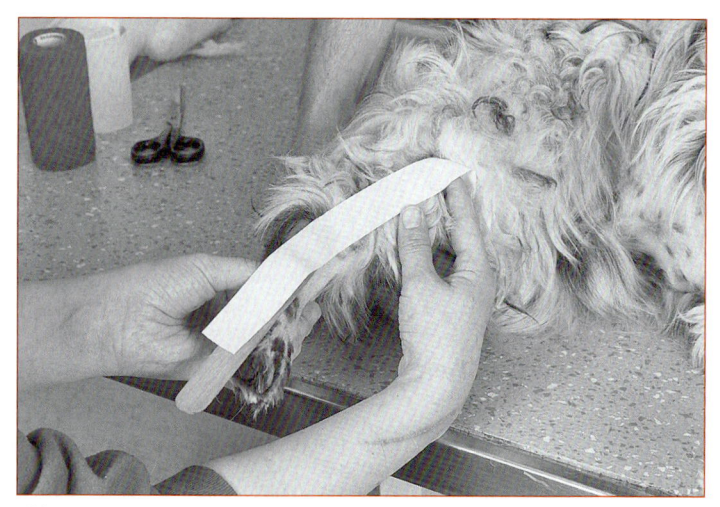

Abb. 7.31 Ein Spatel verhindert, dass der Klebestreifen festklebt.

7.10 Verbände

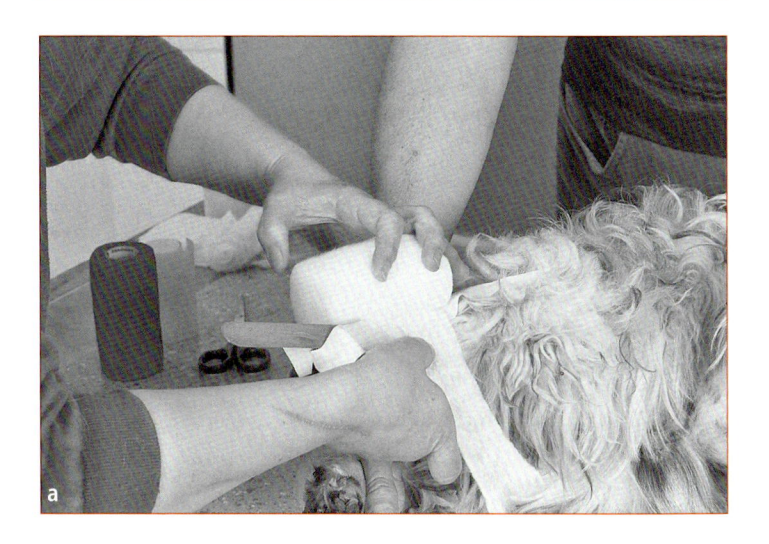

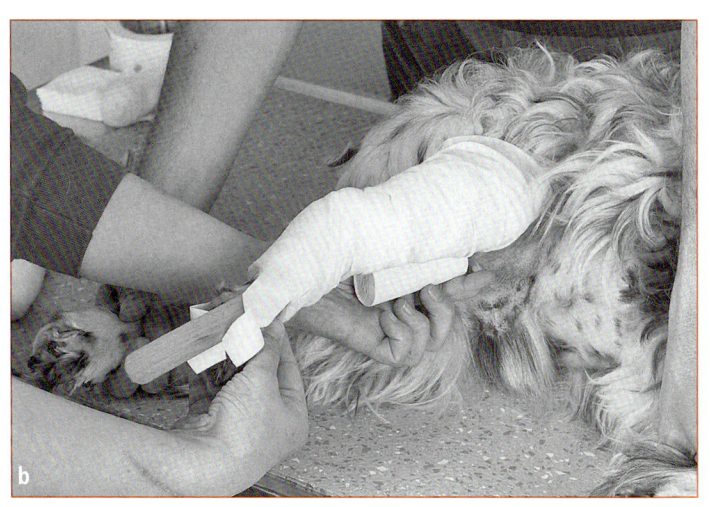

Abb. 7.32a und b Polsterung in Kreistouren zur Hüfte hin – **a)** Anfang; **b)** Ende.

Gliedmaßenverband

- Die Gliedmaße wird in eine physiologische Position gebracht. Eine Hilfsperson umfasst es mit einer Hand oberhalb des Gelenks (Ellbogen bzw. Knie).
- Bei Verletzungen an den Gliedmaßen sowie zur Ruhigstellung binden Sie immer die Pfote mit ein. Polstern Sie alle Knochenvorsprünge, die Zehenzwischenräume (Afterkrallen nicht vergessen) und den Ballen, damit keine Druckstellen entstehen. Denken sie dabei auch an die Daumenkrallen und eventuell vorhandene Wolfskrallen. Bei Aussparung der Pfoten verrutscht der Verband oft oder die Pfoten schwellen an, weil der Verband darüber zu fest sitzt.
- Polsterung und Binden werden in die gleiche Richtung gewickelt. Wickeln Sie immer von unten nach oben. Dabei sollten sich gewickelte Bandagen mindestens um ein Drittel überlappen. Da ein zu enger oder schlecht gepolsterter Verband das Tier auch schädigen kann, muss die Anlage sehr sorgfältig erfolgen.
- Abgewinkelte Stellen umwickeln Sie mit Achtertouren. Die Polsterung sollte stets etwas über den mit Binden umwickelten Bereich herausragen,

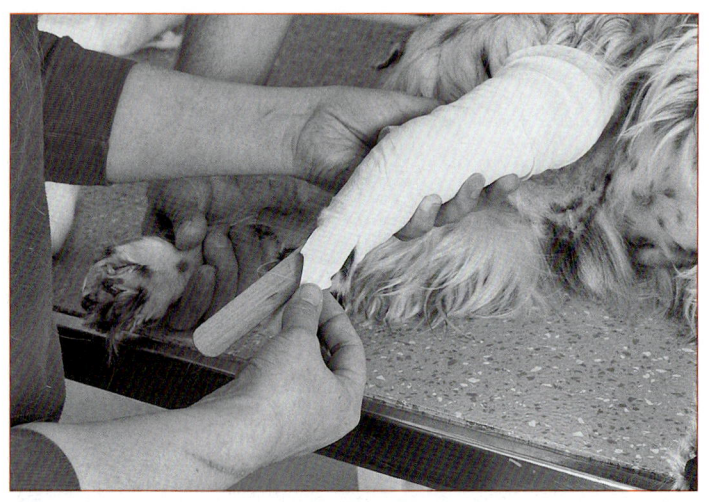

Abb. 7.33 Zustand nach Anlage von mindestens 3 Rollen Krepppapier über der Polsterung.

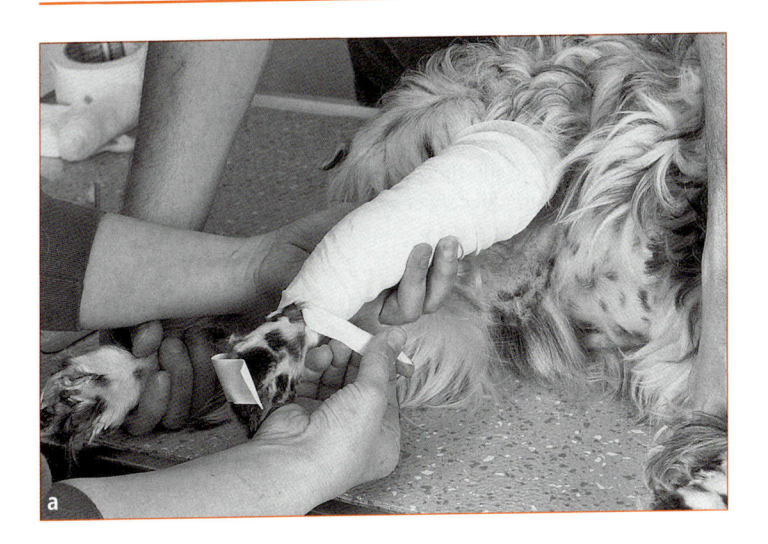

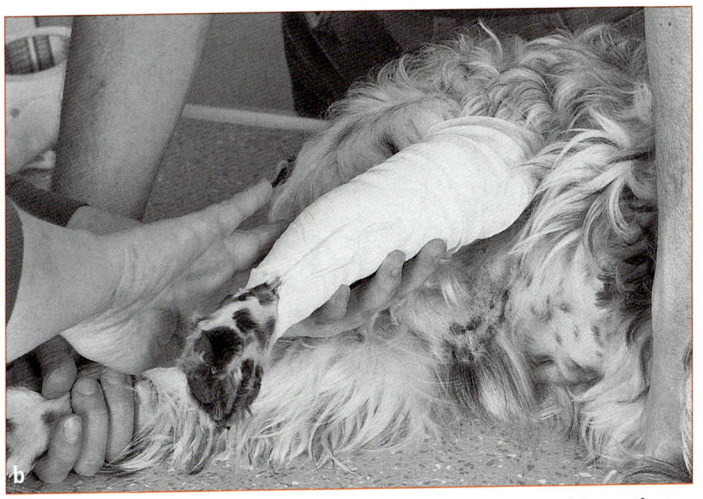

Abb. 7.34a und b a) Umklappen und **b)** Fixieren des vorderen Klebestreifens.

damit Einschnürungen vermieden werden. Sichern Sie die Polsterung mit zusätzlichen Klebestreifen.
- Bei Knochenbrüchen sollten Sie immer auch die Gelenke unter- und oberhalb der Bruchstelle in den Verband mit einbeziehen. Das gleiche gilt, wenn sie ein Gelenk ruhigstellen wollen. Die Pfoten müssen immer in den Verband mit einbezogen werden. Dies verringert die Gefahr von Stauungsödemen.

Robert-Jones-Verband

Er ist die erste Hilfe zur Ruhigstellung und kommt auch postoperativ zur Ödemprophylaxe zum Einsatz. Es werden mehrere Lagen Watte sowohl ober- als auch unterhalb um den Bruch gelegt. Auf dieser Wattepolsterung wird eine Mullbinde fest angelegt, sodass die Polsterung fest zusammen gedrückt wird. Danach wird der Verband mit einem selbstklebenden Verband versehen.

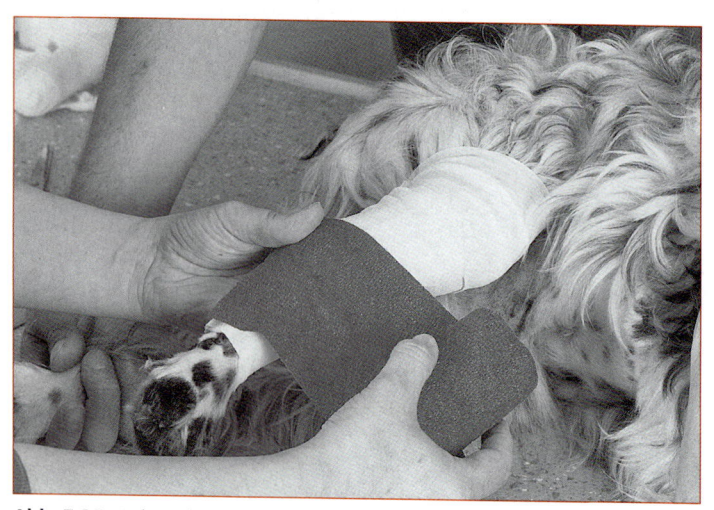

Abb. 7.35 Anlage des elastischen Verbandes.

7.10 Verbände 219

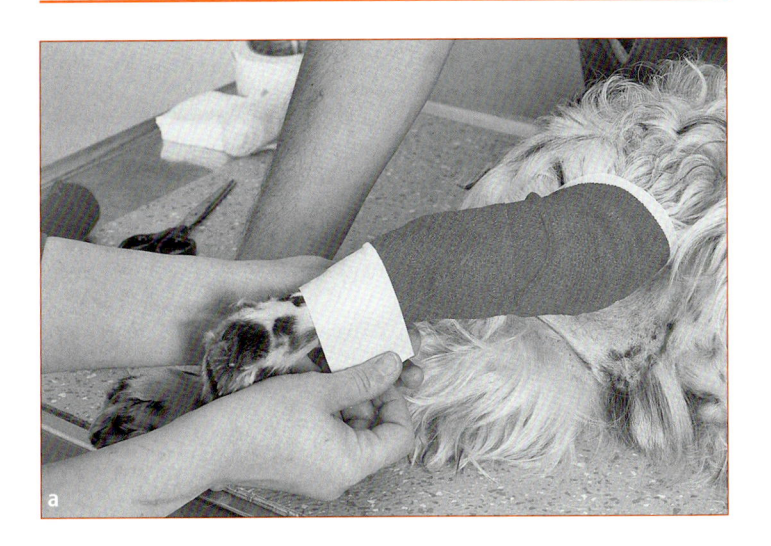

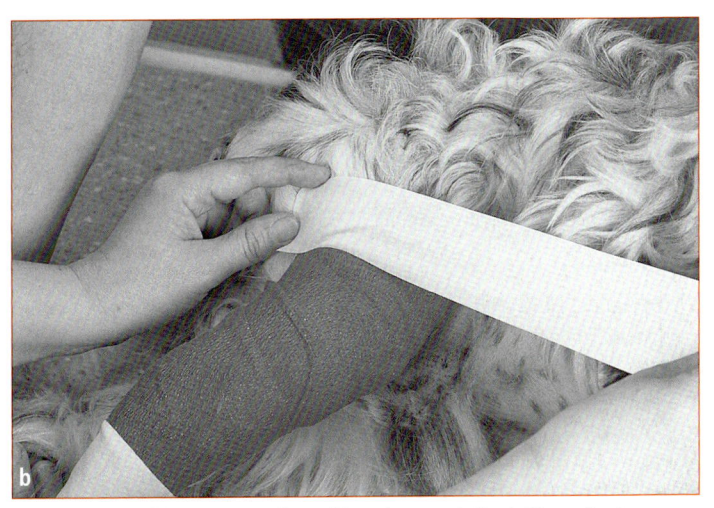

Abb. 7.36a und b Fixierung als Knabberschutz – **a)** distal; **b)** proximal.

Schienenverband

- Statt Gips werden leichte, selbsthärtende Kunststoffe (Scotch-Cast) verwendet. Das erste Anpassen erfolgt oft in Narkose, die Verbandwechsel können am wachen Tier durchgeführt werden.
- Tragen Sie beim Anlegen der Schiene Handschuhe, das Material ist sehr klebrig.
- Bereiten Sie alles gut vor, denn das Material härtet schnell aus.
- Die Gliedmaße sollte möglichst sauber und trocken sein, bevor ein Schienenverband angelegt wird.
- Unter dem Cast wird ein leichter Verband angelegt, der Kunststoff wird nicht direkt auf der Haut angepasst. Streichen Sie diesen unteren Verband mit Vaseline oder fetthaltiger Salbe ein. Der Kunststoff lässt sich dann später beim Wechseln leichter abnehmen.
- Nehmen Sie die Kunststoffrollen aus der Verpackung und tauchen Sie sie in lauwarmes Wasser (Waschbecken füllen). Das Material kann dann sofort verarbeitet werden.
- Wickeln Sie nicht zu stramm. Der Kunststoff verkürzt sich beim Härten. Achten Sie auch hier auf eine physiologische Winkelung und geben Sie dem noch weichen Kunststoff an den Gelenken vorsichtig die Form vor. Scharfe Kanten schneiden Sie sofort ab.
- Wenn der Kunststoff trocken ist, kann der Verband in zwei Halbschalen aufgetrennt werden. Dies vereinfacht die späteren Wechsel.
- Zum Schutz vor Verschmutzung wird der Cast noch einmal zusätzlich mit Binden umwickelt.
- Für das Aufsägen des Castverbandes reicht eine Verbandsschere oder ein Seitenschneider aus. Schneiden Sie nach Möglichkeit immer über Fettgewebe oder Muskulatur auf, nicht über Knochen.

Bauchverband

- Im Handel gibt es fertige Bauchverbände mit Klettverschluss in verschiedenen Größen.
- Alternativ eignen sich auch Stülpa-Fix-Schlauchverbände, die in verschiedenen Größen erhältlich sind.
- Für einen leichten Wundschutz, damit das Tier z. B. nicht an der OP-Naht leckt, lässt sich auch ein altes T-Shirt zweckentfremden, das verkehrt herum angezogen und am Halsband befestigt wird.
- Für Katzen und kleine Hunde leisten auch Babystrampler gute Dienste.

7.10 Verbände

Schwanzverband

Es ist nicht leicht, den Schwanz effektiv zu verbinden. Besonders die Fixierung des Verbandes bereitet Probleme.

- Zunächst polstern Sie die den ganzen Schwanzbereich leicht, um zu verhindern, dass die Binden die Blutzirkulation beeinträchtigen.
- Wickeln Sie dann den Verband in Achtertouren, und schneiden Sie über nicht lädierten Hautstellen Löcher in den Verband, damit Sie reichlich Haare mit festkleben können.
- Kleben Sie jetzt den Verband fest, und wenn möglich auch am Schwanzansatz.
- Wenn Sie die Schwanzspitze schützen wollen (etwa bei Schwanzspitzennekrose), können Sie eine Einwegspritze mit in den Verband einbeziehen. Nehmen Sie den Spritzenstempel heraus und setzen Sie die Spritze über die bereits leicht verbundene Schwanzspitze. Beim weiteren Verbinden befestigen Sie die Spritze mit Tape.
- Das Abnehmen des Verbandes erfolgt einfach durch Aufschneiden. Der Basisklebestreifen kann beim Wechsel bestehen bleiben.

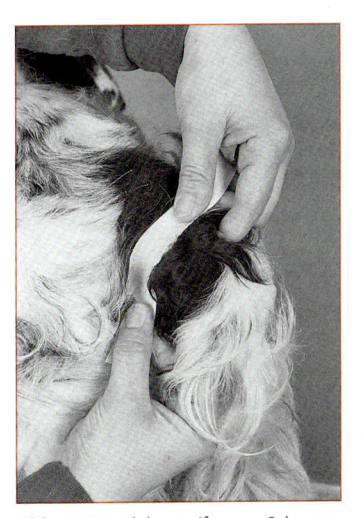

Abb. 7.37 Klebestreifen am Schwanzansatz (hier am Modellhund; der Schwanz ist sonst rasiert).

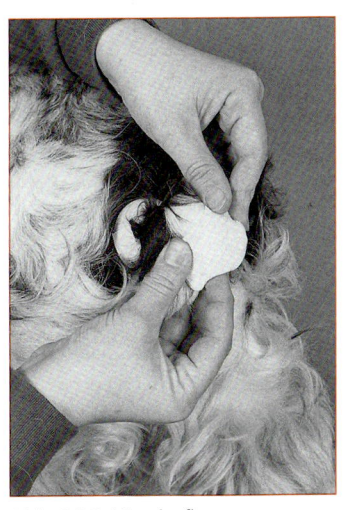

Abb. 7.38 Wundauflage.

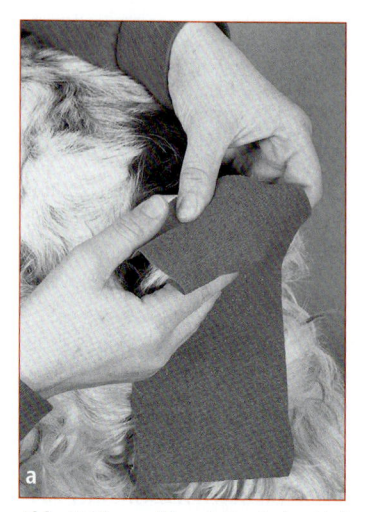

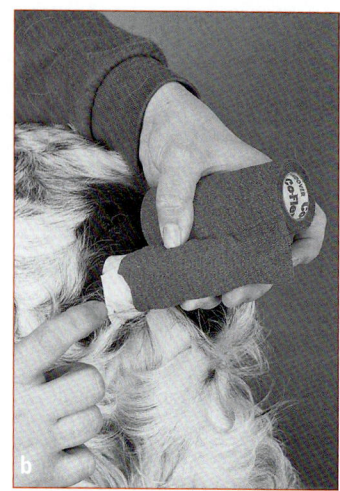

Abb. 7.39a und b a) Elastischer Verband; **b)** Der Basisklebestreifen wird dabei nur halb überwickelt.

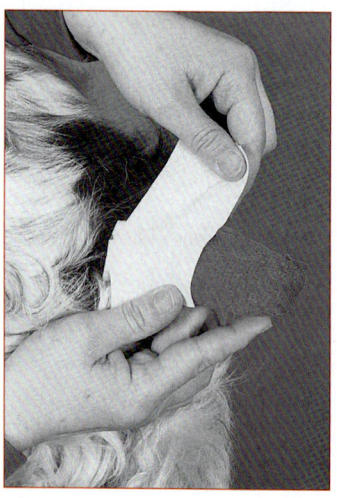

Abb. 7.40 Fixierung mit zweitem Klebestreifen.

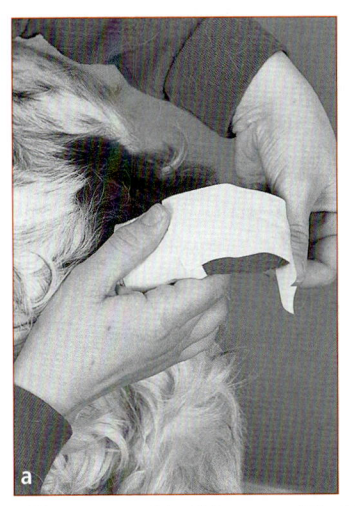

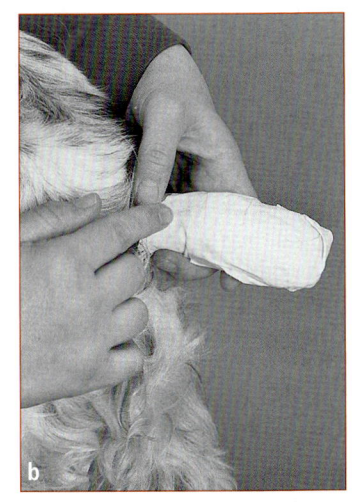

Abb. 7.41a und b Fixierung und Knabberschutz mit reichlich weiteren Klebestreifen.

- Beachten Sie, dass bei Schwanzverbänden der Halskragen eventuell größer gewählt werden muss, damit das Tier sicher nicht selbst an den Schwanz gelangen kann.

7.11 Postoperative Versorgung

Allgemeines

Durch die postoperative Versorgung werden Komplikationen vermieden oder rechtzeitig erkannt. Das postoperative Risiko für das Tier wird so auf ein Minimum reduziert. Deshalb wird ein frisch operiertes Tier in der Regel noch einige Zeit in der Praxis behalten und beobachtet, damit auf unerwartete Verschlechterungen und Komplikationen rechtzeitig reagiert werden kann. Das noch in der Aufwachphase befindliche Tier ist zudem nicht unbedingt „zurechnungsfähig", und grundsätzlich muss mit ungewohntem und aggressivem Verhalten gerechnet werden.

Zwischen 5 und 7 Stunden sind für die OP-Nachsorge meistens ausreichend, und die Narkosemittel sind dann weitgehend abgebaut. Ein Verbleib über Nacht ist nur in seltenen Fällen erforderlich.

Durchführung

Bis zur Abgabe des Tieres

- Stellen Sie sicher, dass ein Käfig frei und vorbereitet ist. Ebenfalls sollten Sie bereits vor der OP die Beschaffung aller erforderlichen Materialien veranlasst haben. Dazu gehören besonders:
  - Vlies oder Einmalunterlage zum Auffangen von Körperflüssigkeiten,
  - Wärmflasche oder Wolldecke (bei Nagern eventuell Heizdecke) zum Warmhalten des hypotonen, bewegungslosen Tieres,
  - Infusionslösung (meist physiologische Kochsalzlösung) und Infusionsständer,
  - Zellstoff,
  - Tupfer,
  - Klebeband,
  - Schere,
  - beschrifteter Überwachungsbogen: Name des Tieres und des Tierhalters,
  - Einmalspritzen und -kanülen,
  - Handschuhe (bei infektiösen Tieren),
  - *außerdem bei Katzen*: Katzentoilette und Katzenstreu,
  - *außerdem bei Hunden*: passendes Halsband mit Namensschild und Leine.
- Starke optische oder akustische Reize sollten ausgeschaltet werden, um dem Tier eine ungestörte Aufwachphase zu ermöglichen. Das Tier darf nicht auf der OP-Wunde liegen!
- Ordnen Sie ggf. eine postoperative medikamentöse Versorgung an, wie etwa Schmerzmedikation und Infusionen mit physiologischer Kochsalzlösung. Achten Sie darauf, dass in diesem Fall nicht versehentlich ein venöser Zugang vorzeitig gezogen wird.
- Um erst gar keine Schmerzen entstehen zu lassen, können NSAID oder Opioide bereits vor der OP gegeben werden. Bei Tieren mit bekannten Leber- oder Nierenfunktionsstörungen oder akuten Magen-Darm-Problemen sollten Sie jedoch mit dem Einsatz von NSAID vorsichtig sein.
- Operationswunden sollten in den ersten zwei Stunden etwa alle 15 min auf Nachblutung kontrolliert werden.

- Hunde können meist nach 1–2 Stunden kurz an der Leine ausgeführt und danach wieder in den Käfig zurückgebracht werden. Dabei muss jedoch immer die noch mögliche unberechenbare Aggressivität berücksichtigt werden!
- Ebenso müssen ggf. Puls, Atmung und Temperatur regelmäßig kontrolliert und dokumentiert werden.
- Eine laufende Infusion muss in kurzen Abständen auf ihren Fluss kontrolliert werden. Das aufwachende Tier kann sich etwas bewegen und den Schlauch platt liegen oder anders abklemmen.

Weitergehende Nachsorge
- Zur Beurteilung, ob ein Tier Schmerzen hat, sollten sie den Besitzer sensibilisieren. Futteraufnahme oder Schnurren sind keine Garantie für Schmerzfreiheit. Das Tier sollte außer bei der Futter- und Wasseraufnahme entspannt liegen, das vorsichtige Berühren der schmerzhaften Bereiche (OP-Wunde) tolerieren, keine Schmerzäußerungen von sich geben und Anteil an der Umgebung nehmen. Atem- und Herzfrequenz sollten allenfalls leicht erhöht sein. Katzen und Heimtiere sollten sich putzen.
- Die durch Porphyrine der Harder-Drüse eingefärbte „rote Träne" im Augenwinkel bei Ratten und Gerbils ist ein Zeichen dafür, dass das Tier sich nicht richtig putzen kann.
- Beim Kaninchen zeigt sich bei starken Schmerzen ein Nickhautvorfall.

Tipps und Tricks
- Lassen Sie den Tierhalter die Lieblingsdecke des Tieres mitbringen. Beim Aufwachen aus der Narkose wird es dann im Käfig den vertrauten Geruch wahrnehmen.
- Katzenkäfige können Sie mit einem synthetischen Lockstoff (z. B. Feliway) einsprühen, der Katzen etwas die Angst nimmt.
- Kleine Heimtiere können Sie zwischen mit Warmwasser gefüllte und verknotete Einmalhandschuhe oder Wärmflaschen legen.

Probleme und Sonderfälle
- **Lautes Heulen:** Lassen Sie Hunde, die in der Aufwachphase sehr laut heulen und bellen, nach Möglichkeit in einem anderen Raum unterbringen, damit die übrigen Tiere nicht ebenfalls unruhig werden.

- **Tod des Tieres bei der Operation:** Wenn ein Tier während der Operation stirbt, sollten Sie es in jedem Fall wieder zunähen und herrichten, weil die Besitzer ihr Tier meistens noch einmal sehen möchten. Es ist gut, wenn Sie für solche Fälle auch eine Telefonnummer des Tierbesitzers haben.
- **Erbrechen:** Wie auch Menschen so erbrechen auch Tiere häufig nach Operationen. Beim noch bewusstlosen oder schläfrigen Tier muss das Maul mit den Fingern (Einmalhandschuhe) ausgeräumt und der Rachen nach eventuell verbliebenen Futterresten abgesucht werden. Setzen Sie dabei zunächst am besten eine Maulsperre, wenn die Zeit es erlaubt.

7.12 Kastration einer Katze

Allgemeines

Diese OP gehört zu den häufigsten Routineeingriffen in der täglichen Praxis. Das Schwierigste ist für den Anfänger das Auffinden der Ovarien. Mit etwas Übung haben Sie aber den „Dreh" bald heraus.

Vorbereitung

- Fragen Sie bei der präanästhetischen Untersuchung, ob es sich um ein Tier handelt, das Freigang hat. Wenn dies der Fall ist, könnte es tragend sein und eine etwas umfangreichere Operation benötigen. Palpieren Sie das kaudale Abdomen, um eine fortgeschrittene Trächtigkeit festzustellen.
- Fragen Sie nach, ob das Tier nüchtern ist. Wenn es gefressen hat, schließt das eine Narkose nicht aus, jedoch nimmt die Gefahr des Erbrechens auch im Anschluss an die Narkose zu, was natürlich für jede Narkose gilt.
- Für die OP sollte ein kleines Besteck parat liegen:
  - Handschuhe,
  - Tuchklemmen,
  - Abdecktuch,
  - Skalpell,
  - Metzenbaumschere,
  - chirurgische Pinzette,
  - Kastrationshaken,

- drei Klemmen,
- Nadelhalter,
- Nadel,
- Faden (für die Bauchhöhle resorbierbar, für die Haut nach Wunsch),
- Schere zum Schneiden der Fäden.
- Der Eingriff lässt sich auch gut ohne Assistenz durchführen. Ein „Springer" sollte nach Möglichkeit in Rufweite sein, um im Bedarfsfall die Narkose zu vertiefen oder um Fäden zu öffnen, ohne dass Sie sich unsteril machen müssen.
- Die Katze wird narkotisiert und mit Augensalbe versorgt. Es sollte ein Analgetikum und/oder ein Antibiotikum verabreicht werden.
- In manchen Praxen wird intubiert, in anderen nicht.
- Wenn die Blase palpatorisch sehr voll ist, sollte sie am besten über dem Waschbecken der OP-Vorbereitung vorsichtig ausgedrückt werden.
- Der Bauch wird nach kranial bis etwa 1 cm über den Nabel, nach kaudal bis zum Becken und seitlich mindestens 2 cm über die Mittellinie geschoren. Wenn das Tier tragend sein könnte, scheren Sie lieber etwas großzügiger, um eine Kontamination des Bauchraumes zu verhindern.
- Saugen Sie die Haare ab und reinigen Sie die Haut. Wenn es in der Praxis keinen Sauger gibt, können Sie auch die weißen Klebestreifen, mit denen sonst die Verweilkatheter festgeklebt werden, zum Entfernen der Haare verwenden.
- In den meisten Praxen werden Katzen „im Hängen" kastriert, also mit dem Kopf nach unten in mehr oder weniger aufrecht hängender Position am gekippten Tisch ausgebunden. Dies erleichtert die OP, da die Bauchorgane nach kranial rutschen und das OP-Gebiet übersichtlich bleibt (siehe Abb. 7.42).
- Dann wird das Tier ausgebunden, die Haut desinfiziert und das OP-Feld ausgeleuchtet. Der Schwanz des Tieres sollte vom OP-Feld weg fixiert werden, entweder mit einer Klemme, einem Klebestreifen oder durch „Feststecken" hinter den Ausbindern.

Durchführung

- Bereiten Sie sich wie üblich zur OP vor.
- Befestigen Sie das Abdecktuch. Wenn es groß genug ist, müssen Sie die Tuchklemmen nicht an der Katze direkt befestigen, sondern können die Klemmen auch an den Ausbindeseilen einhaken.

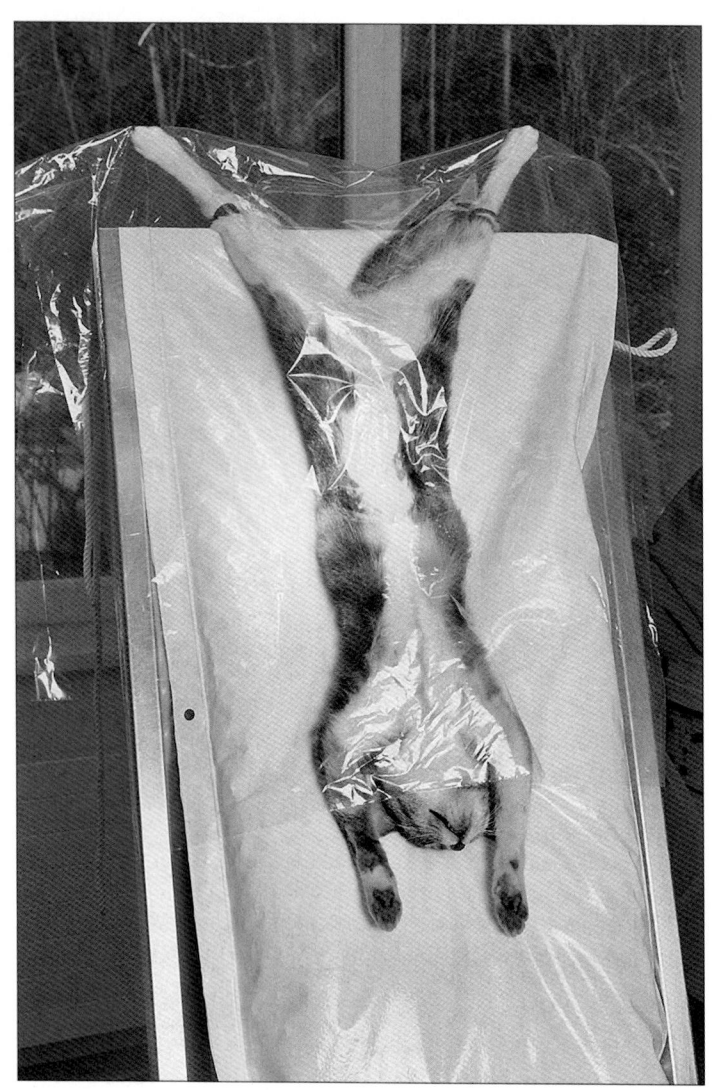

Abb. 7.42 Ausgebundene und abgedeckte Katze in Kopfüberposition zur Kastration.

7.12 Kastration einer Katze

- Schneiden Sie mit der Schere oder dem Skalpell einen „Sehschlitz" in das Abdecktuch in dem Bereich, in dem Sie den Hautschnitt machen möchten. Diesen Schlitz können Sie bei Bedarf vergrößern, indem Sie das Tuch an den Rändern wegbiegen und seitlich mit zwei weiteren Tuchklemmen feststecken. Praktisch ist es auch, wenn Sie einen Sprühkleber haben, durch den Sie das sterile Einmaltuch direkt auf die Haut kleben können.
- Der Hautschnitt beginnt zwei Zentimeter kaudal des Nabels und sollte mindestens so groß sein, dass Sie problemlos Instrumente wie den Kastrationshaken in die Tiefe einführen können, also etwa 2–3 cm.
- Präparieren Sie das Unterhautfettgewebe stumpf (bei jungen Katzen meist nicht allzu stark ausgeprägt), indem Sie die Metzenbaumschere im Bereich des Hautschnitts anlegen und spreizen. Auf diese Weise sehen Sie die Linea alba schimmern, in der Sie die Laparotomie vornehmen.
- Greifen Sie dazu mit der Pinzette die Linea alba, um sie zu fixieren. Ziehen Sie die Linea alba leicht zu sich heran und machen Sie mit der anderen Hand eine Stichinzision mit dem Skalpell.
- Fassen sie nun einen der beiden entstandenen kleinen Wundränder mit der Pinzette, heben Sie ihn durch Heranziehen in Ihre Richtung von der

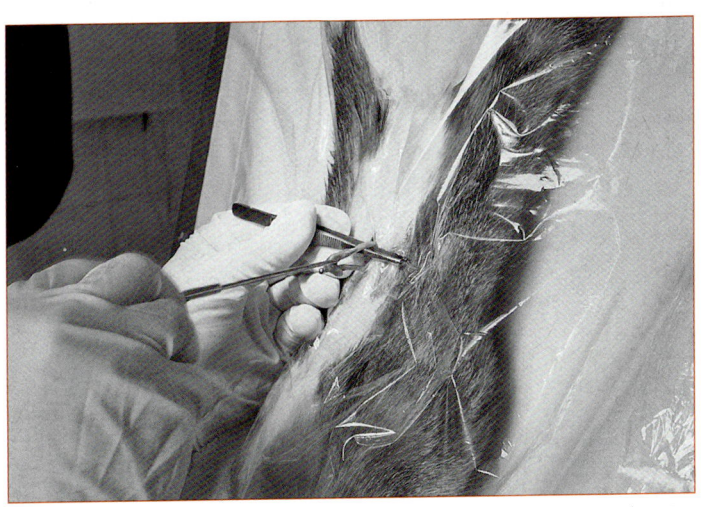

Abb. 7.43 Darstellung von Uterus und Eierstockband. Auf der Pinzette, also kaudal, liegt der Uterus.

230 **7 Rund um den OP**

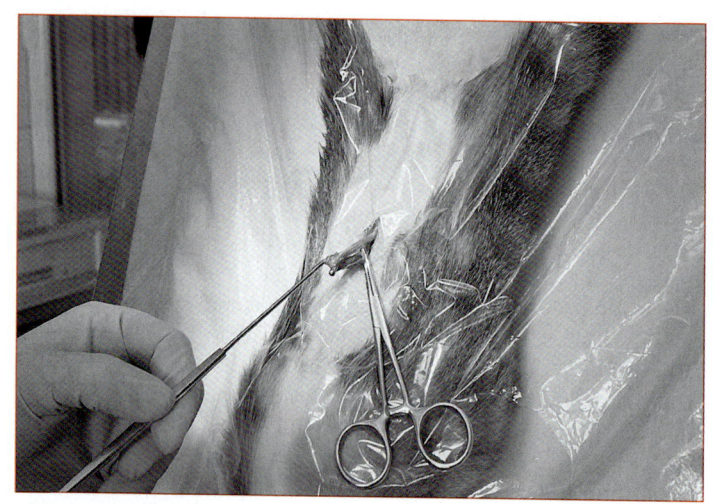

Abb. 7.44 Vorgelagerte Eierstöcke und Uterus. Am Haken befindet sich der Eierstock, kaudal liegt das Uterushorn. Die Klemme sitzt am Eierstockband.

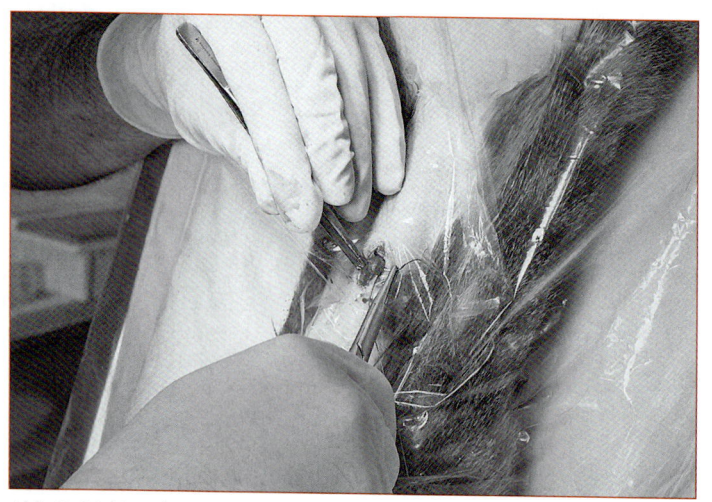

Abb. 7.45 Vernähen unter Mitnahme des Peritoneums. Ein Vernähen des Uterus ist nicht erforderlich, da er sich von selbst zusammenrollt.

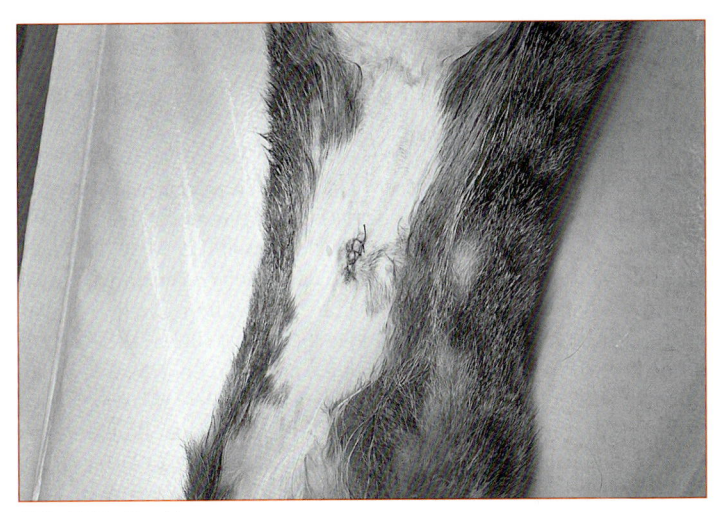

Abb. 7.46 Abschluss.

Bauchdecke ab und gehen Sie mit den geschlossenen Schenkeln der Metzenbaumschere hinein.
- Spreizen Sie die Inzision etwas auf und erweitern Sie dann unter Sichtkontrolle den Schnitt in der Bauchwand auf das Niveau des Hautschnittes. Im Allgemeinen sehen Sie nun in ein „Loch", da die Katze kein ausgeprägtes Netz besitzt und die Organe durch die hängende Position die Sicht kaum behindern. Sie können mit der Pinzette die Bauchdecke auch für das „Angeln" nach den Ovarien etwas hochziehen oder direkt eine Klemme an die Bauchdecke setzen.
- Führen Sie den Kastrationshaken ein und schieben Sie ihn etwa auf Höhe des 3./4. Lendenwirbels entlang der Bauchwand in Richtung Wirbelsäule.
- Drehen Sie ihn relativ weit kaudal um 90 ° nach innen und ziehen Sie ihn dann vorsichtig wieder vor. Wenn dies sehr schwer geht, haben Sie mit großer Wahrscheinlichkeit nicht das Ovar am Haken, da diese sich recht widerstandsfrei vorverlagern lassen. Im Zweifelsfall machen Sie einen neuen Versuch. Erweitern Sie notfalls den Haut- und den Bauchhöhlenschnitt, um eine bessere Übersicht zu gewinnen und mit dem Zeigefinger „suchen" zu können, wenn es mit dem Haken nicht klappt. Palpatorisch ist ein gesunder, nicht gravider Uterus einer jungen Katze *derber* und von

geringerem Durchmesser als Darmschlingen. Eventuell fühlen Sie auch als erstes die bis knapp bohnengroßen Ovarien. Von hier aus orientieren Sie sich noch mindestens 1 cm nach kaudal, da sich das Uterushorn leichter vorlagern lässt, als das Ovar selbst.

- Wenn Sie das Ovar vorgezogen haben, vergewissern Sie sich, bevor Sie ligieren, ob es wirklich ein Eierstock ist. Sehen Sie z. B. einen Gelbkörper? Es wurde auch schon mal versehentlich ein Ureter durchtrennt.
- Setzen Sie die erste Klemme unter den Eierstock auf das Mesovar. Achten Sie darauf, Gekröse und kleine Gefäße mit einzubeziehen und setzen Sie den Knoten tief unterhalb der Klemme, sodass keine Reste von Eierstockgewebe zurückbleiben, wenn Sie später dort abtrennen. Überprüfen Sie evtl. durch leichten Zug mit der Pinzette am Knoten, ob er „sitzt".
- Klemmen Sie jetzt kranial das erste Uterusdrittel ab (2. Klemme). Auch hier sollten Sie die Gefäße unbedingt mit erfassen. In der Regel wird der Uterus bei Katzen nicht komplett entfernt, sondern jedes Horn nur zu höchstens einem Drittel. Ligieren Sie unterhalb dieser Klemme und lassen sie auch hier etwas Abstand, um beim Schneiden auf der Klemme eine Gewebebrücke zu haben.
- Überprüfen Sie auch hier den Sitz des Knotens und trennen Sie dann oberhalb der Ligaturen auf den Klemmen das Gewebe ab, um den Sicherheitsabstand zum Knoten zu gewährleisten.
- Nach dem Lösen der Klemme rutscht der Stumpf meist von selbst zurück in die Bauchhöhle.
- Mit der anderen Seite verfahren Sie genauso.
- Der Verschluss der Bauchhöhle erfolgt in mindestens zwei Schichten mit resorbierbarem Material. Achten Sie darauf, das Bauchfell auf beiden Seiten des Wundrandes mit in die Naht zu nehmen, es ist für das „Halten" von großer Wichtigkeit. Wenn es beim Präparieren stellenweise von der Muskelschicht abgelöst wurde, klemmen Sie es evtl. beim Nähen fest, um nicht bei jedem Stich danach fassen zu müssen.
- Eine Unterhautnaht ist nicht erforderlich, führt aber zu einer intensiveren Narbenbildung. Dies kann besonders bei Freigängern vorteilhaft sein. Wenn die Katze einmal abhanden kommt, ist durch Ertasten der OP-Narbe feststellbar, dass es sich um ein kastriertes Tier handelt.
- Die Haut wird mit Einzelheften verschlossen. Die wenigsten Katzen brauchen einen Halskragen. Halten Sie sich hier aber an das, was in Ihrer Praxis üblich ist. Mancherorts wird etwa noch ein Wundpflaster aufgeklebt.

7.12 Kastration einer Katze

- Auf jeden Fall sollten Blutspuren aus dem Fell und dem OP-Bereich mit Wasser entfernt werden. Sie stören nicht nur den Besitzer, sondern auch die Katze, die wesentlich mehr an der Wunde lecken wird, wenn sie sich unsauber fühlt.
- Halten Sie das Tier nach der OP warm.
- Weisen Sie den Besitzer darauf hin, dass eine leichte Schwellung im Bereich der Naht normal ist (besonders, wenn Sie eine Unterhautnaht angelegt haben).
- Ermutigen Sie ihn, sich während der Sprechzeiten an die Praxis zu wenden, wenn er Fragen hat oder die Katze sich nicht wohl fühlt. Geben Sie Hinweise, wann das Tier wieder fressen und trinken darf und wann es wieder nach draußen darf.
- Nicht resorbierbare Fäden sollten nach 10–12 Tagen gezogen werden.

Tipps und Tricks

- Gewöhnen Sie sich ein Schema an: erst rechtes Ovar, dann linkes (oder umgekehrt).
- Erkundigen Sie sich, ob eine Kennzeichnung der Katze gewünscht wird – für eine Tätowierung der Ohren ist ohnehin eine Narkose erforderlich.
- Wenn Sie das Ovar nicht finden können, orientieren Sie sich an der Blase – es muss ganz in der Nähe sein! Oft ist es am Rand der Blase gut zu finden, und meist liegt es oberflächlicher, als man denkt.
- Lassen Sie sich nicht entmutigen, wenn Sie noch Schwierigkeiten haben, das Ovar zu finden. Machen Sie als Anfänger lieber einen etwas längeren Schnitt und gehen Sie sicher und ruhig an die Sache heran.
- Bei Tieren unbekannter Herkunft (Tierheim) kann es tatsächlich vorkommen, dass sie bereits kastriert sind. Vergewissern Sie sich sorgfältig, dass wirklich keine Ovarien mehr vorhanden sind. Bei der Rasur sieht man im Falle einer stattgefundenen Kastration oft die kleine OP-Narbe. Perser kommen eher später in die Geschlechtsreife, und Hoden sind wegen des langen Fells nicht immer erkennbar. Manche Besitzer melden voller Überzeugung das Tier als Katze an und niemand hat es je kontrolliert. Fassen Sie, solange Sie noch unsteril sind, einmal unter den Schwanz, sonst suchen Sie im Abdomen sehr lange und ergebnislos nach den Keimdrüsen.
- Wilde Katzen (vom Tierschutz): Wenn Sie keine Fäden ziehen können/wollen, verwenden Sie auch für die Haut resorbierbares Material.

7.13 Kastration von Kater und männlichen Heimtieren

Allgemeines

Kater können bedeckt kastriert werden, d.h. ohne Eröffnung des Processus vaginalis und damit der Bauchhöhle, oder unbedeckt. Beschrieben wird die unbedeckte Methode.

Kater können ab einem Alter von etwa 5 Monaten kastriert werden, sie entwickeln mit der Geschlechtsreife den typischen „Katergeruch" und markieren mit Urin.

Vorbereitung

- Fragen Sie nach, ob das Tier nüchtern ist. Wenn es gefressen hat, schließt das eine Narkose nicht aus, jedoch nimmt die Gefahr des Erbrechens auch im Anschluss an die Narkose zu.
- Vergewissern Sie sich durch Palpation, dass beide Hoden vorhanden sind. Die Kastration eines Kryptorchiden ist aufwändiger. Dies müssen Sie dem Besitzer vorab mitteilen. Wenn Sie keinen oder nur einen Hoden finden, palpieren Sie den Leistenspalt. Manchmal ist dies erst in Narkose möglich, wenn das Tier entspannt liegt.
- Der Kater wird narkotisiert und mit Augensalbe versorgt (Abb. 7.47). Je nach Praxis wird ein Analgetikum und/oder ein Antibiotikum verabreicht.
- Die Haare am Hodensack werden ausgezupft, nicht geschoren.
- Die Haut wird gereinigt und desinfiziert.
- Materialien:
  - Skalpellklinge,
  - Klemme,
  - resorbierbarer Faden,
  - steriles Abdecktuch,
  - Schere.
- Das Tier wird in Rückenlage operiert, wobei die beiden Hintergliedmaßen nach kranial ausgebunden werden (Abb. 7.48).
- Schneiden Sie eine walnussgroße Öffnung in die Mitte des sterilen Abdecktuches und führen Sie dadurch das Skrotum des Katers.

7.13 Kastration von Kater und männlichen Heimtieren

Durchführung

- Ziehen Sie sich Handschuhe an.
- Fassen Sie einen Hoden und fixieren Sie ihn zwischen den Fingern, sodass die Skrotalhaut straff gespannt ist.
- Schneiden Sie mit dem Skalpell senkrecht auf etwa 1 cm Länge (je nach Größe des Hodens) durch die Haut. Wenn Sie zu tief schneiden, ritzen Sie dabei bereits den Hoden an. Beim Schnitt in der Raphe scroti benötigen Sie nur einen Hautschnitt, durch den Sie beide Hoden entfernen können (Abb. 7.50).
- Durch Druck auf den kranialen Pol des Hodens halten Sie die Spannung im Hoden aufrecht. Der Processus vaginalis umgibt den Hoden sehr straff. Wenn sie ihn jetzt für die unbedeckte Kastration vorsichtig anschneiden (wirklich nur ein wenig anritzen), tritt der Hoden heraus (Abb. 7.51).
- Legen Sie das Skalpell beiseite und schieben Sie den eröffneten Processus mit den Fingern in Richtung Bauchhöhle zurück. So legen Sie den Samenstrang und das dazu gehörende Gefäß frei.
- Ein kleines Band, das die letzte Verbindung zum Processus darstellt, durchtrennen Sie stumpf (mit den Fingern). Bei älteren Tieren kann es recht derb sein. Nehmen Sie dann eine Klemme oder Schere zu Hilfe.

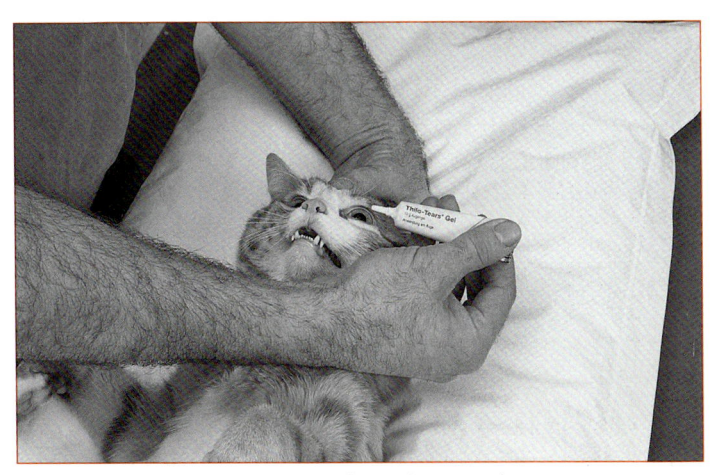

Abb. 7.47 Applikation von Augentropfen am bereits narkotisierten Kater.

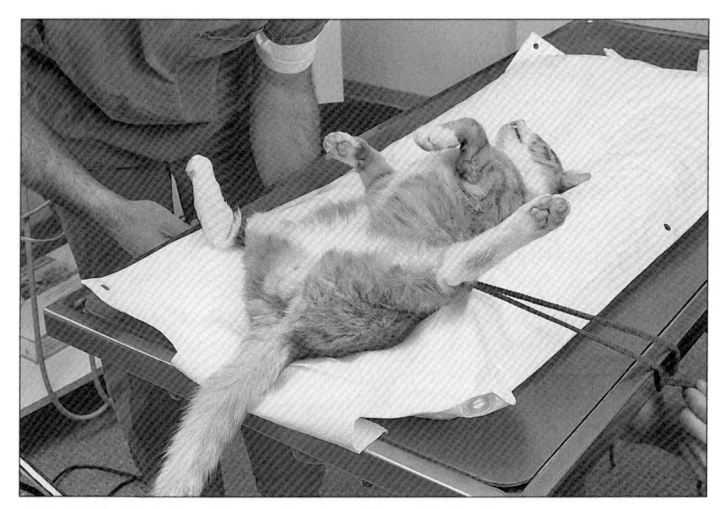

Abb. 7.48 Nach kranial ausgebundene Hintergliedmaßen.

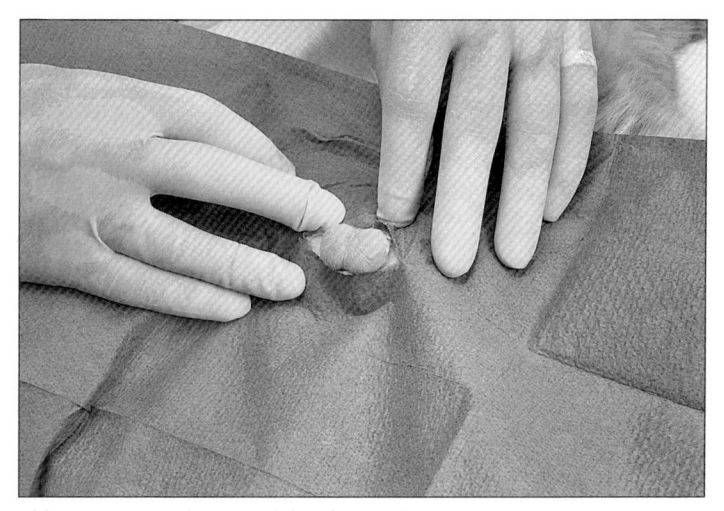

Abb. 7.49 Das enthaarte und desinfizierte Skrotum.

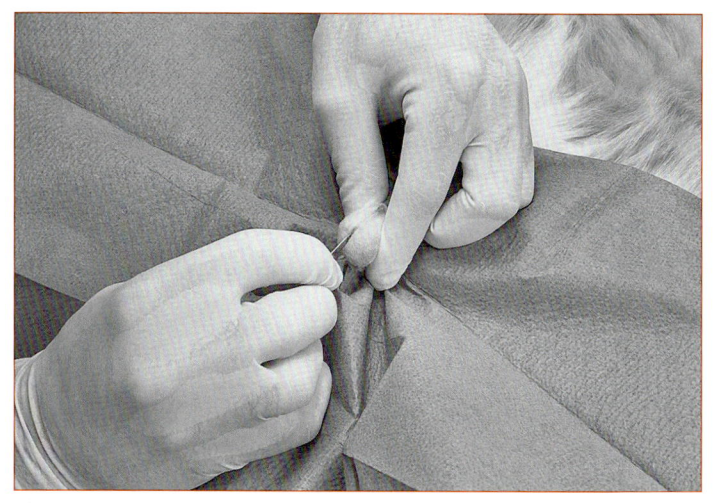

7.13 Kastration von Kater und männlichen Heimtieren

Abb. 7.50 Hautschnitt in der Raphe scroti.

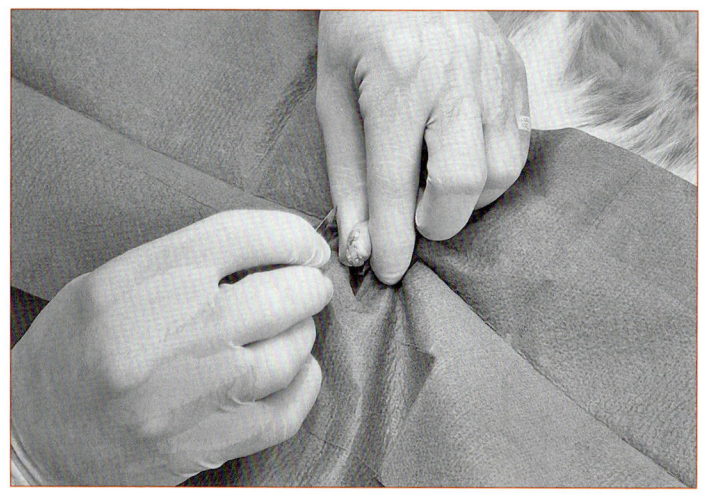

Abb. 7.51 Freigelegter Hoden.

240 7 Rund um den OP

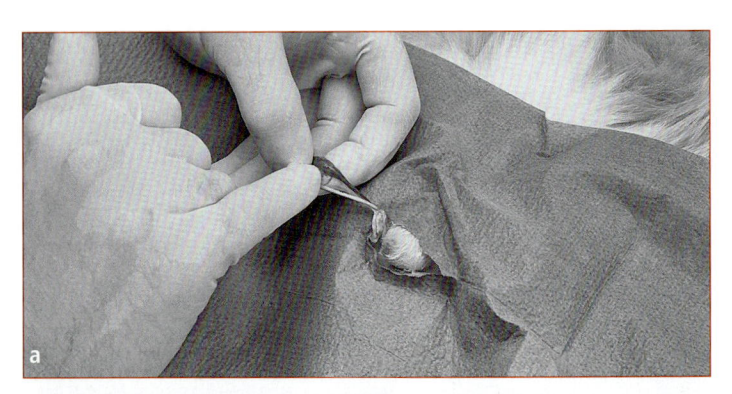

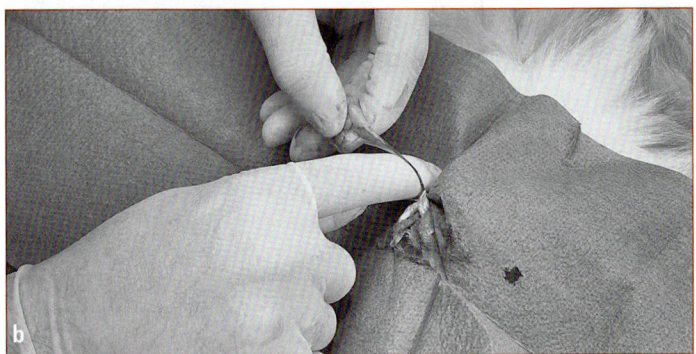

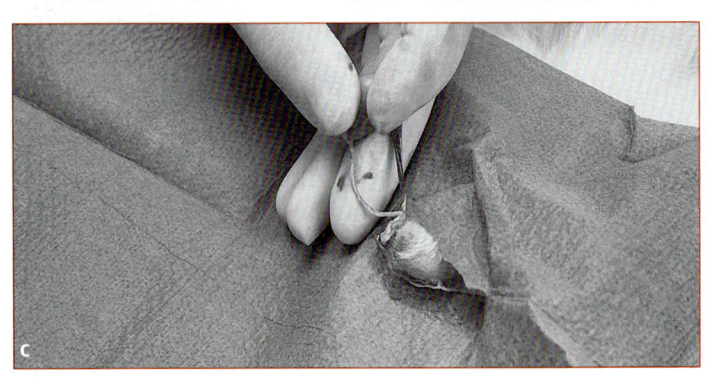

Abb. 7.52a–c Freipräparation von Samenleiter und Gefäß-Nerven-Strang.

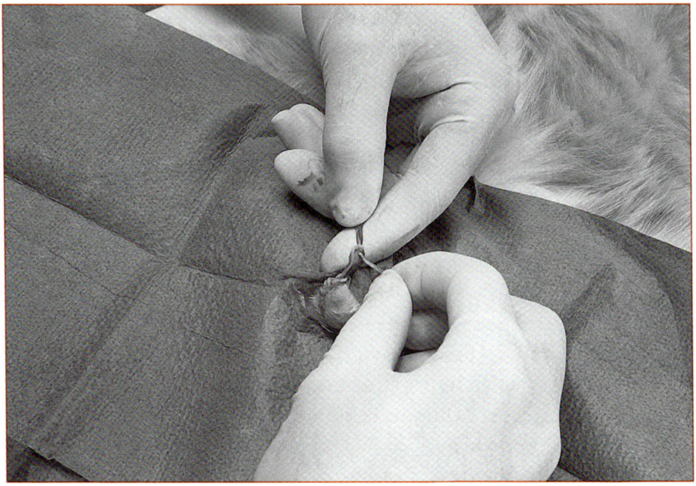

7.13 Kastration von Kater und männlichen Heimtieren 241

Abb. 7.53 Verknotung von Samenleiter und Gefäßstrang.

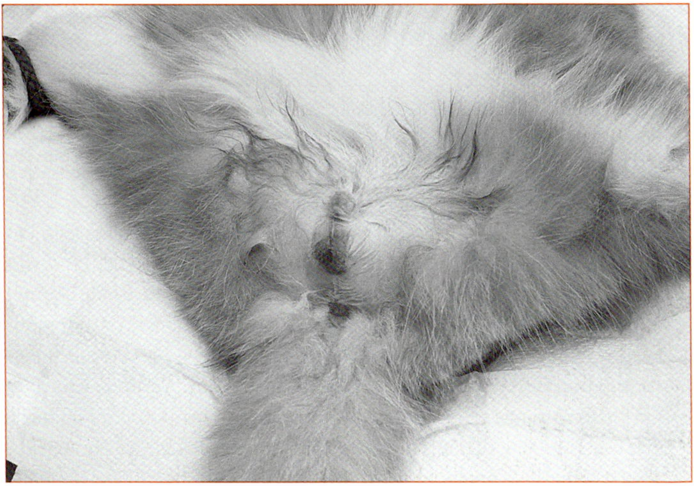

Abb. 7.54 Eine Wundnaht ist nicht nötig.

- Sie sehen nun den Samenstrang und das Gefäß ohne weitere Hüllen vor sich und können beide gemeinsam ligieren (resorbierbarer Faden, 3,5 metric). Dazu legen Sie am besten eine Klemme an, knoten mit etwas Abstand als Gewebebrücke darunter, nehmen die Klemme wieder ab und schneiden dort, wo das Gewebe von ihr eingedrückt wird.
- Den ligierten Stumpf lassen Sie in den Processus vaginalis zurückgleiten. Sie können ihn dazu mit der Klemme etwas vorlagern, der Stumpf rutscht dann von selbst zurück. Sie sollten möglichst nicht nachhelfen, indem Sie „stopfen". Den Processus lassen Sie auf die gleiche Weise ins Skrotum zurückgleiten.
- Mit der anderen Seite verfahren Sie genauso. Anschließend drücken Sie die Wundränder des Skrotums vorsichtig aneinander. In der Wundhöhle sollten Sie von außen keinen Knoten oder „Wulst" mehr tasten können, sonst ist etwas nicht richtig zurückverlagert. Schauen Sie im Zweifel mit Klemme und Pinzette noch einmal nach, ob der Knoten wirklich in den Processus gerutscht ist.
- Das Skrotum wird nicht genäht, die Haut verklebt sehr schnell.
- Entfernen Sie evtl. Blutspuren aus dem Fell, eine weitere Wundversorgung ist nicht nötig.
- Auch ein Halskragen ist im Normalfall nicht notwendig.

Probleme und Sonderfälle

- **Blutung:** (siehe Katze)
- **Bedeckte Kastration:** Die bedeckte Kastration verläuft sehr ähnlich. Hier wird direkt nach dem Hautschnitt der Hoden aus dem Skrotum vorgelagert, der Samenstrang stumpf aus dem umliegenden Gewebe präpariert und ohne Eröffnung des Processus vaginalis ligiert.
- **Alternativmethode:** Eine weitere Methode ist das Verknoten von Samenstrang und Gefäß (Abb. 7.53). Hier wird nach dem Eröffnen des Processus vaginalis das feine Gewebe zwischen Samenstrang und Gefäß stumpf durchtrennt. Dann wird der Samenstrang am Hodenansatz stumpf entfernt. Jetzt hat man zwei Stränge in der Hand: einen weißen (der Samenstrang) und einen roten (Gefäßversorgung + Hoden). Verbinden Sie nun die beiden Stränge mit mindestens drei chirurgischen Knoten miteinander. Der Hoden wird dann mit Schere oder Skalpell über den Knoten abgesetzt, und die Knoten wie oben beschrieben versenkt. Diese Methode hat den Vorteil, dass kein Fremdmaterial verwendet werden muss.

7.13 Kastration von Kater und männlichen Heimtieren

Kastration eines Kaninchens

Beim Kaninchen bietet sich die für das Meerschweinchen beschriebene Kastrationsmethode an. Es kann auch die für den Kater beschriebene unbedeckte Kastration durchgeführt werden. Bei Jungtieren muss das Skrotum nicht genäht werden, bei älteren über ein Jahr sollte man es vorsichtshalber tun.

- Kaninchen können, wenn die Narkose nicht tief genug ist, ihre Hoden in den Leistenspalt ziehen. Halten Sie das Tier senkrecht mit dem Kopf nach oben und klopfen Sie leicht auf den Rücken oder streichen Sie mit den Fingern von der Mitte des Bauches in Richtung Leiste. Die Hoden rutschen dann zurück in das Skrotum. Während der OP sollten Sie mit den Fingern den Leistenring Richtung Bauchhöhle „verriegeln".
- Wenn die Narkose nicht tief genug ist, können Sie zur Lokalanästhesie ca. 0,2 ml Lidocain pro Seite in den Hodensack injizieren.

> Denken Sie daran, Heimtieren keine Antibiotika gegen grampositive Keime zu verabreichen.

Kastration eines Meerschweinchens

Meerschweinchen haben einen stark ausgeprägten Fettkörper im Hodensack und einen weiten Leistenspalt. Die Kastration erfolgt bei unbedecktem Hoden und bedecktem Samenstrang.

- Setzen Sie den Hautschnitt direkt auf dem Hodensack.
- Nach Vorlagerung des Proc. vaginalis mit Hoden und Fettkörper eröffnet man ihn im distalen Bereich.
- Lassen Sie nun Hoden und Fettkörper herausgleiten und setzen Sie dann eine Klemme auf den noch bedeckten Samenstrang.
- Unterhalb dieser Klemme wird jetzt ligiert (resorbierbarer Faden, 3–3,5 metric), sodass der Proc. vaginalis wieder verschlossen ist. Eine Naht des Processus ist somit nicht erforderlich.
- Um bei Heimtieren Verschmutzungen durch Einstreu zu vermeiden, sollten die Tiere über mindestens zwei Tage auf Küchenrolle, alten Tüchern o.ä. gehalten werden. Für Heu ad libitum ist natürlich trotzdem zu sorgen.
- Diese Methode lässt sich im Übrigen auch beim Kaninchen gut durchführen, erleichtert die Ligatur und ist sicherer.

8 Notfälle und Geburtshilfe

8.1 Umgang mit Notfällen

Notfälle können den geplanten Ablauf der Sprechstunde vollständig auf den Kopf stellen. Deshalb ist es wichtig, eventuell schon bei der telefonischen Ankündigung eines Notfalls zu einer ersten Einschätzung zu kommen. Ein Besitzer der Ihnen mitteilt, dass sein Tier seit drei Tagen erbreche, ist sicher nicht als Notfall zu behandeln, auch wenn sich der Tierbesitzer dies vielleicht wünscht. Versuchen Sie also, bereits über das Telefonat möglichst viele nützliche Informationen zu sammeln, damit sie in der Praxis schon notwendige Vorbereitungen treffen können.

- Der Tierhalter ist mit der Einschätzung eines Notfalls überfordert. Nach einem Verkehrsunfall wird einerseits eine harmlose Lahmheit als mögliche Fraktur eingeschätzt, ein vorhandener Schock jedoch unter Umständen völlig übersehen. Im Zweifel sollten Sie einen Patienten lieber einmal zu viel in die Praxis kommen lassen. Der Tierbesitzer wird erleichtert sein, wenn Sie „Entwarnung" geben können. Wenn Sie ihn aber am Telefon abwimmeln, wird er sich in seiner Unsicherheit allein gelassen fühlen.
- Je intensiver Sie den Besitzer in eine Notfallbehandlung einbinden, desto besser wird er sich betreut fühlen. Weisen Sie deshalb auch bei harmlos erscheinenden Traumen stets auf die Gefahr von Entzündung, Sickerblutung u.ä. hin. Schildern Sie, woran man eventuell auftretende Komplikationen erkennt, damit der Tierbesitzer sich rechtzeitig bei Ihnen melden kann, wenn er diese beobachtet.
- Zeigen Sie, wie man die kapilläre Rückfüllung testen kann.
- Erklären Sie, in welcher Menge Urin abgesetzt werden muss.
- Wenn umfangreichere Diagnostik oder Therapie nötig ist, besprechen Sie unbedingt die Kosten, nennen Sie falls möglich Alternativen. Auch über die Prognose bzw. mögliche Risiken einer Untersuchung oder Behandlung sollten Sie informieren.
- Zögern Sie nicht, den Rat eines Kollegen einzuholen, wenn Sie mit der Einschätzung eines Falles unsicher sind oder die Kosten nicht kalkulieren können.
- Erklären sie dem Besitzer, was sie tun oder noch tun werden, bedenken Sie aber, dass er mit seinem Tier mitfühlt und in dieser Stresssituation

oft gedanklich nicht folgen kann. Versuchen Sie, ein paar tröstende Worte zu finden. Die Tierarzthelferin ist als „Übersetzerin" für medizinische Ausführungen oft die beste Hilfe.
- Wenn Sie ein Tier stationär aufnehmen, stellen Sie unbedingt sicher, dass der Besitzer telefonisch erreichbar ist – die Telefonnummer auf der Kartei kann veraltet sein, besonders Mobilfunknummern wechseln schnell.

8.2 Schock

Die häufigste Schockform ist der traumatische bzw. Volumenmangelschock, oft ausgelöst durch Verkehrsunfälle und Bissverletzungen. Durch Veränderungen der Zirkulation kommt es zu irreversiblen Schäden, wenn nicht eingegriffen wird.
- Legen Sie einen venösen Zugang.
- Verabreichen Sie Ringerlösung oder NaCl in folgender Dosierung:
  - Hund 90 ml/kg/Stunde,
  - Katze 40 ml/kg/Stunde.
- Überwachen Sie die Urinproduktion des Tieres durch Palpation der Blase und eventuell auch durch Legen eines Blasenkatheters. Wird nicht genug Urin produziert (bei erhaltener Nierenfunktion 1–1,5 ml/h/kg), geben Sie Furosemid. Die Urinmenge im Schock beträgt beim Hund 24–50 ml/kg/d und bei der Katze 9–20 ml/kg/d. Die verabreichte Infusionsmenge muss noch hinzugerechnet werden.
- Die Gabe von Kortikosteroiden im Schockgeschehen ist umstritten, wenn möglich sollte Methylprednisolon (z.B. Medrate Solubile) verabreicht werden: initial 30 mg/kg i.v. (Vorsicht: Erbrechen), 6 Stunden später 15 mg/kg.
- Nach der Stabilisierung eines Schockpatienten sollten 10–20 ml pro kg und Stunde infundiert werden, in der Regel verwendet man dazu eine Elektrolytlösung. Glukoselösung ist im Schock kein Mittel der Wahl, da sie nicht im Intravasalraum bleibt. Sie wird initial beim hypoglykämischen Schock und bei Tieren mit Hyperkaliämie eingesetzt.

8.3 Reanimation bei Atem- und Herzstillstand

- Lagern Sie das Tier möglichst auf der rechten Seite und biegen Sie den Kopf leicht nach hinten.
- Rufen Sie sofort Hilfe herbei, damit Sie intubieren und über einen Ambu-Beutel beatmen können, wenn es die Größe des Tieres zulässt. (Nach der Intubation bietet sich an, das Tier über ein Gerät zur Inhalationsnarkose mit 100% Sauerstoff zu beatmen.)
- Ziehen Sie die Zunge vor oder zur Seite aus dem Maul heraus. Räumen Sie ggf. die Atemwege frei.
- Ziehen Sie die Vordergliedmaßen nach kranial.
- **Hund**: Falls zur Hand, legen Sie ein dünnes Tuch über die Nase des Tieres. Umfassen Sie das Maul mit den Händen und blasen Sie Ihre eigene Ausatemluft in die Nase des Tieres, bis sich der Brustkorb des Patienten sichtbar hebt. Wiederholen Sie dies alle drei Sekunden.
- **Katze, Heimtiere**: Komprimieren Sie mit der flachen Hand ein- oder beidseitig den Brustkorb alle 4 Sekunden. Wenn dies nicht ausreicht gehen Sie wie beim Hund vor (je kleiner das Tier, desto zurückhaltender blasen Sie).
- **Notfallakupunktur**: Sie können am Septum der Nase mit einem Kuli, einer Kanüle o.ä. einen Schmerzreiz setzen, der ein „Luftholen" des Tieres auslösen kann.
- Bei einem gleichzeitigen Herzstillstand müssen Sie die Beatmung mit einer **Herzmassage** kombinieren. Der Druck, der hierbei zum Einsatz kommt, richtet sich nach der Größe des Tieres.
    - Bei einem Hund ab mittlerer Größe legen Sie Ihre beiden Handballen hinter dem Ellbogen des Tieres auf den Thorax auf und drücken etwa im Sekundenrhythmus kurz und kräftig. Prüfen Sie nach einer Minute, ob Sie wieder Atmung bzw. einen Puls haben.
    - Bei kleineren Tieren umfassen Sie den Thorax von ventral und komprimieren ihn mit dem Daumen auf der linken Seite und mit den anderen Fingern auf der rechten Seite.
    - Zusätzlich kann die Gabe von Adrenalin versucht werden. Wenn Sie keine Vene finden, können Sie es in halber Dosierung auch intratracheal geben.

8.4 Offene Fraktur

Jede offene Fraktur ist mit einem mehr oder weniger starken Weichteilschaden verbunden und stark infektionsgefährdet.
- Bevor Sie sich näher mit einer solchen Fraktur beschäftigen, sollte natürlich der Patient stabilisiert werden („life before limb!").
- Decken Sie die äußere Verletzung bis auf weiteres steril ab und verabreichen Sie Analgetika und knochengängige Antibiose, z. B. Carprofen 4,4 mg/kg als Analgetikum, Clindamycin 5,5 mg/kg zur Antibiose.
- Vermeiden Sie unnötige Manipulationen der verletzten Gliedmaße.
- Wenn Sie nicht ohne Narkose röntgen können, unterlassen Sie es, falls Sie den Patienten ohnehin überweisen.
- Notieren Sie für den Kollegen, zu dem Sie überweisen, die Medikamente, die Sie schon gegeben haben. Bleibt der Patient zur weiteren Versorgung in Ihrer Praxis, kann die Wunde vor der OP mit NaCl gespült werden. Vor dem OP-Termin muss das Tier jedoch aus seinem Schock heraus sein.

8.5 Versorgung einer Bissverletzung

Bissverletzungen sind häufige Notfälle und können tückisch sein: Ein harmlos wirkendes Loch kann Eingang zu einer Thoraxverletzung sein, ein großer Riss nicht weiter schlimm. Für den Besitzer, der nach dem Erlebnis einer Beißerei auch oft ein wenig unter Schock steht, ist beides ein Notfall.
- Häufig betroffen sind Kopf und Extremitäten. Versuchen Sie, Biss und Gegenbiss zu finden. Bei spitzen Katzenzähnen, die nur kleine Stichverletzungen setzen können, ist das manchmal nicht einfach. Im Zweifelsfall scheren Sie großzügig, um die Ausdehnung einer Verletzung beurteilen zu können.
- Sondieren Sie vorsichtig, um Traumen an tiefer liegenden Geweben und abgehobene Unterhaut festzustellen, die vielleicht eine umfangreichere Versorgung benötigen.
- Beachten Sie mögliche Schocksymptome und legen Sie ein Tier nicht gleich in Narkose. Eine Wundrevision ist am stabilisierten Patienten auch am nächsten oder übernächsten Tag noch möglich. Bei gravierenden, perforierenden Verletzungen von Thorax oder Abdomen muss natürlich sofort operiert werden.

- Ob und wie die Wunde gespült wird, ist von Praxis zu Praxis unterschiedlich. Lokale Antibiose und H_2O_2 sollten wegen Resistenzentwicklung bzw. Wundheilungsstörungen nicht verwendet werden. Eine Möglichkeit ist Lavaseptlösung.
- Wenn eine Bissverletzung genäht werden muss, ist oft eine Drainage indiziert, um einer Serombildung der kontaminierten Wunde vorzubeugen. Katzen sollten mit einer Drainage nicht ins Freie – sie könnten hängen bleiben.
- Denken Sie immer an die **Schmerzmedikation**.
- Eine Bissverletzung verlangt immer eine systemische **Antibiotikagabe**.
- Sie sollten dem Besitzer auch bei harmlosen Verletzungen unbedingt einen Kontrolltermin für sein Tier anbieten, um den Heilungsverlauf beobachten zu können.
- Wurde der Besitzer beim Versuch, streitende Hunde zu trennen, **selbst gebissen**, weisen Sie ihn unbedingt darauf hin, dass er einen Humanmediziner aufsuchen sollte, um die Verletzungen versorgen und den Tetanusimpfschutz überprüfen zu lassen. Gelegentlich wird in solchen Fällen von den Humanmedizinern eine Bescheinigung verlangt, die Tollwutimpfschutz des Tieres nachweisen soll. Diese können Sie selbstverständlich nur dann ausstellen, wenn Ihnen der Impfpass des Tieres vorgelegen hat. Einem ungeimpften Tier können Sie nur bescheinigen, dass es momentan keine Anzeichen von Tollwut aufweist.

8.6 Verletzungen am Auge

- Wenn ein solcher Notfall telefonisch angekündigt wird, geben Sie den Besitzern die Anweisung, bis zum Eintreffen in der Praxis das Tier am Kratzen zu hindern. Am besten geschieht dies durch eine zweite Person, die während der Fahrt beim Patienten sitzt und aufpasst.
- Möglich ist auch das Anlegen eines schon vorhandenen Halskragens, der in solchen Momenten aber oft nicht auffindbar ist. Bei einem Bulbusvorfall sollte das Auge während der Fahrt mit kühl angefeuchteten Kompressen feucht gehalten werden.
- Bei Verdacht auf einen Fremdkörper im Auge sollte verhindert werden, dass das Tier am Auge reibt.

- Frische Hornhautverletzungen sind praktisch unsichtbar. Eine Untersuchung mit Fluorescin ist fast immer indiziert. Achten Sie auch darauf, dass sich keine Verletzung oder Fremdkörper dem dritten Augenlid (fällt bei schmerzhaften Zuständen gerne vor) oder unter den möglicherweise stark geschwollenen Bindehäuten versteckt. Animieren Sie das Tier durch Fixierung des Kopfes und Bewegungen/Geräusche seitlich zu ihm zu verschiedenen Blickrichtungen.
- Bei sehr schmerzhaften Verletzungen hilft die Applikation von anästhesierenden Augentropfen (stehen meist im Kühlschrank), den krampfhaften Lidschluss zu beseitigen und das Auge beurteilen zu können.
- Wenn Sie die Verletzung nur in Narkose beurteilen bzw. versorgen können, achten Sie v.a. nach Unfällen und Beißereien auf weitere Traumen im Kopfbereich, bevor Sie den Patienten einstufen.

8.7 Fremdkörper- oder Giftaufnahme

Wenn Ihnen ein Tier angekündigt wird, das einen Fremdkörper aufgenommen haben soll, fragen Sie genau nach, ob der Besitzer dies auch beobachtet hat, was genau es war und wie lange die Aufnahme zurück liegt. Bei Verdacht auf Giftaufnahme sollte der Besitzer nach Möglichkeit etwas davon mitbringen.

- Hat das Tier vor weniger als 2 Stunden etwas aufgenommen, können Sie Erbrechen auslösen mit Xylazin (Katze) oder Apomorphin (Hund; 0,08 mg/kg s.c.) Apomorphin wirkt sehr schnell. Eine sinnvolle Applikationsart ist das Einträufeln in den Bindehautsack (0,25 mg).
- Wurden ätzende Substanzen oder spitze Fremdkörper aufgenommen, ist das Auslösen von Erbrechen kontraindiziert.
- Halten Sie Nierenschale o.ä. sowie Handschuhe bereit, um das Erbrochene aufzufangen.
- Sobald der Fremdkörper heraus ist, können Sie durch Spülen der Augen mit NaCl eine weitere Apomorphin-Aufnahme stoppen. Zusätzlich können Sie gegen die Übelkeit MCP verabreichen.
- Liegt die Aufnahme länger als zwei Stunden zurück, klären Sie den Tierbesitzer darüber auf, dass er bei Verschlechterung des Allgemeinbefindens seines Tieres (frisst schlechter, ist schlapp, will sich nicht hochheben lassen oder zeigt andere Symptome von Bauchschmerzen, erbricht,

setzt keinen Kot ab) die Praxis aufsuchen soll, da es zu Komplikationen durch die Fremdkörperaufnahme gekommen sein kann. Auch noch Wochen später auftretendes Erbrechen kann damit im Zusammenhang stehen! Ist der Fremdkörper bekannt und kann man deswegen davon ausgehen, dass er nicht auf natürlichem Wege wieder ausgeschieden wird, muss die chirurgische Entfernung angestrebt werden.
- Gerne empfohlen wird das Verfüttern von Sauerkraut, um Fremdkörper oder Knochenstücke „einzuwickeln". Trotzdem sollten Sie die Besitzer für gewisse Symptome (s.o.) sensibilisieren!
- Metallische Fremdkörper wie z.B. Rouladenspieße, Münzen o.ä., aber auch Steine lassen sich im Röntgen darstellen. Hier ist die Möglichkeit einer frühzeitigen endoskopischen Entfernung nach Darstellung im Magen eine Alternative zur OP.

8.8 Obstruktion der Harnwege

Dies kann besonders beim Kater ein kritischer Notfall sein. Durch Konkremente wird die Urethra verlegt und es kommt zum Rückstau des Urins mit der Gefahr der Urämie. Die Tiere zeigen schmerzhafte Versuche, Harn abzusetzen (Schreien auf der Toilette) und lecken sich im Bereich des Penis.
- Fühlen Sie zunächst die Blase. Wenn sie sehr stark gefüllt ist, müssen Sie unter Umständen zunächst dem Tier mit einer Punktion Erleichterung verschaffen. Bei einer stark vorgeschädigten Blase besteht hier allerdings die Gefahr, dass bei der Punktion ein „Leck" zurückbleibt und eine Peritonitis verursacht.
- Verabreichen Sie Scopolamin (z.B. Buscopan 0,5 mg/kg i.v.).
- Dann versuchen Sie, die obstruierte Harnröhre frei zu spülen.
- Sie benötigen dazu: Lidocainspray plus Gleitgel oder Lidocaingel, Kater-Katheter, NaCl zum Spülen und eine Nierenschale zum Auffangen des Urins. Wichtig ist auch eine gute Lichtquelle.
- Versuchen Sie es zunächst immer ohne Narkose. Es ist erstaunlich, wie gut die meisten Kater dies tolerieren. Wenn Sie sedieren möchten, wählen Sie am besten Diazepam 1 mg/kg.
- Das Tier wird auf dem Rücken gelagert (am besten fixiert durch eine Hilfsperson), der Penis nach kaudodorsal gestreckt und so zwischen den Fingern einer Hand fixiert. Der mit dem Lokalanästhetikum und Gleitgel

benetzte Katheter wird vorsichtig unter drehenden Bewegungen eingeführt und vorgeschoben. Dabei kann versucht werden, den Weg frei zu spülen, indem mit einer auf den Katheter gesetzten Spritze Flüssigkeit eingebracht wird. Es gibt zu diesem Zweck spezielle ansäuernde Lösungen, die aber die ohnehin gereizte Harnröhrenschleimhaut noch mehr schädigen können.
- Gelingt es Ihnen, die Urethra wieder durchgängig zu machen, wird der Katheter belassen (festnähen, Halskragen) und weiter gespült.
- Je nach Praxisregime werden Sie unterschiedlich lange Spülversuche unternehmen. Zwischen „mit viel Geduld kriegt man jede Harnröhre frei" bis „dieses Stochern versaut mir das OP-Gebiet für die Penisamputation" existieren viele Meinungen.
- Auf jeden Fall sollten Sie Blut abnehmen, um die Nierenwerte zu bestimmen. Fast immer besteht eine postrenale Urämie, die durch Infusionen behandelt werden sollte. Am besten verwenden Sie wegen der gleichzeitig bestehenden Hyperkaliämie Glukose.

8.9 Magendrehung

Vor allem Hunde großer Rassen sind potenziell gefährdet für eine Magendrehung (Volvulus). Eine geplünderte Futtertonne oder Herumtoben direkt nach einer Mahlzeit sind begünstigende Faktoren, aber auch das Drehen narkotisierter Tiere über den Rücken. Die Besitzer beobachten Speicheln, Erbrechen oder den Versuch dazu sowie Unruhe und ein Aufgasen des Abdomens („Der Bauch ist plötzlich so dick"). Hier ist schnelles Handeln gefragt, denn bei einer Magendrehung handelt es sich immer um einen Notfall! Durch die Dilatation des Magens kommt es zu massiven Schocksymptomen, die Prognose wird schlechter, je länger dieser Zustand besteht. Der Verdacht sollte bereits am Telefon entstehen. Wenn man dann nicht selbst operieren kann, wird das Tier unverzüglich zum Spezialisten überwiesen. Halten Sie die Telefonnummer stets griffbereit, denn es zählt jede Minute.
- Die Diagnose kann durch eine rechts anliegende seitliche Röntgenaufnahme gesichert werden, auf der sich der Magen als große Gasblase darstellt.
- Zunächst sollten Sie versuchen, eine Magenschlundsonde zu schieben.

Wenn Sie damit den Magen abgasen können, gewinnen Sie Zeit. Können Sie die Sonde nicht bis in den Magen vorschieben (Länge vorher außen am Tier abschätzen), ist die Cardia durch eine wahrscheinlich bereits vollständige Magendrehung nicht mehr passierbar und eine OP meist unumgänglich.

- Sie sollten dann sofort eine Dekompression von außen vornehmen, indem Sie eine möglichst großlumige Kanüle (rosa) oder einen Trokar einführen. Stechen Sie auf der linken Seite kaudal der letzten Rippe im oberen Drittel der seitlichen Bauchwand beherzt ein. Oft lässt sich danach doch noch die Magensonde vorschieben. Halten Sie einen Eimer bereit, um größere Mengen Flüssigkeit oder Futterbrei aus der Sonde aufzufangen.
- Wichtig ist die **Schockbehandlung**: Legen Sie mindestens einen venösen Zugang und beginnen Sie sofort mit der Infusion. Verabreichen Sie Methylprednisolon (z.B. Medrate solubile) und ggf. gegen Herzrhythmusstörungen Lidocain, jedoch nur unter EKG-Kontrolle. Lidocain ist zwar ein sicheres Antiarrhythmikum, doch flutet es rasch wieder ab und müsste somit als Dauerinfusion verabreicht werden: 2–4 mg/kg über 2 min (!) i.v. Günstiger ist der Ca-Antagonist Verapamil: 3 x tgl 0,1 mg/kg i.v. oder 3 x tgl. 0,5–1 mg/kg oral.
- Wenn Sie eine erforderliche OP nicht selbst durchführen, melden Sie das Tier möglichst schnell beim Kollegen an und geben Sie den Besitzern eine schriftliche Anfahrtsbeschreibung bzw. geben Sie Ihnen die Möglichkeit, den Weg telefonisch zu erfragen und mitzuschreiben.
- Wenn Sie auf Verstärkung durch Kollegen warten, bereiten Sie alles für die OP vor und scheren Sie den Bauch, während Sie infundieren.
- Nach überstandener OP ist die wichtigste Nachsorge die Überwachung des Herz-Kreislauf-Systems, da Rhythmusstörungen bis zu 72 Std. nach der OP auftreten können (EKG). Die Tiere sollten je nach Praxisregime nach 1–2 Tagen „löffelweise" angefüttert und die Besitzer über die zukünftige Fütterung von 3–5 kleinen Portionen/Tag aufgeklärt werden.
- **Besonderheiten**: Ebenfalls ein Notfall ist unstillbares Erbrechen bzw. anhaltender Durchfall. Beim erwachsenen Tier sollte nach einem Tag Fasten eine normale Magen-Darm-Passage wiederhergestellt sein. Ein Welpe muss innerhalb von 24 Stunden behandelt werden, da Jungtiere extrem schnell austrocknen. Jede Praxis hat „ihr" Diätrezept (oft gekochter Reis mit Huhn oder Quark), zu dem den Patientenbesitzern geraten

wird. Reicht die Futterumstellung nicht aus oder bei bereits ausgetrockneten und im Allgemeinbefinden gestörten Patienten, nehmen Sie das Tier stationär auf und legen eine Infusion an. Allgemein: Prifiniumbromid (z.B. Prifidiar; Hund: 0,75–0,94 mg/kg = 1 ml/8–10 kg; Katze: 1,25 mg/kg = 1 ml/6 kg); bei Erbrechen MCP 0,2–0,5 mg/kg. Denken Sie bei unstillbarem Erbrechen an mögliche Fremdkörper und bei massiven (Jungtier-)Durchfällen an virale Ursachen wie Parvoviren.

8.10 Akutes Abdomen beim Kleinsäuger

Besonders Kaninchen und Meerschweinchen neigen zu Verdauungsstörungen, die oft durch Fehlernährung hervorgerufen werden. Bei diesen Tieren entsteht sehr schnell ein Teufelskreis: Sie haben Bauchschmerzen und fressen nicht. Da aber Transport im Verdauungstrakt nur stattfindet, wenn neue Futterportionen aus dem Magen weiter geschoben werden, entgleist die ohnehin empfindliche Darmflora völlig und es kann zur Aufgasung kommen. Dies belastet zusätzlich den Kreislauf. Kleinsäuger, die seit einem Tag nichts fressen, sind ein Notfall!

- Verabreichen Sie besser Metamizol (z.B. Novalgin) statt Scopolamin (z.B. Buscopan), um die Darmfunktion nicht ganz zum Erliegen zu bringen.
- Bei aufgeblähtem Abdomen ist die Gabe von Silibon oder Saab Simplex sinnvoll.
- Beim gleichzeitigen Vorliegen von Durchfall sollten Sie den Kot auf Kokzidien untersuchen bzw. Sulfonamide verabreichen.
- Verordnen Sie niemals Penicilline beim Meerschweinchen und beim Kaninchen nur nach strenger Indikation (Syphilis, osteolytischer Prozess im Kiefer).
- Kontrollieren Sie, ob die Zähne als Ursache für eine Verdauungsstörung infrage kommen (betroffene Tiere haben oft Speichelspuren an Kinn, Brust und Vorderpfoten).
- Die Besitzer können durch Warmhalten des Tieres, sanfte Bauchmassage und eventuelle Zwangsfütterung zur Genesung beitragen.
- Auch Probleme im Harntrakt (z.B. Blasenstein) können das Vorliegen einer Magen-Darm-Kolik vortäuschen.

8.11 Pneumothorax

Zu dieser Luftansammlung in der Brusthöhle kommt es meist nach Verkehrsunfällen oder Bissverletzungen (großer Hund gegen kleinen). Ein Spannungspneumothorax entsteht durch eine Verbindung zwischen Außenluft und Pleuraspalt. Diese kann über die Brustwand (offener Spannungspneumothorax) oder über einen Riss in der Lunge (geschlossener Spannungspneumothorax) zu Stande kommen und lässt einen lebensgefährlichen Überdruck in der Brusthöhle entstehen. Die Tiere zeigen eine hochgradige Dyspnoe, beim Röntgen fällt ein vom Sternum abgehobenes Herz auf (sehr vorsichtig röntgen, Stress verschlimmert die Atemnot!). Leichtere Formen heilen ohne Therapie, das Tier sollte allerdings unter Beobachtung bleiben und bei Verschlechterung der Atmung sofort vorgestellt werden. Bei hochgradiger Atemnot führen Sie eine **Thorakozentese** durch.

- Sie benötigen dazu eine 10-ml-Spritze mit aufgesetzter gelber Kanüle, Desinfektionslösung und Tupfer.
- Der Patient wird in Brustlage gehalten.
- Zählen Sie vom Rippenbogen ausgehend den 7. und 8. Interkostalraum ab. Scheren und desinfizieren Sie dort auf jeder Seite.
- Führen Sie die Kanüle zunächst senkrecht relativ weit ventral im 7. oder 8. ICR ein, bis die Spitze durch die Haut gedrungen ist. Dann drehen Sie vorsichtig nach kaudal und schieben sie langsam vor.
- Beim Aspirieren (muss leicht gehen) füllt sich die Spritze mit Luft. Wenn Sie einen Drei-Wege-Hahn an den Schlauch angeschlossen haben, können Sie die Spritze immer wieder füllen und entleeren, wobei Sie zwischenzeitlich den Hahn schließen. So bauen Sie wieder einen neuen Unterdruck auf.
- Fassen Sie beim zügigen Herausziehen die Kanüle am Konus an, die Spritze bleibt aufgesetzt. Halten Sie einen Tupfer mit Druck auf die Austrittsstelle.

Dadurch, dass die kollabierte Lunge sich nun wieder aufrichten kann, bekommt der Patient deutlich besser Luft und ist stabil genug für die Überweisung (Thoraxdrainage bzw. OP). In manchen Fällen reicht auch das einmalige Aspirieren der Luft aus der Brusthöhle, und durch Verklebung der Pleura kommt es zu keinem weiteren Pneumothorax.

Sonderfall: Atemnot beim Vogel

Wenn Sie ein gestresstes oder geschwächtes Tier aus dem Käfig fangen müssen, weisen Sie die Besitzer vorher darauf hin, dass sich der Zustand durch weitere Aufregung verschlimmern kann.

- Legen Sie alles zurecht, was Sie nach der Anamnese voraussichtlich brauchen, um die Untersuchung möglichst kurz zu halten, sowie eventuell aufgezogene Medikamente.
- Brechen Sie lieber ab, falls das Tier sich zu stark aufregt. Achten Sie unbedingt auf sachgemäßes Handling. Die meisten Zwischenfälle während der Behandlung entstehen durch zu starken Druck auf Brustbein und Bauchorgane des Vogels. Vor allem bei Papageienvögeln empfiehlt es sich, sie direkt nach dem Zurücksetzen in den Käfig mit zimmerwarmem Wasser aus einer bereitgestellten Blumenspritze zu besprühen.
- Kritische Patienten sollten für einige Zeit in einen kühlen, dunklen Raum verbracht werden.

8.12 Fehlbedeckung

- Wenn Ihnen eine Fehlbedeckung angekündigt wird, fragen Sie zunächst, ob die Hündin tatsächlich läufig ist (evtl. hilft ein Abstrich, um den Zyklusstand zu bestimmen), ob ein intakter Rüde gedeckt hat (nicht immer bekannt, lässt sich aber manchmal durch einen Anruf klären) und wie lange der Deckakt gedauert hat (wenn es nicht zum „Hängen" kam, ist ein erfolgreicher Deckakt unwahrscheinlich).
- Klären Sie dann die Besitzer über die Vor- und Nachteile der verschiedenen Möglichkeiten auf. Am sichersten ist eine Östrogenbehandlung zur Nidationsverhütung an Tag 3, 5 und 7 nach der Bedeckung, birgt aber auch die meisten Risiken (Endometritis, Gerinnungsstörungen). Alternativ kann 2-mal im Abstand von 24 Stunden das ungefährlichere Alizin eingesetzt werden, das allerdings deutlich teurer ist.
- Sinnvoll ist eine Ultraschalluntersuchung ab Tag 25 post copulationem. Wenn Sie zu diesem Zeitpunkt Welpen sehen, die Tierbesitzer aber keinen Nachwuchs möchten, kann ein Abort mit Alizin ausgelöst werden.
- Eine Kastration ist sicher eine gute Alternative, die Sie mit den Besitzern frühzeitig diskutieren sollten.

8.13 Geburtshilfe

Am besten bespricht man v.a. mit unerfahrenen Züchtern den normalen Geburtsablauf und mögliche Komplikationen schon vor dem Wurftermin. Aber: Je weniger die Hunde- oder Katzenmutter durch einen aufgeregten Besitzer gestört wird, desto besser.
Im Idealfall existiert zu diesem Thema in der Praxis ein Merkblatt.

Beim Patientenbesitzer

- Bei der Hündin sollte der Tierbesitzer etwa eine Woche vor dem errechneten Geburtstermin damit beginnen, zweimal täglich möglichst etwa zur gleichen Zeit Temperatur zu messen. So lässt sich der Geburtszeitpunkt gut eingrenzen. Die Körpertemperatur beträgt um diese Zeit etwa 38 °C. Sie fällt 12–24 Stunden vor der Geburt um 1 °C und steigt mit Beginn der Wehen wieder auf normale bis subfebrile Temperaturen. Die Hündin sollte dann aber nicht mehr durch dauerndes Fiebermessen gestört werden.
- In der Vorbereitung sollte das Tier an den Ort gewöhnt werden, wo es die Jungen zur Welt bringen soll. Es kann zum Sistieren des Geburtsvorgangs kommen, wenn das Muttertier währenddessen plötzlich in eine Wurfkiste umgesiedelt wird. Katzen lassen sich den Ort nur ungern vorschreiben, können aber auch an einen ruhigen, behaglichen Platz gewöhnt werden.
- In der Öffnungsphase sind viele Hündinnen unruhig. Sie sollten aber auf keinen Fall zu sehr „beruhigt" oder gar zum Tierarzt gefahren werden, um keine Geburtsstockung zu riskieren. Die Welpen werden abwechselnd aus beiden Uterushörnern ausgestoßen, die Nachgeburten folgen nach maximal 15 min.
- Das Öffnen der Fruchthüllen und das Abnabeln übernimmt die Hündin, es darf aber mit Pean-Klemmen oder Faden „nachgeholfen" werden. Zwischen dem Ausstoß der einzelnen Welpen vergehen ca. 30 min. Es können aber auch 2 Stunden und mehr sein. Alarmierend ist, wenn die Hündin keine Wehen hat oder mehr als 30 min presst, ohne dass ein Welpe geboren wird.
- Alle Welpen sollten binnen 12 Stunden geboren sein, spätestens nach 24 Stunden muss die Geburt abgeschlossen sein. Pausen zwischen den einzelnen Welpen dauern etwa 30 Minuten, maximal 4 Stunden. In Aus-

nahmefällen können zwischen dem vorletzten und dem letzten Welpen auch schon einmal 12 Stunden liegen, besonders wenn die Hündin zweimal belegt wurde. Bestehen Zweifel darüber, ob alle Welpen geboren wurden, kann ein Röntgenbild angefertigt werden oder eine sonographische Untersuchung erfolgen.

In der Praxis

- Oft werden Hündinnen vorgestellt, die angeblich übertragen. Rechnen Sie immer den Geburtstermin ausgehend vom Bedeckungstermin noch einmal nach, bis zum 69. Tag muss nicht eingegriffen werden, sofern die Welpen leben. Sichern Sie das Bestehen einer Trächtigkeit sonographisch ab, bei Verdacht auf Einfruchtigkeit fertigen Sie auch ein Röntgenbild an.
- Geben Sie auf keinen Fall dem Besitzer Oxytocin mit nach Hause! Dieses Medikament sollte zum Schutz von Hündin und Welpen nur durch den Tierarzt und nach strenger Indikation angewendet werden. Vor dem Einsatz von Oxytocin muss durch geburtshilfliche Untersuchung und Röntgen das Vorliegen von Geburtshindernissen ausgeschlossen werden. Die Hündin darf nicht entkräftet sein. Die Zervix muss vollständig eröffnet sein. Trifft dies zu, werden pro Tier initial 0,25 bis 1 IE Oxytocin verabreicht. Nach 30 min kann die Gabe wiederholt werden. Kombinieren Sie die Injektion nach Möglichkeit mit einem Uterusrelaxans (z. B. Monzal, je nach Gewicht 0,25–1 ml) und geben Sie der Hündin Kalzium-Frubiase-Lösung oral. Sollte die Geburt danach nicht in Gang kommen, müssen Sie einen Kaiserschnitt vornehmen.
- Halten Sie genügend Personal für die Welpenversorgung bereit (Atemwege befreien usw.). Zur Not wird auch der Besitzer hinzugezogen.
- Verzichten Sie auf Klebespray für das Abdecktuch. Es stört später die Welpen beim Saugen.

9 Formalien zum Berufsstart

Spätestens wenn Sie die letzte Prüfung des 3. Staatsexamens hinter sich gebracht haben, werden Sie sich über Ihre zukünftige Tätigkeit als Tierärztin oder Tierarzt Gedanken machen. Idealerweise haben Sie sich schon im Studium in gewisser Weise spezialisiert, indem Sie sich durch Ihre Wahl freiwilliger oder zusätzlicher Veranstaltungen und die Art und Dauer der Praktika einer Tierart oder einem Tätigkeitsfeld besonders gewidmet haben. Wenn Sie dieses Buch gekauft haben, sind Sie wahrscheinlich weder an einer Vollzeit-Doktorarbeit noch an der Tätigkeit in einer Großtierpraxis interessiert, sondern möchten in der Kleintierpraxis arbeiten. In dieser Sparte sind die Stellen eher knapp. Sie sollten also wissen, wo Sie suchen müssen, um das zu bekommen, was Sie wollen.

Bevor Sie loslegen, müssen Sie einige Unterlagen beisammen haben.

9.1 Unterlagen

Für Ihre Approbation, die Sie beim Regierungspräsidium (RP) ihres Studienortes bekommen, benötigen Sie ein polizeiliches Führungszeugnis und ein ärztliches Attest.

- Das **Führungszeugnis** beantragen Sie bei der Stadtverwaltung Ihres Wohnsitzes. Es wird dann direkt an das RP weitergeleitet, ohne dass Sie es zu sehen bekommen.
- Das **ärztliche Attest** stellt Ihnen jede Arztpraxis aus. Fragen Sie vorher, ob Sie für die Untersuchung einen Termin benötigen. Denken Sie an Ihre Versichertenkarte und achten Sie darauf, dass auf dem Attest Ihr Name richtig geschrieben wurde und die Adresse mit der Ihres Wohnsitzes übereinstimmt. Fragen Sie evtl. auch nach den Kosten für ein Attest, die je nach Praxis sehr unterschiedlich ausfallen können.
- Alle **Gebühren**, die Ihnen im Zusammenhang mit Ihrem Studienabschluss entstehen, können Sie bei der nächsten Steuererklärung geltend machen. Bewahren Sie deshalb alle Quittungen gut auf.
- Die **Approbationsurkunde** wird Ihnen entweder zugeschickt oder kann abgeholt werden. Am besten lassen Sie sich direkt mehrere beglaubigte Kopien ausstellen, die Sie für Kammeranmeldungen oder Weiterbil-

dungseinrichtungen brauchen werden. Wenn Sie zu einem späteren Zeitpunkt Kopien benötigen, können Sie das Original bei Stadtverwaltungen oder Pfarrämtern vorlegen und dort beglaubigen lassen.
- Sobald Sie Ihre Approbation erhalten haben, sind Sie offiziell Freiberufler und zur Mitgliedschaft in der **Tierärztekammer** verpflichtet. Die Kammer können Sie nicht frei wählen. Sie richtet sich nach dem Bundesland, in dem Sie als Tierarzt tätig sind. Wenn Sie nicht berufstätig sind, entscheidet der erste Wohnsitz. Jede Änderung Ihres Wohnsitzes oder Ihrer Berufsausübung müssen Sie der Kammer innerhalb von 4 Wochen mitteilen.
- Jede Kammer hat ihre eigenen Vorschriften z. B. zur Fachtierarztausbildung. Wenn Sie an einem **Fachtierarzttitel** oder einer **Zusatzbezeichnung** interessiert sind, können Sie sich vorab bei der für Sie zuständigen Landestierärztekammer über die Bedingungen informieren (oft auch im Internet). In der Regel können Sie sich nur dann für einen Fachtierarzt qualifizieren, wenn Ihr Arbeitgeber eine Weiterbildungsermächtigung hat. Dies sollten Sie bei der Stellensuche berücksichtigen.
- Die Höhe des **Kammerbeitrags**, den Sie einmal jährlich zu zahlen haben, wird Ihnen bei Ihrer Anmeldung mitgeteilt. Im Beitrag enthalten ist der monatliche Bezug des Deutschen Tierärzteblattes („Grüner Heinrich"), in dem Sie Wichtiges zur Berufspolitik sowie Fortbildungstermine und Stellenanzeigen finden.
- Sie haben die Möglichkeit, sich bei der Kammer gegen eine geringe Gebühr und Einsendung von zwei Passbildern einen **Tierarztausweis** ausstellen zu lassen, mit dem Sie europaweit für ihre eigenen Tiere in geringen Mengen in jeder Apotheke rezeptpflichtige Medikamente kaufen können.
- Mit der Zugehörigkeit zu einer Landestierärztekammer werden Sie Pflichtmitglied im dazu gehörigen Versorgungswerk. Der **Beitrag** richtet sich nach Ihrem Verdienst und wird jeden Monat anteilig von Arbeitgeber und Arbeitnehmer geleistet. Die Versorgungswerke können eine freiwillige Höherzahlung akzeptieren, müssen es aber nicht. Mit der Mitgliedschaft bei einem berufständischen Versorgungswerk sind Sie nicht mehr verpflichtet, Beiträge an die staatliche Rentenkasse (Bundesversicherungsanstalt für Angestellte, BfA) abzuführen. Sie lassen sich – wie die meisten Tierärzte – entweder von Ihrem Versorgungswerk von der BfA befreien oder bleiben dort zusätzlich freiwillig versichert. Dann

bekämen Sie später Rente sowohl vom Versorgungswerk als auch aus der staatlichen Rentenkasse. Wenn Sie vor dem Studium z.B. bei einer Ausbildung bereits in die BfA eingezahlt haben, sollten Sie sich am besten bei einem persönlichen Gespräch in einer Zweigstelle (in vielen größeren Städten) beraten lassen, was mit diesem Geld geschehen soll. Es gibt die Möglichkeit eines Übertrags an Ihr Versorgungswerk oder Sie lassen sich das Geld zurückerstatten.

- Seit 1.1.2005 müssen Sie bei jedem **Umzug in ein anderes Bundesland** auch das Versorgungswerk wechseln, wenn Sie weniger als 5 Jahre dort eingezahlt haben. Ihre eingezahlten Beiträge werden dann jeweils übertragen.
- Für alle Formulare im Zusammenhang mit Ihrer Altersvorsorge benötigen Sie eine **Sozialversicherungsnummer.** Diese haben Sie entweder durch Angestelltenverhältnisse vor oder während des Studiums von der BfA erhalten oder bekommen Sie mit Aufnahme Ihrer Berufsaustätigkeit als Tierarzt durch das Versorgungswerk.
- Sollten Sie nach einer angestellten Tätigkeit **arbeitslos** gemeldet sein, können Sie sich in den meisten Bundesländern vom Kammerbeitrag zumindest teilweise befreien lassen, die Beiträge für das Versorgungswerk übernimmt das Arbeitsamt. Auch wenn Sie noch nie berufstätig waren, können Sie sich beim Arbeitsamt arbeitsuchend melden. Sie erhalten dann zwar keine Leistungen, haben aber die Möglichkeit, Kosten für Bewerbungsunterlagen und Fahrten zu Vorstellungsgesprächen erstattet zu bekommen. Sie müssen dies allerdings im Voraus bei Ihrem zuständigen Sachbearbeiter beantragen, rückwirkend ist eine Erstattung in der Regel nicht möglich! Außerdem ist es möglich, zu vergünstigten Beiträgen an Fortbildungsveranstaltungen teilzunehmen.

9.2 Stellensuche

Offene Stellen werden hauptsächlich in Fachzeitschriften (beispielsweise „Vet Impulse", dort Inserate gegen Spende möglich, Adresse für Abonnement unter vetimpulse.de) und immer mehr auch im Internet angeboten. Weitere Web-Adressen:
- vetcontact.com/de/,
- Vet-informer.de,
- Vetion.de.

9.2 Stellensuche

- Tiermedizin.de ist ein Forum für Tierärzte. Man muss sich anmelden und seine Approbationsurkunde faxen, bevor man daran teilnehmen kann. Sie haben hier auch eine gute Möglichkeit sich vorzustellen und eventuell ein Jobgesuch aufzugeben. Außerdem werden immer wieder sehr interessante Themen und Fälle in diesem Forum besprochen.
- Sie können sowohl Angebote nachlesen als auch selbst ein Gesuch veröffentlichen. Vorsicht bei Chiffre-Anzeigen ohne nähere Ortsangabe: Oft werden Sie Ihre Unterlagen nicht wiederbekommen. Sie sollten zunächst nur eine Kurzbewerbung mit Bitte um Bekanntgabe des genauen Arbeitsortes verschicken und bei Bedarf die kompletten Unterlagen nachreichen.
- Generell sollten Sie von „blinden" Bewerbungen mit vollständiger Mappe absehen. Werden Sie nur initiativ, wenn Sie vorher bei einer telefonischen Anfrage ermittelt haben, ob in dieser Praxis überhaupt Einstellungsbedarf besteht. Wenn Sie darum gebeten werden, Unterlagen einzureichen, können Sie dies je nach Entfernung auch persönlich tun.
- Sehr wichtig ist Mundpropaganda: Erzählen Sie, dass Sie eine Stelle suchen, werden Sie dabei möglichst konkret (Ort, Praxisform usw.) Fragen Sie bei ehemaligen Praktikumsgebern nach, ob dort jemand bekannt ist, der eine Stelle zu besetzen hat. Lassen Sie sich, wenn Sie es noch nicht getan haben, von Ihren Praktikums- oder Hospitanzstellen ein Zeugnis ausstellen oder bitten Sie um die Möglichkeit, die Praxis als Referenzadresse anzugeben, bei der ein potenzieller Arbeitgeber anrufen darf.
- Nehmen Sie auf größere Fortbildungsveranstaltungen ein vorbereitetes Stellengesuch mit, oft gibt es Pinnwände zum Aufhängen (beim Tagungsbüro nachfragen).
- Klappern Sie, wenn Sie noch vor Ort sind, die Schwarzen Bretter Ihres Fachbereichs an der Universität ab und hängen Sie dort evtl. selbst etwas aus. Bei der Gelegenheit können Sie auch noch der Fachschaft einen Besuch abstatten, dort gibt es in manchen Städten sog. „schwarze Listen" mit Arbeitgebern, die wenig zu empfehlen sind und bei denen Sie sich sehr gut überlegen sollten, ob Sie dort tätig werden möchten.
- Es ist generell zu empfehlen, mit Kollegen Rücksprache zu halten, ob der potenzielle Arbeitgeber einen bestimmten Ruf hat. Jeder Arbeitsplatzwechsel und Umzug ist für Sie mit Kosten und Aufwand verbunden, es ist deshalb nicht ratsam, bei einem „Durchlauferhitzer" anzuheuern, bei dem kaum einer Ihrer Kollegen länger als drei Monate angestellt war.

Natürlich dürfen und sollen Sie sich Ihr eigenes Bild machen, aber ein gewisses Misstrauen ist sicher angebracht. Wer sehr regelmäßig inseriert, expandiert nicht unermesslich, sondern hat eine hohe Fluktuation der Mitarbeiter.

9.3 Bewerbungsgespräch

- Wenn Sie eine Einladung zu einem Vorstellungsgespräch erhalten haben, ist ein wichtiger Schritt geschafft. (In der Tierarztpraxis ist heute immer noch oft ein „Probearbeiten" üblich, für das Sie einen ganzen Tag einplanen sollten. Fragen Sie nicht nur, wann Sie erscheinen sollen, sondern auch wie viel Zeit Sie mitbringen müssen.)
- Sie werden mit Sicherheit gefragt werden, „was Sie schon können", damit sind in der Regel Routineeingriffe wie z. B. die Katzenkastration gemeint. Wenn Sie hier praktische Erfahrung vorweisen können, werden Sie damit punkten. Wenn nicht, seien Sie ehrlich – es kann Ihnen durchaus passieren, dass Sie im nächsten Schritt ein narkotisiertes Tier präsentiert bekommen, an dem Sie Ihr Können beweisen sollen! Signalisieren Sie bei mangelnder praktischer Erfahrung, dass Sie die Bereitschaft haben, sich besonders zu engagieren, um fehlendes Know-how zu erwerben oder machen Sie auf andere Qualifikationen aufmerksam. Wenn Sie etwa in einer internistischen Abteilung hospitiert haben, wurden dort natürlich keine OPs durchgeführt, dafür haben Sie sich aber viel diagnostisches Wissen angeeignet und können idealerweise „im Schlaf" Blut abnehmen. Wenn Sie in Ihrem Praktikum nicht selbst operieren durften, aber häufig zugesehen haben und z. B. die Narkose überwachen konnten, erwähnen Sie das.
- Weitere Fragen Ihres potenziellen Arbeitgebers werden sein, wie langfristig Ihr Interesse an der Stelle ist und wie es mit der Familienplanung aussieht. Sie sollten sich vorher Antworten überlegen und dabei ruhig auf einschlägige Bewerbungsratgeber (Buchtipp: Hesse/Schrader: Das Bewerbungshandbuch; Eichborn) zurückgreifen. In solchen Büchern erfahren Sie auch, welche Fragen nicht zulässig sind und daher nicht wahrheitsgemäß beantwortet werden müssen.
- Sie sollten sich auch überlegen, welche Fragen Sie an Ihren zukünftigen Arbeitgeber haben. Was möchten Sie lernen, was möchten Sie weiterent-

wickeln? Wird Fortbildung unterstützt? Gibt es extra Fortbildungsurlaub? Was ist Ihnen wichtig (z.B. bestimmter Umgang mit Kunden und Tieren, Ausstattung der Praxis, Arbeitszeiten)? Wenn Sie z.B. stark an Sonographie interessiert sind und sich in diesem Bereich schon fortgebildet haben, werden Sie kaum in einer Praxis glücklich werden, die kein Ultraschallgerät besitzt. Oder aber Sie schaffen es, das Interesse des Arbeitgebers an dieser Methode zu wecken und die Sonographie langfristig in der Praxis zu etablieren – dann profitieren beide Seiten.
- Achten Sie auch darauf, wie Sie mit dem Praxisteam harmonieren, im Idealfall werden Sie einige Zeit gemeinsam verbringen…Wenn Sie anwesende Kollegen zu Arbeitsklima und Arbeitszeiten befragen, werden Sie wahrscheinlich nicht ganz unbefangene Antworten bekommen. Versuchen Sie, zwischen den Zeilen zu lesen und seien Sie sensibel für den Umgang des Teams miteinander und vor allem für den Ton zwischen Chef und angestellten Tierarzthelferinnen und Tierärzten.
- In den meisten anderen Branchen ist es üblich, dem zum Gespräch eingeladenen Bewerber die Fahrtkosten zu erstatten. Viele Tierärzte sind da wenig aufgeschlossen. Sie können natürlich vor Antritt der Fahrt nachfragen, ob eine Kostenübernahme möglich ist, werden sich aber damit nicht gerade beliebt machen. Bleibt nur, sich zumindest mit Datum bestätigen zu lassen, dass Sie vor Ort gewesen sind und die entstandenen Kosten bei der Steuererklärung anzugeben. Bereiten Sie dazu ein entsprechendes Schreiben zuhause am PC vor und nehmen Sie den Ausdruck mit zum Vorstellungsgespräch. Wenn Sie arbeitssuchend gemeldet sind, besteht die Möglichkeit der Kostenübernahme durch das Arbeitsamt (siehe oben).

9.4 Arbeitsvertrag

Wenn Sie eine Zusage erhalten, bestehen Sie auf einen schriftlichen Arbeitsvertrag. Eine mündliche Abmachung ist zwar auch ein Vertrag, im Falle einer Streitigkeit werden Sie aber sehr viel bessere Karten mit einer schriftlichen Form haben. Es gibt Musterverträge vom Berufsverband praktizierender Tierärzte (BPT), die nach eigenen Bedürfnissen modifiziert werden können. Auch einige Kammern bieten Musterverträge an, die aber veraltet und deshalb nicht uneingeschränkt zu empfehlen sind.

- Im Vertrag wird die Vergütung geregelt, auch für diesen Punkt gibt es eine Empfehlung der Bundestierärztekammer. Danach sollten Sie derzeit für Vollzeitbeschäftigung als Tierarzt ohne Berufserfahrung in Anlehnung an den BAT 2a 2560 € erhalten. Als unlauter gilt jedoch erst ein Lohn unter 1534 € brutto. Sie haben nur dann einen Anspruch auf Weihnachts- und/oder Urlaubsgeld, wenn es in Ihrem Vertrag vereinbart ist. Unter bestimmten Umständen (vorzeitige Beendigung des Arbeitsverhältnisses) müssen Sie diese Sonderzahlungen genau wie besonders kostenintensive Fortbildungen, die vom Arbeitgeber übernommen wurden, zurückerstatten.
- Ein weiterer Vertragspunkt ist die Anzahl der Urlaubstage. Gesetzlich vorgeschrieben sind mindestens 24 Werktage (das sind alle Tage außer Sonn- und Feiertagen). Eine gute und durchaus übliche Möglichkeit, hier etwas „aufzustocken", ist die zusätzliche Aufnahme von Fortbildungstagen in den Arbeitsvertrag.
- Auch die Wochenarbeitszeit sollte vertraglich geregelt werden. Per Gesetz dürfen 48 Stunden pro Woche nicht überschritten werden. Was darüber hinaus geht, muss finanziell oder durch Freizeit ausgeglichen werden. In der Realität sieht das wirklich oft anders aus! Im Moment wird, angeregt durch die Situation in der Humanmedizin, heftig diskutiert, ob es gerechtfertigt ist, bei Nacht- und Notdiensten nur die Zeit zu vergüten, die tatsächlich gearbeitet wurde und nicht auch die Zeit der Rufbereitschaft. Machen Sie sich Gedanken, welche Regelungen für Sie akzeptabel sind und holen Sie evtl. den aktuellen Stand der Rechtslage beim BPT ein.
- Üblicherweise wird eine Probezeit von 3–6 Monaten vereinbart. Danach sollte das Arbeitsverhältnis in ein unbefristetes übergehen, denn nur dann sind Sie als Frau im Falle einer Schwangerschaft vor Kündigung geschützt. Befristete Arbeitsverhältnisse werden für ein Jahr vereinbart und können danach noch einmal wieder für ein Jahr befristet verlängert werden. Danach tritt automatisch ein unbefristetes Verhältnis ein.
- Nach der Probezeit wird oft auch die Vergütung neu verhandelt. Wenn Ihnen deutliche Verbesserungen nach der Probezeit versprochen werden, sollte dies im Arbeitsvertrag fixiert werden, etwa „Vergütung ab dem … x € pro Monat, nach der Probezeit von 3 Monaten y €".
- Falls Sie mit Ihrem eigenen Fahrzeug z. B. Hausbesuche durchführen sollen (wozu Sie nur verpflichtet sind, wenn Sie es in den Arbeitsvertrag aufnehmen, ansonsten muss für diesen Zweck ein Fahrzeug gestellt werden),

sollte die Kilometervergütung ebenfalls im Arbeitsvertrag festgehalten werden.
- Auf gar keinen Fall sollten Sie sich darauf einlassen, „zur besseren Einarbeitung" für Wochen oder gar Monate ohne Vertrag und ohne Bezahlung zu arbeiten, getarnt als „Hospitanz". Wenn Sie eine Stelle annehmen, muss das für beide Seiten vom ersten Tag an verbindlich sein! Mit einer unbezahlten Arbeit in noch dazu unklarer Versicherungssituation verderben Sie den Arbeitsmarkt für sich und andere. Sie erwerben in dieser Zeit keinerlei Anspruch auf Arbeitslosengeld, verlieren wertvolle Zeit für Ihre Altersvorsorge und leisten nicht einmal eine offizielle Probezeit ab. „Einarbeitung" beginnt mit dem ersten Tag des Beschäftigungsverhältnisses, das ist in allen anderen Branchen so und Sie sollten nicht dazu beitragen, dass ausgerechnet die Tiermedizin hier einen fragwürdigen Sonderstatus beansprucht.

9.5 Freie Mitarbeit

Gut überlegen sollten Sie auch, ob eine Tätigkeit als „freier Mitarbeiter" für Sie eine Alternative darstellt. In diesem Fall zahlen Sie alle Sozialabgaben (Renten-, Kranken- und Pflegeversicherung inkl. Zuschläge) zu 100% selbst, während sie bei einem Angestelltenverhältnis zur Hälfte vom Arbeitgeber getragen werden. Sie sind als freier Mitarbeiter normalerweise auch nicht über die Praxis in der Berufshaftpflicht, müssen sich also selbst gegen mögliche Ansprüche versichern. Es gibt bei diesem Status keine Möglichkeit, sich gegen Arbeitslosigkeit abzusichern. Zudem müssen Sie Ihre Einkommenssteuer ähnlich wie bei einer Selbstständigkeit abführen, d.h. Sie werden zunächst vom Finanzamt „geschätzt" und führen einen bestimmten Betrag ab, der dann je nach Jahreseinkommen angepasst wird. Auch das Versorgungswerk nimmt solche Einschätzungen vor, um Ihren Beitrag zu berechnen. Da kein Anspruch auf Lohnfortzahlung im Krankheitsfall und bei Schwangerschaft besteht, werden zusätzliche Versicherungen nötig (wie z.B. Unfallversicherung oder Krankentagegeldversicherung).

Da Sie für all dies alleine aufkommen müssen, können Sie natürlich – wenn überhaupt – nicht für ein übliches Gehalt tätig werden. Ihr Monatseinkommen muss deutlich über dem üblichen liegen, sonst ist die Arbeit als freier Mitarbeiter für Sie ein Verlustgeschäft.

Momentan ist diese Art der Beschäftigung aber wieder aus der Mode gekommen, da sich der Vorwurf der „Scheinselbstständigkeit" in vielen Fällen nicht entkräften ließ. Wenn Sie länger als drei Jahre ausschließlich für nur einen Auftraggeber arbeiten, verstoßen Sie und Ihr Auftraggeber gegen das Gesetz mit dem Risiko entsprechender rechtlicher Konsequenzen für beide Beteiligten (u. a. Nachzahlungen von Steuern und Sozialabgaben).

Wenn eine Stelle für Sie interessant ist, für die Sie in freier Mitarbeit tätig werden sollen, informieren Sie sich vorher gut (örtliches Finanzamt, „Institut für freie Berufe" in Nürnberg und ähnliche).

9.6 Wichtige Versicherungen

- Natürlich müssen Sie Mitglied in einer Krankenversicherung sein. In der Regel wird dies einkommensabhängig eine gesetzliche Krankenversicherung sein, in der Sie auch bei einem relativ hohen Einkommen als freiwillig Versicherter bleiben können. Es gibt im Internet die Möglichkeit, die etwas unterschiedlichen Tarife der einzelnen Kassen zu vergleichen (während des Studiums sind die Tarife gleich!) und als Mitglied zu wechseln.
- Achten Sie darauf, wenn Sie Wert auf naturheilkundliche Behandlungen legen, ob diese bezuschusst werden. Erkundigen Sie sich bei der Krankenkasse, bei der Sie Mitglied werden möchten, wie ein Wechsel möglich ist, man wird Ihnen dort gerne behilflich sein.
- Wenn Sie Mitglied einer privaten Krankenkasse sind, ist unter bestimmten Bedingungen ein späterer Wechsel in die gesetzliche möglich. Private Zusatzversicherungen (Zahnersatz, Krankenhausaufenthalt usw.) können Sie jederzeit als Ergänzung abschließen. Bei Antritt einer Stelle müssen Sie dem Arbeitgeber Ihre Krankenkasse mitteilen, damit die Beiträge weitergeleitet werden können.
- Eine Berufshaftpflicht hat normalerweise der Praxisinhaber in einer Form abgeschlossen, die auch die tierärztlichen Mitarbeiter einschließt. Fragen Sie im Zweifel lieber einmal nach.
- Eine private Haftpflicht schützt Sie nicht vor Ansprüchen, die während Ihrer Arbeitszeit entstehen, ist aber sinnvoll.
- Der Abschluss einer Berufsunfähigkeitsversicherung wird im Allgemeinen dringend geraten. Sie üben einen „Risikoberuf" aus, was die Beiträge

recht hoch ausfallen lässt (dazu umso höher, je älter Sie in diese Versicherung einsteigen). Da Sie aber, sollten Sie aus gesundheitlichen Gründen nicht mehr als Tierarzt arbeiten können und noch keinen Rentenanspruch haben, zum Sozialfall werden könnten, sollten Sie sich über diese Versicherung unbedingt informieren. Es gibt inzwischen Anbieter speziell für Tierärzte (auf Werbung in Fachzeitschriften und Angebote für Gruppenverträge des Berufsverbandes achten), Sie können aber mit jeder Versicherung einen Vertrag schließen. Informieren Sie sich vorher gut. Ihre zuständige Tierärztekammer berät Sie gerne in persönlichen Gesprächen bei Niederlassungsfragen und verfügt auch zu versicherungsrechtlichen Fragen über hinreichendes Informationsmaterial.
- Eine Rechtschutzversicherung brauchen Sie hoffentlich nicht… Rechtsberatung in arbeitsrechtlichen Fragen erhalten Sie als BPT-Mitglied. (**Buchtipp**: Katja Brandt, Eberhard Fellmer und Antje Rahn: Tierärztliches Haftungsrecht – Kleine Rechtskunde für die Veterinärmedizin. Veterinär Verlag; 2001.)

9.7 Fortbildung und Weiterbildung

Sie haben durch Ihr Studium wichtige Grundlagen erworben, auf die Sie in Zukunft aufbauen werden. Das Prinzip des „Lifelong-learning" gilt ganz besonders auch in der Tiermedizin.

Wenn Sie einen Fachtierarzttitel anstreben, werden Sie schon bei der Stellensuche auf die entsprechenden Möglichkeiten achten müssen (siehe oben) und bei der Auswahl der Veranstaltungen darauf, dass sie „ATF-Stunden" für Ihre Fachrichtung anerkannt bekommen. Aber auch wenn Sie sich „einfach so" weiterbilden möchten, werden Sie auf eine Fülle von Angeboten stoßen.

- In vielen Praxen gibt es Abonnements von Fachzeitschriften, die Sie vielleicht mitlesen dürfen. Auch die Praxisbibliothek darf in der Regel von Ihnen genutzt werden, wenn Sie etwas nachlesen möchten.
- In größeren Städten gibt es manchmal Tierarztstammtische, die einen guten Informationsaustausch bieten. Erkundigen Sie sich bei der Kammer und bei der Ortsgruppe des BPT. Die Mitgliedschaft im BPT ist zwar keine Voraussetzung, um an lokalen Veranstaltungen teilzunehmen, Sie erhalten aber als Mitglied Vergünstigungen bei größeren Kongressen

und bei Seminaren. Außerdem können Sie das ganze Angebot des Berufsverbandes nutzen (Musterverträge, Beratung, Vertretung tierärztlicher Interessen in der Öffentlichkeit).
- Auch die DVG (Deutsche veterinärmedizinische Gesellschaft) bietet Kongresse und Tagungen an, darüber hinaus gibt es eine Vielzahl privater Veranstalter. Die Termine werden frühzeitig in der Fachpresse veröffentlicht.
- Eine gute und meist recht günstige Gelegenheit zur Fortbildung sind auch lokale Veranstaltungen der Pharmaindustrie. Bitten Sie Ihren Arbeitgeber, Sie über Einladungen zu solchen Vorträgen zu informieren, und sprechen Sie Pharmareferenten auf Termine an. Gelegentlich bietet die Industrie auch Wochenendveranstaltungen oder Intensivseminare an.
- Die Übernahme der Kosten durch Ihren Arbeitgeber ist übrigens eine gute Möglichkeit, zu einer indirekten Gehaltserhöhung zu kommen, die für beide Seiten lukrativ ist. Wenn Sie die Kosten selbst tragen, heben Sie alle Belege auf (auch für Fachliteratur inkl. Abonnements) bzw. notieren Sie die Zahl der gefahrenen Kilometer und die Aufenthaltsdauer. Sie können Kosten, die Ihnen für Fortbildung entstanden sind, steuerlich geltend machen. In manchen Fällen geht das Finanzamt durch die Handhabung in anderen Branchen davon aus, dass diese Kosten automatisch von Ihrem Arbeitgeber übernommen werden – Sie benötigen dann eine Bescheinigung Ihres Chefs, dass Sie selbst gezahlt haben.
- Eine gute Möglichkeit, innerhalb des ganzen Praxisteams von Fortbildungsveranstaltungen zu profitieren, ist der gegenseitige Austausch. Treffen Sie sich im Kollegenkreis z. B. in der Mittagspause, um neue Erkenntnisse vorzutragen und ihre mögliche Umsetzung in der Praxis zu diskutieren.

Anhang

Kleines Fremdsprachenlexikon für den Praxisalltag

Allgemeine Begriffe	Englisch	Französisch
Adresse	address	adresse
Allergie	allergy	allergie
Alter	age	âge
Apotheke	chemists/ pharmacy	pharmacie
Ausweis	passport	carte d'identité
Bauchschmerzen	stomach-ache	mal au ventre
Beschwerden	complaint	peine, douleurs
Bitte/Danke	please/thank you	s'il vous plaît / merci
Blutdruckmessung	blood pressure measurement	mesurage de la tension arterielle
Blutentnahme	taking of blood samples	prendre du sang
Blutprobe nehmen	take a blood-sample	faire une analyse du sang
Blutzucker	blood sugar	glycémie
Darm	bowels	intestin
Darmspiegelung	coloscopy	colonoscopie
Decke	blanket	couverture
Diabetes	diabetes	diabète
Diagnose	diagnosis	diagnostic
Einlauf	enema	lavement
EKG	ecg	ecg
Entschuldigung	excuse me.	pardon
Entzündung	infection	inflammation
Ergebnisse	results	résultats
Erkältung	cold	refroidissement
Fäden ziehen	remove the stitches	tirer les fils
Flöhe	fleas	puces
Flüssigkeit	liquid	liquide
Fremdkörper	foreign body	corps étranger
Geburtsdatum	date of birth	date de naissance
Gewicht/Größe	weight/size	poids/ taille

Allgemeine Begriffe	Englisch	Französisch
Grippe	influenza, flu/ a cold	grippe
Guter Hund/brave Katze u.ä. „Koseworte"	good dog, good cat,	bon chien
Halsband	collar	collier
Herzbeschwerden	heart problems	troubles cardiaques
Herzinsuffizienz	heart insufficiency	insuffisance cardiaque
Hund	dog	chien
Hypertonie	hypertension	hypertonie
Impfpass	vaccination papers	certificats de vaccination
Impfung	vaccination	vaccination
Ja/Nein	yes/no	oui/ non
Juckreiz	itch	démangeaisons
Kaninchen	rabbit	lapin
Kastration	castration	castration
Katze	cat	chat
Knoten (im Sinne von Umfangsvermehrung)	lump	tubercule
Korb	basket	panier
Krankenhaus	hospital	hôpital
Krankenkasse	medical insurance	caisse de maladie
Lahmheit	lameness	boiteux
Läufigkeit	on heat	être en rut
Leber	liver	foie
Leine	lead/leash	laisse
Magen	stomache	estomac
Magenspiegelung	gastroscopy	gastroscopie
Medikament	medicine/medication	médicament
Meerschweinchen	guinea pig	cochon d'Inde
Name	name	nom
Narkose	anasthetic	narcose
Niere	kidney	rein
Notdienst	casualty	service de secours
Nüchtern	on an empty stomach	à jeun
Operation	operation	opération
Rasse	breed	race

Kleines Fremdsprachenlexikon für den Praxisalltag

Allgemeine Begriffe	Englisch	Französisch
Rezept	prescription	ordonnance
Röntgenbild	x-ray	radiographie
Röntgenuntersuchung	x-rays	radioscopie
Salbe	ointment	onguent
Schmerzen	pain	mal, douleurs
Schwellung	swelling	enflure
Spritze	injection	injection
Stuhlprobe	sample of urine	échantillon de selles
Tablette	tablet, pill	comprimé
Termin	date	terme, audience
Tropfen	drops	goutte
Ultraschalluntersuchung	scan	échographie
Untersuchung	examination	visite médicale
Urinprobe	sample of stool	échantillon d'urine
Verband	dressing/bandage	pansement
Verband anlegen/ Verband wechseln	change the dressing/ bandage	mettre un pansement/ changer le pansement
Vogel	bird	oiseau
Vormittag/Nachmittag	morning/afternoon	matinée / après-midi
Welpe	puppy	chiot, petit
Wurmkur	worm cure	vermifuge
Zäpfchen	suppository	suppositoire
Zecken	ticks	tique

Fragen und Formulierungen	Englisch	Französisch
Bekommt er dafür Medikamente?	Is he on medication?	Est-ce qu'il recoit des médicaments pour cela?
Bitte halten Sie das Tier so.	Please hold the animal like this.	Tenez l'animal comme ca, s'il vous plaît.
Bitte nehmen Sie Platz.	Please, take a seat.	Asseyez-vous.
Bitte rufen Sie an.	Please call.	Téléphonez s'il vous plaît.
Das Tier muss morgen nüchtern sein.	The animal should come/be on an empty stomach tomorrow.	L'animal doit être à jeun demain.

Fragen und Formulierungen	Englisch	Französisch
Der Befund ist normal.	The result is normal.	Les résultats sont normaux.
Es dauert etwa fünfzehn Minuten.	It will take approximately fifteen minutes.	Ca dure environ quinze minutes.
Es ist etwas unangenehm.	This is slightly uncomfortable.	C'est un peu désagréable.
Es sollte in 1 Woche kontrolliert werden.	It should be checked in a week	Ca faudrait être controlée dans 1 semaine.
Es wird nicht wehtun.	It won't hurt.	Ca ne fera pas mal.
Gehen Sie bitte in das Zimmer.	Please go to this room.	Allez dans cette chambre s'il vous plaît.
Haben Sie...?	Have you got...?	Est-ce que vous avez…?
Ist es besser/schlimmer geworden?	Has it become better/worse?	Est-ce que c'est devenu mieux/pire?
Können Sie Tabletten eingeben?	Can you administer the tablets/pills?	Est-ce que vous pouvez faire prendre des comprimés?
vor dem Essen/ nach dem Essen	before the meal/ after the meal	avant le repas/ après le repas
Warten Sie bitte noch.	Please wait.	Attendez encore s'il vous plaît.
Was kann ich für Sie tun?	What can I do for you?	Qu'est-ce que je peux faire pour vous?
Wir müssen sie auf die Seite drehen.	We have to turn her on her side.	Nous devons la tourner à côté.
Wurde das bereits behandelt?	Has this been treated already?	Est-ce que ca a déjà été traité?
Zeigen Sie mir bitte...	Couldt I have a look at..., please.	Montrez-moi... s'il vous plaît.
zu einem anderen Arzt überweisen	refer to another doctor	déléguer à un autre médécin
zweimal täglich, dreimal täglich	twice a day, three times a day	Deux fois par jour, trois fois par jour

Index

A

Abdomenpalpation 39
Ablehnung der FNA 65
Absaugen 195
Acepromazin 183
Achsellymphknoten 39
Adenovirus 100
Adipositas, Ernährung 131
Adspektion 42
aggressive Katzen 23, 137
akutes Abdomen 253
Allergie, Ernährung 131
Allgemeinuntersuchung 33
Alternativfrage 12
Aminoglykoside 184
Amplituden, EKG 78
Analbeutel ausdrücken 125
Anamnese 10
Ancylostoma 117, 120
Angst, Hund 135
Ankleiden, steriles 191
Antibiotika 184
Approbationsurkunde 258
Arbeitsamt 260
Arbeitsklima 263
Arbeitslosigkeit 260
Arbeitsvertrag 263
Artefakte, Urinuntersuchung 71
Artefakte, Ultraschall 83
Arzneimittel 29
ärztliches Attest 258
Ascariden 117
Assistenz im OP 193
Atemnot beim Vogel 255
Atmung, Untersuchung 35
Attest 258
Aufklärung zur OP 164
Aufklärungspflicht 31
Augenöffnung 48

Augentropfen, Applikation 237
Augenuntersuchung 18
Augenverletzungen 248
ausgebundene Gliedmaßen 238
Auskultation 35
Auswertung des EKGs 78

B

Bandwürmer 118
Bariumsulfat 92
Bauchverband 220
Beinverbände 205
Berufshaftpflicht 266
Berufsstart 258
Berufsunfähigkeitsversicherung 266
Bewerbungsgespräch 262
bipolare Ableitungen 74
Bissverletzung 247
Blasenkatheter 60
Blockung des Tubus 177
blutende Wunde, Verband 206
Borreliose 101
BTM-Gesetz 31
Bulbusvorfall 248

C

Caliciviren 104
Capillaria 123
Catgut 198
Cheyletiella 108
Cheyletiellose 115
Chinaseuche 104
chirurgische Händedesinfektion 189
chirurgischer Knoten 200
Chlamydien 66
Chloramphenicol 184
Cystoisospora 121

D

Davonlaufen, Hund 134
Delegieren 1
Demodex 108
Demodex-Milben 54
Diabetes mellitus, Ernährung 131
Diazepam 182
Digitalispräparate 184
Dipylidium caninum 118
Dokumentationspflicht 32
Dosenfutter 130
Drohreflex 46
Dunkelkammer 86

E

Echinococcus granulosus 118
Echinococcus multilocularis 118, 120
echoarme Strukturen 79
echofreie Strukturen 79
echoreiche Strukturen 79
Echsen 28
– Kotprobe 63
EKG, Auswertung 78
EKG-Ableitung 74
Ektoparasitenbekämpfung 105
Elektrodenplatzierung, EKG 77
empfindliche Haut, Händedesinfektion 189
Encephalitozoon cuniculi 122
Endoparasitenbekämpfung 116
Entzündungen, Blutentnahme 154
Episkleralgefäße, Untersuchung 18
Erbrechen 226
Erbrechen unter Intubation 176
Erhaltungsbedarf 162
Ernährungsberatung 128
Erziehungsberatung 132
Euthanasie 138
Exoten
– Handling 28
Extensor-carpi-radialis-Reflex 47
Extremitätenableitungen 74
Extubation 176

F

Fachtierarzttitel 259
Faden
– nicht resorbierbarer 198
– resorbierbarer 198
Fäden 197
Fäden schneiden 194
Fäden ziehen 203
Fadenstärken 197
Fahrtkosten 263
Federmilben 115
Fehlbedeckung 255
Feinnadelaspiration 63
– Ablehnung 65
Feline infektiöse Peritonitis (FIP) 103
Felines Immundefizienzvirus (FIV) 104
Filmgröße, Röntgen 84
Flexorreflex 47
Flöhe 111
Flotation 62
Flotationsverfahren 72, 73
Fortbildung 267
Fortbildungspflicht 32
Frage
– Alternativfrage 12
– geschlossene 12
– offene 11
Fraktur, offene 247
freie Mitarbeit 265
Fremdkörperaufnahme 249
Fremdsprachenlexikon 269
Frettchen
– Blutentnahme 155
– Impfung 105
Fuchsbandwurm 118, 120
Führungszeugnis 258
Futtermenge 130
Futterpreis 130
Fütterungsfrequenz 130
Futterwechsel 130

G

Gaumenspalte 48
Gebühren 258
Geburtsgewicht 47
Geburtshilfe 244, 256
Geckos 28
Geschlechtsbestimmung 49
– Kaninchen 49
geschlossene Fragen 12
Gesprächsführung 10
Giardien 119
Giftaufnahme 249
Gliedmaßenverband 216
Grabmilben 110
Großtierarzneimittel 29
Grundimmunisierung
– Hund 100
– Katze 103
Gurkenkernbandwurm 118, 120

H

H_2-Rezeptorenblocker 184
Haarbalgmilben 108
Haaruntersuchung 39
Hakenwurm 72, 117
Hakenwurmei 121
Halskragen 205
Haltung eines Hasen 24
Hamster 26
Händedesinfektion
– chirurgische 189
– empfindliche Haut 189
Handling 12
– Exoten 28
– Heimtiere 24
– Hunde 13
– Katzen 20
– Vögel 26
Handschuhe, sterile 191
Handschuhwechsel 193
Hängeohren, Verband 209
Harnröhrenobstruktion 60
Harnsediment 70
Harnwegsobstruktion 250
Hasen
– einwickeln 25
– Haltung 24
Hautbiopsie 57
Hautgeschabsel 52
– oberflächliches 52
– tiefes 54
Hautklammergerät 202
Hautnaht 198
Hautpilze 56
Hautproben 50
Hauttemperatur 186
Hautuntersuchung 39
HD-Aufnahme 85
HD-Röntgen 93
Heimtiere
– Handling 24
– Intubation 180
– Urinuntersuchung 72
Helferinnen 4
Hepatitis contagiosa canis 100
Herbstgrasmilben 111
Herzauskultation 37
Herzfrequenz 78
– Hundewelpen 49
– Katzenwelpen 49
– Narkoseüberwachung 186
Herzgeräusche 49
Herzinsuffizienz, Ernährung 131
Herzmassage 246
Herzrhythmus 78
Herzstillstand 246
Heulen, lautes 225
Hinlegen des Hundes 16
Hodendeszensus 49
Hormoninjektionen 143
Hörtest 46
Hospitanz 265
Hospitanzstellen 261
Humanarzneimittel 29

Hund
- Augenuntersuchung 18
- Handling 13
- Hinlegen 16
- Katzenfutter 129
- Körbchen 19

Hundebandwurm 72, 118
Hundeschuh 203
Hundewelpen
- Herzfrequenz 49

I

Impfausweis 99
Impfdurchbruch 97
Impferkrankung 95
Impfreaktion 96
Impfschema 100
Impfung
- kritische Besitzer 97

Impfungen 95
- Kaninchen 104

Impfversagen 97
Infusion 162
Inhalationsnarkose 184
Injektion
- intramuskuläre 143
- intravenöse 145
- subkutane 141

Injektionsnarkose 181
instrumenteller Knoten 200
intramuskuläre Injektion 143
- Injektionsort 144
- Spritzenlähmung 145

intravenöse Injektion 145
Intubation 172
Isospora 119
Ivermectin 108

J

Jagdtrieb, Hund 134

K

Kalkbeinmilben 115
Kammerbeitrag 259
Kaninchen 26
- Blutentnahme 154
- Geschlechtsbestimmung 49

Kaninchen, Ernährung 131
Kaninchenschnupfen 105
kapilläre Rückfüllungszeit 37
Kastration
- Kaninchen 243
- Kater 236
- Katze 226
- Meerschweinchen 243

Katheter 60
Katzen
- aggressive 23
- entwischte 23
- Handling 20

Katzenkorb 21
Katzenschnupfen 102
Katzenseuche 102
Katzenwelpen
- Handling 22
- Herzfrequenz 49

Kernspindel 70
Ketamin 181
Kilometervergütung 265
Klebestreifenpräparat 50
Kniegelenkverband 205
Knochen, Ernährung 129
Knochenbrüche, Verband 218
Knoten 199
Kokzidien 72, 119, 121
Kollegen 3
Kontrastmittel 92
Kopfverband 209
Körbchen, Hund 19
Kornealreflex 46
Koronaviren 103
Körpertemperatur 48
- Neugeborene 48

– Welpen 48
Körpertemperatur, Anästhesie 187
Korrekturreaktion 46
Kosten 7
Kotprobe 62
Kotuntersuchung 72
Krallen schneiden 126
Krankenversicherung 266
Kristalle, Urin 71
Kryptorchismus 49
Kürbiskernbandwurm 118

L

Lahmheitsuntersuchung 41
Landestierärztekammer 259
Läuse 114
lautes Heulen 225
Leberinsuffizienz, Ernährung 131
Leguane 28
Leporipoxvirus 104
Leptospiren 100
Leukose 102
Lidreflex 186
Lymphknoten 39
Lymphknotenpunktion 65

M

Magen-Darm-Probleme, Ernährung 131
Magendrehung 251
Mammatumoren des Hundes 65
Maulkorb 15, 135
Maulsperre 226
Maulspreizer 175
MCP 141
Medetomidin 182
Medikamente 29
– BTM-Gesetz 31
Medikamente, Wechselwirkungen 184
Meerschweinchen 26, 115
– Blutentnahme 155
– Ernährung 132

Methadon 183
mikrobiologische Untersuchung 66
Milben 54, 107
Milch, Ernährung 129
Minipigs 30
Mykoplasmen 66
Myxomatose 104

N

Nachbereitung einer Operation 223
Nadelcode 196
Nadeln 196
Nahtmaterialien 196
Nahttechniken 196
Narkosemittel 180
– Wechselwirkungen 184
Narkoserisiken 167
Narkosetiefe 186
Narkoseüberwachung 185
nasser Verband 205
Nativpräparat 71, 73
Natriumnitratlösung 73
Neugeborenenuntersuchung 47
neurologische Untersuchung 44
nicht resorbierbarer Faden 198
nicht überschlungener Knoten 200
Niereninsuffizienz, Ernährung 131
Notfallakupunktur 246
Notfälle, Umgang mit 244

O

oberflächliches Hautgeschabsel 52
Obstruktion der Harnwege 250
offene Fragen 11
offene Fraktur 247
Ohrenuntersuchung 39
Ohrfixierung, Verband 209
Ohrmilben 107
Operationen, Position bei 193
Operationswunden, Kontrolle 224
Opioide 183
OP-Nachbereitung 223

OP-Planung 168
OP-Vorbereitung des Tierarztes 188
OP-Vorbereitung des Tieres 169
orthopädische Untersuchung 41
Otodectes cynotis 107
Otoskop 41

P

Palpation des Abdomens 39
Palpebralreflex 46
Pannikulusreflex 47
Papagei 27, 28
Paramyxovirus 99
Parvovirose 99, 102
Patellarreflex 47
Patientenbesitzer 5
Peitschenwurm 72, 117, 120
Penicillin 141
Pflichtmitglied 259
Phenobarbital 184
Phenothiazin 183
Phenylbutazon 184
Pilzkultur 57
Pneumothorax 254
Position bei Operationen 193
postoperative Versorgung 223
präanästhetische Untersuchung 167
Praktikum 261
Praxisvertretung 92
Praxisvertretung, Röntgen 92
Probenentnahme 50
Probenversand 50, 67
Probezeit 264
Propofol 183
Protozoen 119
Pulsfühlen 34
Pulsmessung, Narkoseüberwachung 186
Pulsoximeter 186
Pulspalpation 34
Pupillarreflex 46
P-Welle 79

Q

QRS-Dauer 79
Q-Zacke 79

R

Rabbit hemorrhagic Disease 104
Ratenzahlung 8
Ratten 26
Raubmilben 108
Reanimation 246
Rechtsschutzversicherung 267
Reflexhammer 47
Reklamationen 9
rektale Temperaturbestimmung 187
Rentenversicherung 259
Reptilien
– Kotprobe 63
resorbierbarer Faden 198
Rezepte 29
Rhabdovirus 98
Riechen 46
Ringerlösung, Schock 245
Robert-Jones-Verband 218
Röntgen
– Filmgröße 84
– Praxisvertretung 92
Röntgenaufnahme
– Beschriftung 88
Röntgenaufnahmen 84
Röntgenkassette 86
rötlicher Urin 68
rückenschonendes Arbeiten 19
Rückfüllungszeit, kapilläre 37
Rückruf, telephonisch 1
Rüden, unkastrierte 20
Rundwürmer 117
R-Zacke 79

S

Sarkoptes 110
Sarkoptesräude 115
Sauerstoffsättigung 186

Schallschatten 83
Schallverstärkung 83
Schienenverband 220
Schifferknoten 200
Schildkröten 29
Schlange 28
Schleimhäute 35
Schleimhautfarbe 186
Schluckreflex 46
Schock 245
Schockbehandlung 252
Schokolade, Ernährung 129
Schubladenphänomen 43
Schwanzverband 221
Schweigepflicht 32
Schweinefleisch, Ernährung 129
Sectio 184
– Inhalationsnarkose 184
Selbstverletzung bei Operationen 194
Signalement 41, 44
Sittich 28
skeptischer Stammkunde 10
Skribor 88
Sorgfaltspflicht 31
Sozialversicherungsnummer 260
spezifisches Gewicht 69
spezifisches Uringewicht
– Welpen 48
Spiegelbilder 83
Spot-on-Präparate 113
Spritzenlähmung 145
Spulwurm 72
Stammkunde, skeptischer 10
Stapler 202
Staupe 99
Stellensuche 260
sterile Handschuhe, anziehen 191
steriles Ankleiden 191
Strahlenschutz 84
Strecken, EKG 78
Streit mit dem Kunden 10
Stressleukogramm 147

Stubenreinheit, Hund 133
subkutane Injektion 141
– Blutung 143
– Injektionsort 142
– Silberpudel 143
– weißes Fell 143
S-Zacke 79

T

Taenia 118
Taubenhalter 28
Temperaturbestimmung, rektal 187
Temperaturmessung 33
Teststreifen 68
Tetrazyklin 184
Thorakozentese 254
Tibialis-cranialis-Reflex 47
tiefes Hautgeschabsel 54
Tier, widersetzlich 2
Tierarztbesuch, Hund 136
Tierarztausweis 29, 259
Tierärztekammer 259
Tierbesitzer 5
– Aufklärung 164
Tischabfälle, Ernährung 129
Tischkantenprobe 46
Tod des Tieres 226
Tollwut 98
Toxascaris leonina 117
Toxocara canis 117
Toxocara cati 120
Toxoplasma 122
Trachealkollaps 39
Transport der Urinprobe 72
Trennungsangst, Hund 133
Trichomonaden 123
Trichuren 117, 120
Trizepsreflex 47
Trockenfutter 130
Tubusgröße 173
Tubuslage 175

Tupfen 195
T-Welle 79

U

überschlungener Knoten 200
Ultraschallbefunde 81
Ultraschalluntersuchung 79
Umkleiden, Operation 188
unkastrierte Rüden 20
Unsauberkeit, Katze 136
Unterlagen 258
Untersuchung
– Episkleralgefäße 18
Uringewicht, spezifisches
– Welpen 48
Urinieren bei Begrüßung, Hund 133
Urinprobe 59
Urinsediment 70
Urinuntersuchung 68
Urlaubstage 264

V

venöse Blutentnahme 147
venöser Zugang 156
Verbände 203
– des Bauches 220
– der Gliedmaßen 216
– bei Hängeohren 209
– bei Knochenbrüchen 218
– des Kopfes 209
– des Schwanzes 221
Vergiftung 249
Vergütung 264
Verhalten im OP 193
Versand von Proben 50, 67
verschmutzte Wunde, Verband 206
Versicherungen 266
Versorgung, postoperative 223
Versorgungswerk 259

Vitamin-Mineral-Tabletten, Ernährung 129
Vogel
– Atemnot 255
– Handling 26
Volumenmangelschock 245

W

Wasserschildkröten 28
Wattebauschtest 46
Weberknoten 200
Weidenkörbe 21
Weiterbildung 267
Weiterbildungsermächtigung 259
Wellensittiche 27
Welpen
– geschwächte 48
– Gewicht 47
– Körpertemperatur 48
Welpenanzahl, Röntgen 94
Welpenkot 49
Westi 141
Wochenarbeitszeit 264
Wohnsitzänderung 259
Wolfsrachen 48
Wood-Lampe 56
Wundverschluss 202

X

Xylazin 181

Z

Zahlungsrückstand 7
Zahnkorrektur, Heimtier 123
Zahnwechsel 48
Zecken 114
Zerstörung der Einrichtung, Katze 138
Zugang, venöser 156
Zusatzbezeichnung 259
Zwingerhusten 101
Zystozentese 62